KB175145

당신을 만성 질환에서
벗어나게 합니다.

76 가지 만성병

X

74 가지
노화 증상 포괄적인 예방 및 치료대책

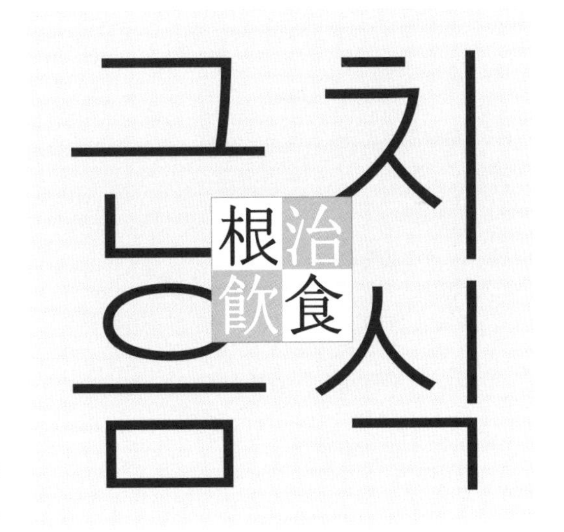

賴宇凡 著
劉麗雅 송현호 飜譯

근치음식

첫째판 1쇄 인쇄 | 2020년 2월 20일
첫째판 1쇄 발행 | 2020년 2월 28일

지 은 이 赖宇凡
옮 긴 이 劉麗雅 宋賢鎬
발 행 인 장주연
출판기획 임경수
편집디자인 양은정
표지디자인 김재욱
발 행 처 군자출판사
등록 제4-139호(1991. 6. 24)
본사 (10881) 파주출판단지 경기도 파주시 회동길 338(서패동 474-1)
전화 (031) 943-1888 팩스 (031) 955-9545
홈페이지 | www.koonja.co.kr

ISBN 979-11-5955-527-5

정가 18,000원

저자 소개

赖宇凡

미국 NTA 인증 자연의학 영양치료사

캘리포니아대 결혼과 가족 문제 상담사 및 학교 심리 상담사

이중 마스터 미국 풀브라이트 펠로우

타이완에서 태어났으며 원래 정신 건강 업무에 종사

중국 화동사범대의 특별 심리상담 교사 및 강사

심리상담사를 맡는 동안 심리적, 정서적 문제가 음식과 밀접한 관련이 있음을 발견

전공을 자연의학 분야로 전환하여 미국에서 2,000명분인 자연의학 영양치료사가 되었다.

베스트셀러 『너의 정서적 경계선을 지켜라』 등 7권의 책이 출간될 때마다 博客来, 诚品, 金石堂 베스트셀러 순위에 올랐고, 2015, 2016, 2017년 3년 연속 博客来 선정 올해의 중국어 베스트셀러 작가

유튜브 단편 비디오에 623만 관객 돌파

역자 소개

劉麗雅 타이완에서 태어나 1982년 서울대학교 대학원 국어국문학과에 입학하여 석사학위를 받고 한국학중앙연구원 한국학대학원에서 박사학위를 받았다. 충남대학교 중어중문학과 교수와 명지대학교 중어중문학과 교수를 역임했다.

宋賢鎬 1980년 서울대학교 대학원 국어국문학과에 입학하여 석, 박사학위를 받고 아주대학교 국어국문학과 교수로 재직하면서 浙江大, 서울대, 延邊大, 中央民族大 교환교수를 역임했다. 인문대학장, 인문과학연구소장, 한중인문학회장, 한국현대소설학회장, 한국학진흥사업위원장을 역임했다.

역자 서문

처음 유튜브를 통해 근치음식에 대한 설명을 듣고 나서, 재작년 친정집인 타이완에 갔을 때, 상세하고 알기 쉽고 실행하기 쉬운 이 책을 구입했습니다. 赖宇凡의 가르침에 따라 음식을 조절하였는데, 놀랍게도 한 달도 되지 않아서 수십 년 동안의 고질병인 전신 신경통과 갱년기 증상이 많이 완화되었습니다. 기쁨과 감사의 마음을 이루 말로 형언할 수 없었습니다. 음식을 근치한 지 몇 달 뒤, 모든 사람들은 내게 더 젊고 예뻐졌다고 했습니다. 환갑날 아들은 40대의 엄마는 60대처럼 보였는데, 지금은 40대처럼 보인다고 말했습니다. "최고의 의사는 자신의 몸이고, 최고의 병원은 부엌이고, 최고의 약은 음식이다"라는 중국 속담이 있습니다.

이 책의 주요 내용은 만성병을 멀리하고 노화대책을 세우는 것입니다. 자연의학에 바탕을 둔 이 책은,

1. 신체의 중요한 작동방식을 이해시켜 줍니다.

이 책의 1부에서는, 몸의 4대 천왕을 이해하면, 핵심적인 신체의 작동을 알 수 있도록 쉽게 설명해주고 있습니다. 또한 건강관리의 요령은 몸의 소리를 잘 경청하는 것임을 작가가 강조하고 있습니다, 시시각각으로 우리를 돌봐주는 첫 번째 의사인 몸과 협력을 잘하면, 건강관리에 자신이 생길 것입니다. 평상시 건강에 대한 근심 걱정과 불안한 마음이 줄어들 것입니다.

2. 음식의 불균형으로 인해 만성병 및 빠른 노화증세를 초래합니다.

작가는 자연에서, 천연 음식으로, 균형적인 식사를 강조합니다. "병은 입으로 들어간다(病从口入)."는 중국말과 같이, 사람은 잘못 먹어서 병이 납니다. 이 책의 2부에서 76가지 만성병 및 74가지 노화의 원인과 치료법을 아주 이해하기 쉽게 설명하고, 구체적인 개선방법을 제시하고 있습니다. 지금 건강한 사람이나 이미 74가지 만성병 중 어느 병에 걸린 사람이라도 누구나 쉽게, 바로 실천하여 개선할 수 있습니다.

3. “약보다는 잘 먹는 게 좋고, 잘 먹는 것보다는 마음 편한 게 좋다(药补不如食补, 食补不如心补)”는 옛 사람들의 지혜는, 어느 시대에나 적용됩니다. 만병의 근원은 마음에 있습니다. “풀을 베어 뿌리를 뽑지 않으면, 봄바람이 불면 다시 생긴다(斩草不除根春风吹又生)”는 중국 속담도 있습니다. 작가는 심리학자이기도 합니다. 이 책의 특징은 근치(근본적인 치료)하는 데에 있습니다. 근치하려면, 건강관리를 해야 하는데, 몸과 마음의 균형을 유지할 것을 작가는 거듭 강조하고 있습니다. 3부에서는 일상생활에서 개개인의 건강관리에 대해 정확하게 지도해주고 있습니다.

근치음식을 통해 치료도 하고 예방도 할 수 있습니다. 나이를 먹어가는 사람에게 건강을 유지하면서 곱게 천천히 늙어가게 하는 것이 근치음식법입니다. 자신의 건강을 스스로 지킬 수 있는 간편한 방법입니다. 최근 몇 년 동안 한국은 음식이 풍요롭고 대부분의 사람들이 잘 먹고 있지만 만성병 환자의 수는 갈수록 증가하고 있습니다. 이 책의 지시에 따라 실천해보면 여러분들도 저처럼 경이로운 효과를 볼 수 있으리라 생각합니다.

미국의 저명한 영양의료학자의 좋은 책을 한국의 독자들에게 소개할 수 있도록 협조해준 군자출판사의 장주연 사장님과 임경수 선생님 그리고 편집 작업을 해준 분들께 이 자리를 빌어서 감사드립니다.

2020.02.
劉麗雅

머리말

질병의 소리에 귀를 기울이다

저의 자연 의학과의 인연은 사실 심리학과 연결되어 있습니다. 심리상담 과정에서 가장 심한 우울증을 앓는 환자가 모두가 채식주의자들인 것을 우연히 발견했으며, 이로 인해 저는 음식과 심리학의 관계를 관찰하게 되었습니다. 그 이후로 정신질환자들이 식이요법에 의해 치료되는 과정을 목격했고, 그래서 영양학적으로 연구하기로 마음을 확고히 하였습니다. 그러나 주류 영양연구기관에 식이요법으로 병을 낫게 하고 싶다고 설명했지만 아무도 저를 지지해 주지 않았습니다. 그래서 저는 곧장 자연의학의 영양치료에 입문하였습니다. 약을 대신하여 하늘이 만든 것만 가지고 완치되도록 지원해 준 아름다운 분야를.

저는 음식의 막강한 힘을 목격했고, 심리상담 사례에서 잘 먹기 때문에 치유된 경험을 했습니다. 그래서 제가 처음 자연의학에 입문했을 때, 단 한 가지 목적은 저의 심리상담 사례의 모든 환자들이 음식을 잘 먹고 더 이상 약을 먹지 않고도 행복하게 살도록 하는 것이었습니다.

제가 자연의학에 입문했을 때, 접한 한 권의 책은 물을 충분히 마시지 못하면 고혈압에 걸린다는 내용이었습니다. 저는 이 책의 이론에 따라 부모님께 매일 물을 충분히 마시게끔 했고, 혈압이 떨어져 결국은 그들이 7년 동안 복용해왔던 혈압약을 그만 먹게 되었습니다.
아! 물! 이렇게 보잘것없는 음식마저도, 우리 부모님의 고혈압을 멀리하게 할 수 있다면, 다른 음식에는 또한 무슨 힘이 있을까? 저는 전부 알고 싶었습니다!

여러 해 동안 식이요법의 막강한 힘과 몸의 신기한 작동은 한 번도 나를 실망시켜 본 적이 없었습니다. 제 자신과 어머니의 당뇨병이 완치된 것만이 아니라, 부모님의 고혈압 증상도 없어졌습니다. 저는 또한 각기 다른 환자들이 가진 병들도 적절한 지원과 올바른 음식 조리로 서서히 사라지는 것을 목격했습니다.

이전에는 병투성이였던 비관적인 환자들이 천연식품의 자양분을 통해 원기왕성하고 낙천적인 성격으로 변했으며, 생명력을 되찾음으로써 빈약한 삶의 질과 정취는 풍요로워지고 다채로워졌습니다.

수년 동안 환자들을 따라 질병과 싸우면서, 저는 질병에 대한 고정관념을 철저히 버렸습니다. 저는 이전에 질병이란 것은 몸이 실수를 저질렀고, 이는 우리에게 말썽을 가져다 준 것이라고 생각했습니다. 이제는 질병이 결코 몸의 잘못이 아니라, 우리가 몸에 잘못된 환경을 만들어 준 결과라는 것을 알게 되었습니다.

질병은 우리를 찾아와 귀찮게 하는 것이 아니라, 반드시 환경을 수정하고 음식 환경을 수정하고 다른 사람들과 어울리는 환경을 수정하라고 경고를 해준 것입니다. 중노년층이 비교적 많은 질병을 앓는 이유는 신체환경이 잘못된 기간이 길어서 증상이 많아진 것입니다. 질병의 경고는 분명하고도 소리가 우렁차게 울리고, 우리가 유일하게 해야 할 일은 그것이 우리에게 어떤 메시지를 주는 것인지를 조용히 경청하는 것입니다.

질병을 일으키는 소리에 귀를 기울여야 하기 때문에 저는 몸의 작동을 연구해야 했습니다. 저는 몸에 대해서는 대단히 경탄한다는 말밖에 없습니다. 몸의 작동 설계는 다만 '신의 기교'로 형용할 수 있을 뿐입니다. 몸을 알아야 질병의 근원을 찾을 수 있고, 근원을 찾아야만 어떻게 해야 근원적으로 지원하여 치유해나갈 것인가를 알 수 있습니다.

저는 많은 환자들이 반복적으로 중병에 걸려 매번 병이 나았을 때, 그들은 모두 스스로 질병을 '이겨냈다'고 여겼습니다. '질병을 억압한다'는 것은 '환경을 수정한다'는 것과 다릅니다.
질병은 증상의 총칭일 뿐이고, 그것을 억누르기만 하면 증상이 없어지고 병이 없어지는 것으로 착각합니다. 그러나 그 근원에서 우리가 몸에 주는 환경이 여전히 틀린 경우, 환경에 근본적인 변화가 없으므로 잠재해 있는 증상은 언제나 다시 나타날 것입니다. 하지만 잘못된 환경이 근본적으로 수정된다면 질병이 돌아올 공간이 없어집니다.

이 책은 환경을 변화시키는 근본적인 방법을 제공한 것입니다. 당신에게 방법이 있기 때문에 몸을 믿는 선택을 하시기 바랍니다.

사람들은 아플 때, 자신을 믿기 힘듭니다. 알고 있습니다. 왜냐하면 제가 아팠기 때문입니다. 저는 그런 가파른 산비탈 길에서, 발밑에 자갈을 밟아, 당신이 어디를 잡아도 추락할 것 같은 공포감을 멈출 수 없다는 것을 잘 알고 있습니다. 여러 번 시도한 후에도, 여전히 상처투성이고, 좌절감만 느끼고, 포기하고 싶었습니다. 눈을 크게 뜨고 바라보니, 곁에 있는 친지들이 모두 나이가 들면서 생기는 무서운 병의 이야기들이지요? 당신은 그냥 몽둥이를 들고 휘두르고 싶지요. 조용히 듣고 싶지 않습니다. 하지만, 인생의 모든 재난은 자신을 믿지 않는 순간부터 오는 것임을 알아야 합니다. 당신이 무작정 밖으로부터 해답을 찾으려고 하면 그 해답은 실제로 당신 몸에 있다는 것을 잊을 것입니다. 자신을 의심하기만 하면, 당신이 환경을 분석하고 방법을 모색할 생각이 없어질 것입니다. 만약 분석을 중단하고, 탐구를 중단한다면, 의료 시스템에서, 당신 자신을 남이 마음대로 처리할 수밖에 없게 됩니다. 당신의 건강의 운명은 결코 당신이 마음대로 다룰 수 없게 됩니다.

이 책을 읽은 후에 여러분이 저처럼 몸의 경이로움에 경탄하고 자신감을 되찾기를 바랍니다. 당신이 건강의 운명을 되찾고 언제나 건강하고 행복해지기를 바랍니다!

2017년 가을

賴 宇凡

목차

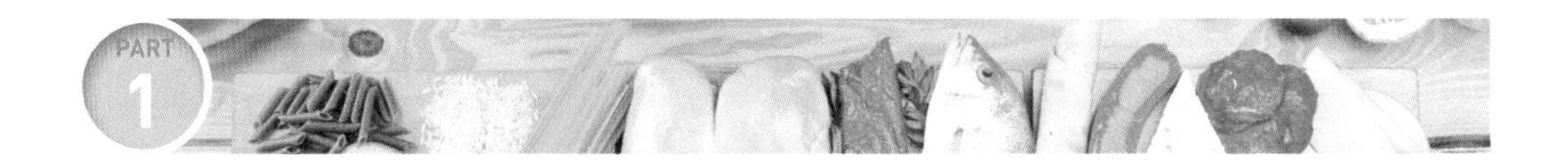

식이요법 건강관리 4대 천왕

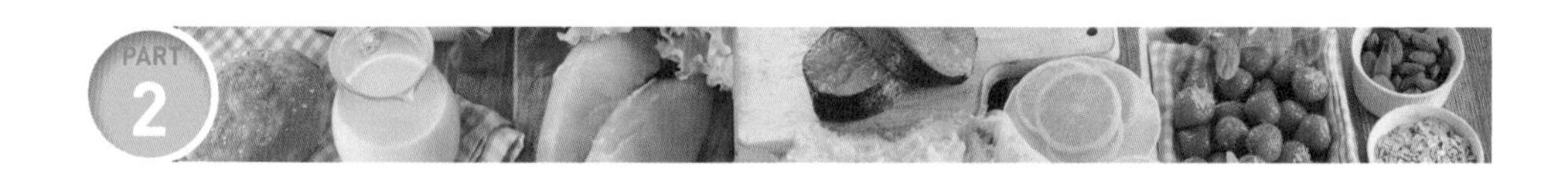

이런 만성병들은 어떻게 생겼나? 어떻게 개선해야 하나?

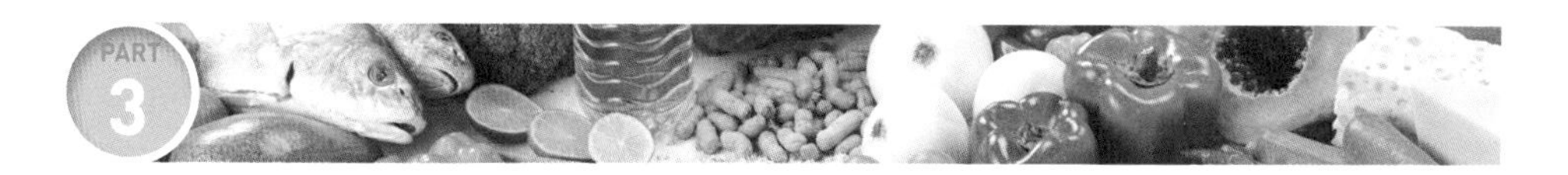

예방은 가장 좋은 양생법이다

도입부

건강에서 질병으로 가는 길이 있다면,
음식에서 건강으로 돌아오는 길은 반드시 있다

나는 우리의 질병이 모두 유전이라고 생각했습니다. 그래서 33세에 당뇨병을 앓았을 때 어머니가 당뇨병을 앓고 있기 때문에 어머니를 비난하는 것이 더 나을 것이라고 생각했습니다. 우리 어머니는 할머니가 당뇨병을 앓고 있어서 할머니께 책임이 있다고 했습니다. 그러나 자연의학 영양치료사가 되고 나서, 클리닉에서 보이는 상황은 유전자가 지배하는 질병이 아니었습니다.

제가 이렇게 말할 수 있는 이유는 만약 모든 것이 유전자에 의해 만들어진 것이라면, 그 사람이 병에 걸리는 것은 숙명이고, 치유될 수 없기 때문입니다. 그러나 나는 많은 사람들이 삶과 음식의 형태를 바꾸어서 질병으로부터 치유되기 시작한 것을 매일 보고 있습니다.

나는 나중에 유전자 외에 사람들이 생활과 식습관을 대물림하는 것을 알게 되었습니다. 어떻게 말할까요?

조부모님의 식사 방식이 아버지와 어머니께 전달됩니다. 왜냐하면 우리가 어떻게 먹고, 무엇을 먹을 것인가 하는 것의 대부분은 집에서 몸에 밴 습관이기 때문입니다. 어머니와 아버지는 어떻게 먹고, 무엇을 먹는지 내게 전해줍니다. 그들이 먹는 습관이 결국 질병을 일으킬 수 있다면, 나도 식습관이 그들과 같기 때문에 같은 질병을 일으킬 수 있습니다. 우리 외할머니는 밀가루 음식을 좋아하시므로, 우리 어머니께서는 밀가루 음식을 자주 만들고, 저도 따라서 밀가루 음식을 즐겨 먹었습니다. 밀가루는 당분이 매우 높기 때문에 우리 조손 삼대는 모두 당뇨병에 걸렸습니다.

생각해보세요, 우리가 태어났을 때, 대부분은 건강하고 아프지 않았습니다. 유전자에 문제가 있다면, 태어날 때부터 문제가 있어야 하지 않을까요? 그러나 우리는 모두 그 후 병이

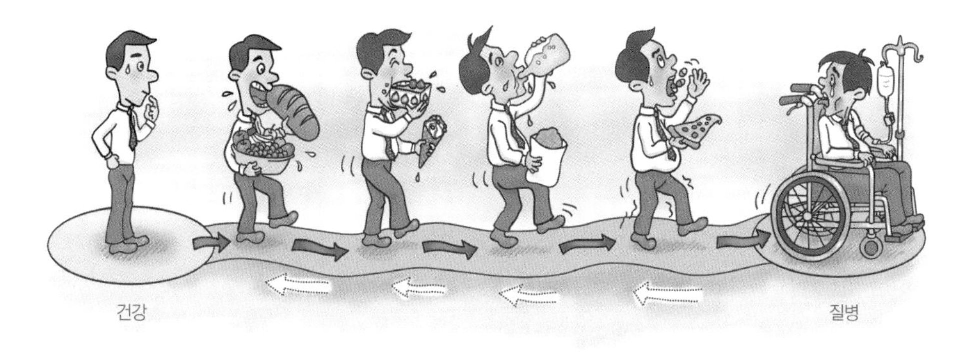

사람이 병이 나는 것은 모두 그가 질병으로 가는 길에 올랐기 때문입니다.
그 길을 찾기만 하면, 반드시 건강을 되찾을 수 있습니다.

생겼고, 게다가 부모님과 같은 병에 걸렸습니다. 유전자 유전 외에 "음식 유전"의 영향도 크다는 뜻입니다. 즉, 우리가 질병으로 나가게 된 것은 잘못된 음식의 길로 들어섰기 때문이며, 그것이 우리를 질병으로 데려간 것입니다.

이 발견으로 우리가 이 길을 찾을 수 있다면, 우리는 다시 되돌아갈 수 있고, 건강을 되찾을 수 있기 때문에 대단히 좋은 소식입니다. 나는 우리가 그것을 찾고 있는 한, 결심만 하면 그 길을 찾아낼 것이라고 생각합니다. 그래서 나는 환자들이 음식을 바꿔 먹고 난 뒤 건강을 되찾기 시작한 것을 날마다 목격할 수 있었습니다. 이 때문에 나와 나의 어머니는 성공적인 식단으로 당뇨병을 없앨 수 있었습니다.

당신은 분명히 "내가 이미 이렇게 잘 먹고 있으니 개선할 여지가 없고, 나는 이 병이 틀림없이 유전된 것"이라고 생각할 것입니다. 하지만 당신은 정말로 '아주 잘 먹고' 있나요? 당신은 기름과 소금을 적게 먹는 당신의 식생활 원칙이 실제로 미국 농무성(Department of Agriculture)에 의해 설계된 것을 알고 있습니까?

미국 농무성은 국민의 건강을 관장하는 부서가 아니며, 그들은 농산물의 판매를 관리합니다. 이 때문에 그들이 제시한 음식 원칙은, 결코 인체를 위한 설계가 아닙니다. 당신이 최고의 지도 원칙으로 삼아온 음식 조합은 사실은 미국산 농산물 생산량에 맞춰 설계했다는 얘기입니다.

많은 사람들이 원래 잘 먹고 아프지도 않고 증상도 없었는데, 의사에게 가서 검사한 결과, 이것이 너무 높고 저것이 너무 높다고 하니 사람들은 겁에 질려, 적은 기름과 소금으로 음식을 바꾸기 시작했으나 결국은 오히려 많은 증상들이 나타났습니다. 그러나 원래 우리가 진실이라고 믿었던 연구가 정확합니까?

알고 계신가요? 미국인들은 콜레스테롤 수치가 높아지는 것을 우려해 보건 담당 기관에서 콜레스테롤을 적게 먹으라고 하는데, '먹은 콜레스테롤'이 '혈액 속의 콜레스테롤'이 아니라는 사실을 여러 해 후에 알게 되었습니다. 결국은 2015년에 미국의 다이어트 원칙은 콜레스테롤 섭취의 상한선을 제거했습니다.

그래서 먹으면 먹을수록 병이 많아지고, 약을 더 많이 먹게 되면, 당신은 자신이 도대체 어떻게 먹었는지 생각해야 합니다. 만약 당신이 먹으면 먹을수록, 걸리는 병이 부모와 점점 닮아간다면, 도대체 그들이 어떻게 먹었는지 보아야 할 것입니다. 이렇게 먹으면서 병은 점점 더 많아지고 있는데 그렇다면 어떻게 그 길을 찾아 질병으로부터 건강을 되찾을 수 있을까요?

근치음식

갖가지 음식 방식이 다양하고 다채로워져, 어리둥절하여 어쩔 줄 모릅니다. 대부분의 식이요법의 가장 큰 문제점은 단일 규격을 정해 모든 사람에게 적용한다는 것입니다. 하지만 같은 신발을 신어도 사람마다 사이즈가 다르다는 것을 우리는 압니다. 더구나 음식을 어떻게 개인의 몸 상태를 고려하지 않을 수 있겠습니까.

이것이 바로 내가 사람들에게 '근치음식'을 소개하고자 하는 이유입니다. 그것은 과학방식으로 개별적으로 조절할 수 있는 유일한 식이요법이기 때문입니다. 근치음식은 매우 간단합니다. 단지 3가지 원칙만 있습니다.

1. 근치 음식 황금조합
2. 첫 입은 단백질을 먹는다(고기, 달걀, 식물성 단백질).
3. 물을 충분히 마신다.

⊙ 근치음식 황금조합

대부분의 사람들이 단백질, 채소와 전분 음식의 비율은(2:2:1=부피비율) 바로 균형적인 것입니다. 그러나 채식주의자인 경우 식물성 단백질에는 이미 전분이 포함되어 있으므로 더 이상 전분을 첨가할 수 없습니다. 이 비율은 무게를 정산할 필요 없이 눈으로 측정하기만 하면 됩니다.

접시에 단백질이 한 가지 있고, 채소가 한 가지 있고, 전분이 이 한 끼 식사의 20%를 차지합니다. 만약 당신이 이제 처음 입문하고 고혈당이나 저혈당의 문제도 없다면, 이 비율로만 먹으면 균형 잡힌 식사의 효력을 느낄 수 있습니다.

하지만, 제가 특별히 상기시키고자 하는 것은 개개인이 감당할 수 있는 전분의 양이 다르고, 종류에 따라 전분의 수용도가 다르다는 것입니다. 예를 들어, 내가 돼지갈비 한 조각을 먹는 경우, 밥 세 입만 먹으면 혈당이 크게 흔들릴 수도 있고, 또 내가 이 돼지갈비 한 조각과 면 한 그릇을 함께 먹으면 혈당이 여전히 균형을 이룰 수도 있습니다. 그래서 진정한 근치 음식 황금 조합은 당신에게 가장 잘 어울리는 음식 조합을 찾아야 합니다. 가장 적합한 음식 조합은 반드시 근치진폭 혈당검사법에 따라 검사해야 합니다.

모든 사람의 몸은 다른 사람과 다르기 때문에, 한 가지 비율이 모든 사람에게 적용될 수는 없습니다.

당신을 위해 맞춤형 음식을 만들고 싶다면, 근치 진폭 혈당 검사법으로 실제로 검사해야 합니다. 이렇게 되면, 당신이 고기, 채소, 전분을 얼마나 먹어야 하는지, 추측할 필요가 없고, 이것이 바로 당신의 음식 황금 조합입니다.

나는 당신이 무슨 말을 할지 압니다. "저는 당뇨가 없는데 왜 혈당을 측정합니까?"라고 하겠지요.

문제는 당뇨병이 없다는 것은 잘못 먹으면 혈당이 요동치지 않는다는 것을 의미하지 않습니다. 혈당이 요동치는 것은 당분을 과다 섭취할 때, 혈당이 갑자기 높이 올라갔다가 잠시 후 또 아주 낮게 떨어질 것입니다. 그것이 높이 올라갈 때, 당신은 아마 기분이 매우 좋다고 느낄 것이나 그것이 떨어지면 기운이 없고 피곤하고 졸리거나 땀을 흘리며 손을 떨고 어지럼증이 생깁니다. 왜 혈당은 정신과 관련이 있습니까? 혈당이 당신의 에너지 공급원이기 때문에 그것이 너무 많거나 너무 적으면 신체 작동에 문제가 생길 수 있습니다.

당신은 "나는 설탕을 먹지 않았으니 혈당은 많이 상승하지 않을 거야" 라고 말할 것입니다.

확실합니까? 아래의 음식을 자주 먹지 않았습니까?

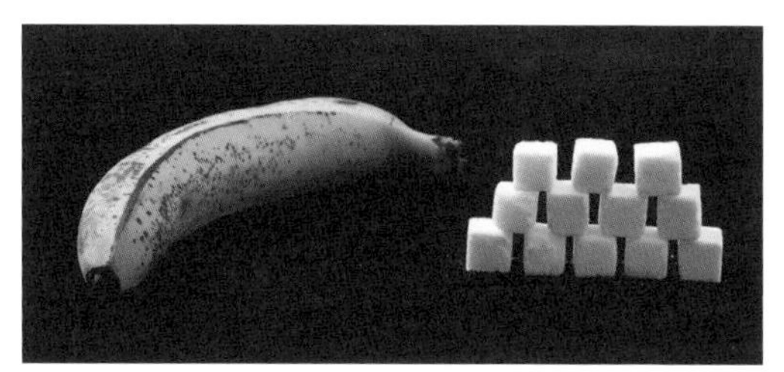

한 개 105 g의 바나나의 설탕 함유량=12개의 각설탕(작가 제공)

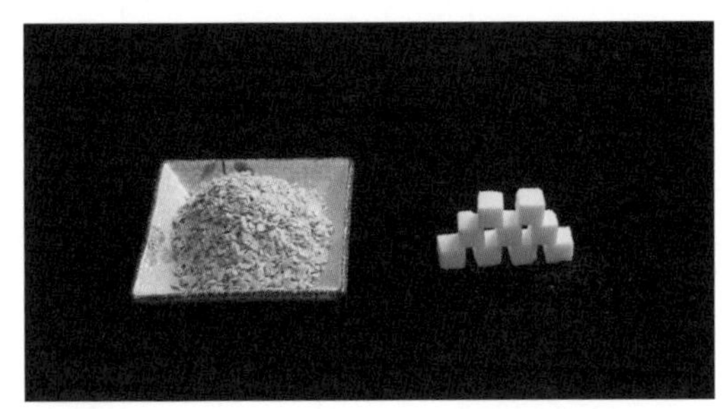

56 g의 무가당 귀리 설탕 함량=9개의 각설탕(작자 제공)

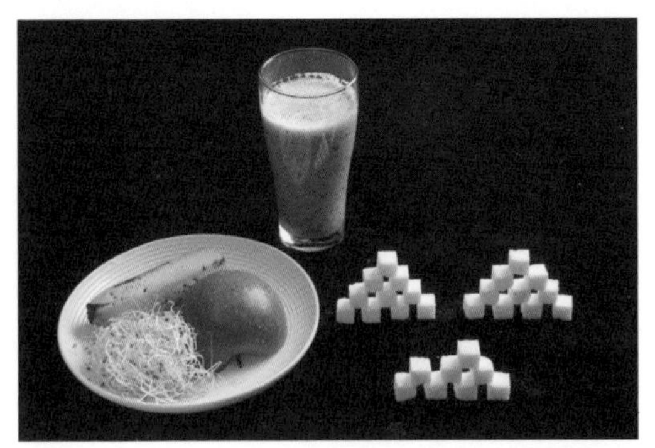

한 잔의 에너지 수프(사과 190 g+바나나 113 g+새싹 채소 20 g) 설탕함량=각설탕 28개(작가 제공)

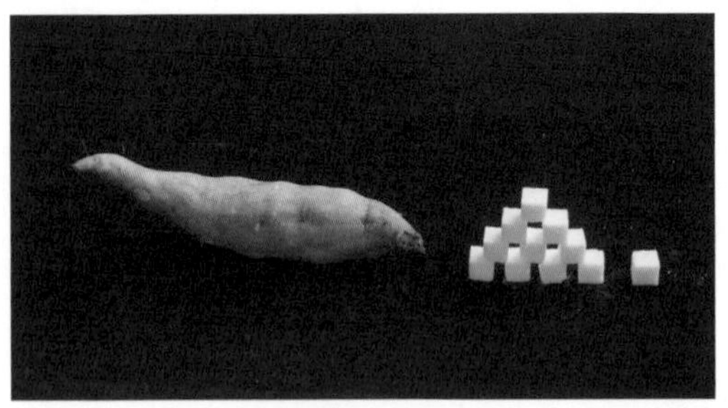

1개 222 g의 고구마 설탕 함량=11개의 각설탕(작가 제공)

당신이 고구마, 과일, 국수, 쌀밥, 빵, 귀리, 잡곡과 같은 음식을 먹었다면, 설탕을 먹은 셈입니다. 만약 당신이 설탕을 먹고, 게다가 고기나 식물성 단백질을 충분히 먹지 못한다면 혈당을 뒤흔들 것입니다.

근치 진폭 혈당 검사법은 간단합니다. 하루 3끼 식사만 측정하거나 3일로 나누어 매일 1끼를 측정하면, 당신에게 가장 적합한 음식 조합이 곧 잡힐 것입니다. 첫 날은 아침 식사를 재고, 둘째 날은 점심 식사를 재고, 셋째 날은 저녁식사를 잽니다. 아래의 양식에 따라 기록하면 됩니다. 과일, 커피, 차와 같은 간식을 모두 포함해서 계산해야 합니다. 그것들이 혈당을 요동치게 만들기 때문입니다.

당신에게 이미 이 책에서 언급한 질병들이 나타났다면(목록 참조), 혈당 측정기를 구입할 것을 강력히 권고합니다. 세 번만 측정하면 자신에게 딱 맞는 음식 조합을 금방 알아낼 수 있습니다. 그 기계는 일상적인 관리를 위한 도구로 쓰이거나 가족과 친구들의 근치 음식의 황금 조합을 찾아내는 데 도움을 줄 수 있습니다.

⊙ 음식 혈당 기록

첫 번째 식사 날짜:

음식내용	식사시간	식후 1시간 혈당	식후 2시간 혈당	식후 3시간 혈당	혈당 진폭

음식을 먹는 한 끼만 기록합니다.
마지막 한 입부터 계산합니다. 예를 들어, 식사를 마칠 때 8시이면, 9시, 10시, 11시 각각 한 번씩 잽니다.
혈당 진폭=식후 혈당 최고점-식후 혈당 최저점

두 번째 식사 날짜 :

이 날, 식사 전 혈당을 테스트하십시오(한 번만 측정하면 됩니다. 이 식전 혈당치는 점심이나 저녁식사를 측정해도 무관하지만 아침 공복혈당치로 대체할 수 없습니다). 여기에 기록하세요.

음식내용	식사시간	식후 1시간 혈당	식후 2시간 혈당	식후 3시간 혈당	혈당 진폭

세 번째 식사 날짜

음식내용	식사시간	식후 1시간 혈당	식후 2시간 혈당	식후 3시간 혈당	혈당 진폭

당신이 식전 혈당을 가지고(그 후에 끼니마다 사용할 수 있음) 아래의 표를 비교하면 측정한 진폭의 균형이 맞는지 알 수 있습니다. 우리가 식사 전 혈당치를 표준으로 사용한 이유는 당신이 공복일 때의 혈당 평균선입니다. 공복일 때 혈당이 떨어지는 것을 나타냅니다. 혈당 평균선은 혈당 최저인 45 mg/dl과 얼마나 거리가 있는지 판단할 수 있습니다. 혈당이 45 mg/dl 이하이면 사람은 의식불명입니다. 따라서 혈당 평균선이 밑바닥에 가까울수록 심한 혈당요동을 견디지 못하며, 음식을 각별히 주의해야 합니다.

예를 들어, 당신의 식전 혈당은 81보다 큰 88 mg/dl이기 때문에 당신의 식전 혈당 진폭은 40보다 작아야 합니다. 만약 이 식사가 측정한 진폭이 48로 40보다 크면, 이 식사의 혈당 불균형은 표시가 되며, 다음 식사에서는 당분이 있는 음식을 줄이거나 단백질과 유지를 증가시켜 다시 측정해야 합니다. 만약 그 식사에서 측정한 진폭이 22이고 40보다 작으면 그 식사는 평형을 나타냅니다. 앞으로 당신은 이 분량의 야채와 고기를 먹으면 설탕의 양과 전분의 양을 얼마나 잘 배합할 수 있는지 알게 될 것입니다.

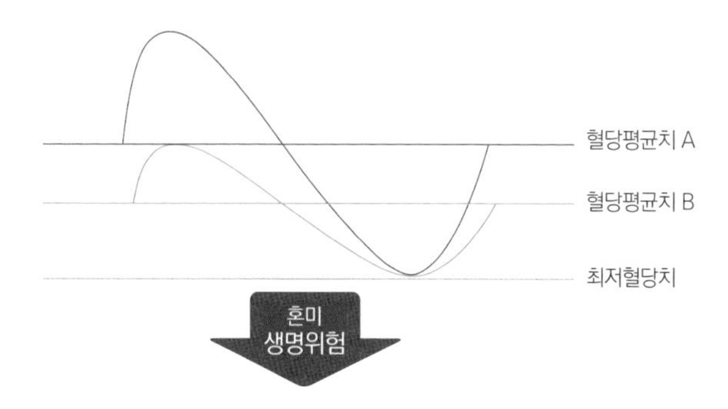

파란색 선은 우리 몸이 견딜 수 있는 최저 혈당치를 의미합니다. 보통 사람은 45 mg/dl입니다.
혈당치가 이 수치보다 낮으면 혼수상태에 빠지거나 생명을 위협할 수 있습니다.
차트에서 볼 수 있듯이 붉은 선의 혈당 평균치가 비교적 높고 파란색 선에서 멀리 떨어져 있어 견딜 수 있는 진동폭이 비교적 큽니다. 녹색 선의 혈당 평균은 비교적 낮고, 파란색 선과 가까우니, 감당할 수 있는 진동의 폭이 비교적 적습니다.

	혈당진폭	식단의 균형여부
식사 전 혈당이 81 mg/dL보다 크다.	≧40	불균형
	<40	균형
식사 전 혈당은 71~80 mg/dL	≧30	불균형
	<30	균형
식사 전 혈당은 61~70 mg/dL	≧15	불균형
	<15	균형
식사 전 혈당은 51~60 mg/dL	≧5	불균형
	<5	균형

혈당의 평균선이 있는 위치가 사람마다 다릅니다. 따라서 이 식사가 균형 잡힌 식사인지의 여부를 혈당의 진폭을 달리하는 기준으로 합니다.

다음 사진 접시에 있는 그 물음표에는 당신이 한 끼 먹을 수 있는 설탕량과 전분량(전분, 과일, 디저트 포함)의 비율을 표기하고 있습니다. 그것은 도대체 식사의 몇 %인가요? 그 %를 채우고 나면 당신에게 가장 잘 어울리는 음식 조합을 찾아내는 것입니다! 계속 수정하고 검사하기만 하면 당신에게 가장 적합한 근치 음식 황금 조합을 찾을 수 있습니다.

각각의 식사를 당신의 식욕에 따라, 이 음식 조합의 비율에 따라 음식의 양을 늘리거나 음식의 양을 줄이세요. 이렇게 하면 가장 적합한 음식 조합을 찾을 수 있을 뿐만 아니라, 매끼 필요한 양을 찾을 수 있습니다.

?% 전분
40% 채소
40%
고기, 달걀
또는
식물성 담백질

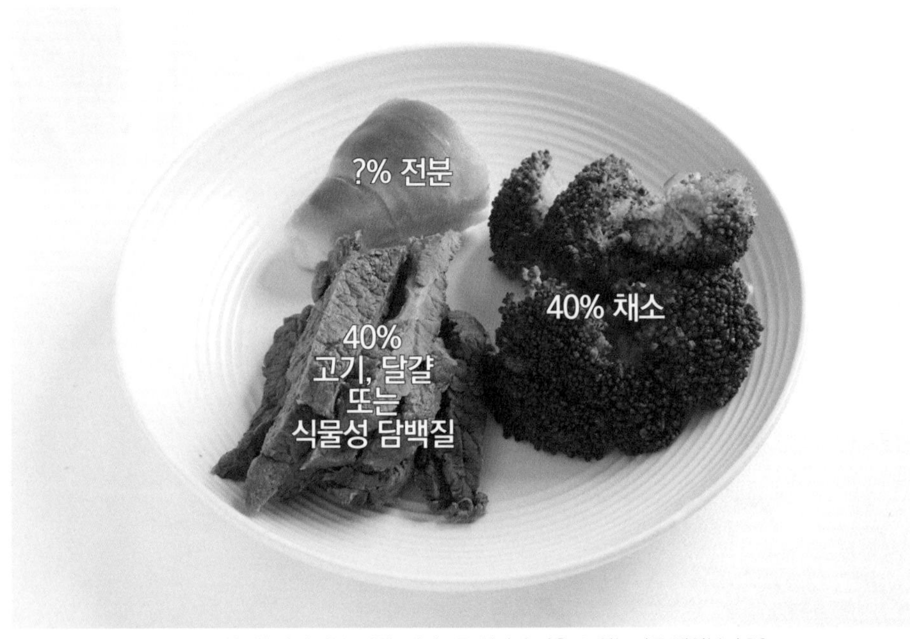

당신은 한 끼에 전분, 과일, 디저트를 얼마나 먹을 수 있는지를 채워볼까요?

⊙ 첫 입에 단백질(고기, 달걀 또는 식물성 단백질)을 먹는다.

근치음식의 두 번째 원칙은 첫 입에 단백질(고기, 달걀 또는 식물성 단백질)을 먹는 것입니다. 첫 번째 단백질을 먹어야 하는 이유는 단백질이 혈당의 균형을 맞춰주기 때문입니다.

우리의 위는 결코 빈껍데기로 음식물이 들어오면 모두 한데 뒤섞는 것은 아닙니다. 사실 우리의 위는 근육 조직인데, 먼저 들어온 음식을 먼저 소화를 합니다. 단백질을 먼저 먹으면 먼저 소화가 되므로 혈당의 균형을 맞출 수 있습니다. 그러나 만약 쌀밥과 같은 당분 음식이 먼저 들어오면, 그것이 먼저 소화되어 혈당은 빠르게 상승할 것입니다.

◉ 물을 충분히 보충한다.

일반인은 물을 영양소로 여기지 않습니다. 하지만 사실 물은 체내에서 가장 중요한 영양소입니다. 물이 없다면, 에너지가 없는 것처럼, 모든 일이 이루어지지 않습니다.

물을 충분히 마셨는지 어떻게 알 수 있나요? 소변을 통해 관찰할 수 있습니다. 소변이 노르스름하거나 무색이면 물을 충분히 마신 것이며, 오줌이 노랗게 익으면 물이 조금 빠진 것이고, 오렌지색이면 심각한 탈수입니다.

물을 마실 때는 갈증 중추의 말을 들어야 합니다. 목이 마르면 많이 마시고, 덜 미르면 직게 마시고, 목마르지 않으면 안 마신다는 뜻입니다. 하지만 하루 종일 목이 마르지 않는다면, 반드시 탈수가 될 것입니다,

체중(kg)×33=cc. 이것은 당신이 하루 동안 필요로 하는 식수의 양으로 이 수량을 채워서 때때로 그것을 다 마시도록 스스로에게 상기시켜주고 갈증이 나기 시작할 때까지 계속합니다. 목이 마를 때는 갈증을 느끼는 대로 물을 마시면 됩니다.

기억하세요. 당신의 느낌은 당신의 몸이 필요로 하는 양을 알려주고 있으니, 그것을 다루고 통제하려고 하지 말고, 자기 몸의 소리를 귀담아 듣지 않으면 결국은 너무 적게 먹거나 많이 먹게 되어, 과유불급이니 모두 건강에 좋지 않습니다.

일상 식사는 위의 세 가지 근본적인 식사 원칙에 따르면 당신이 식습관을 수정하는 방법을 터득하고 건강으로의 길을 걷기 시작한 것입니다.

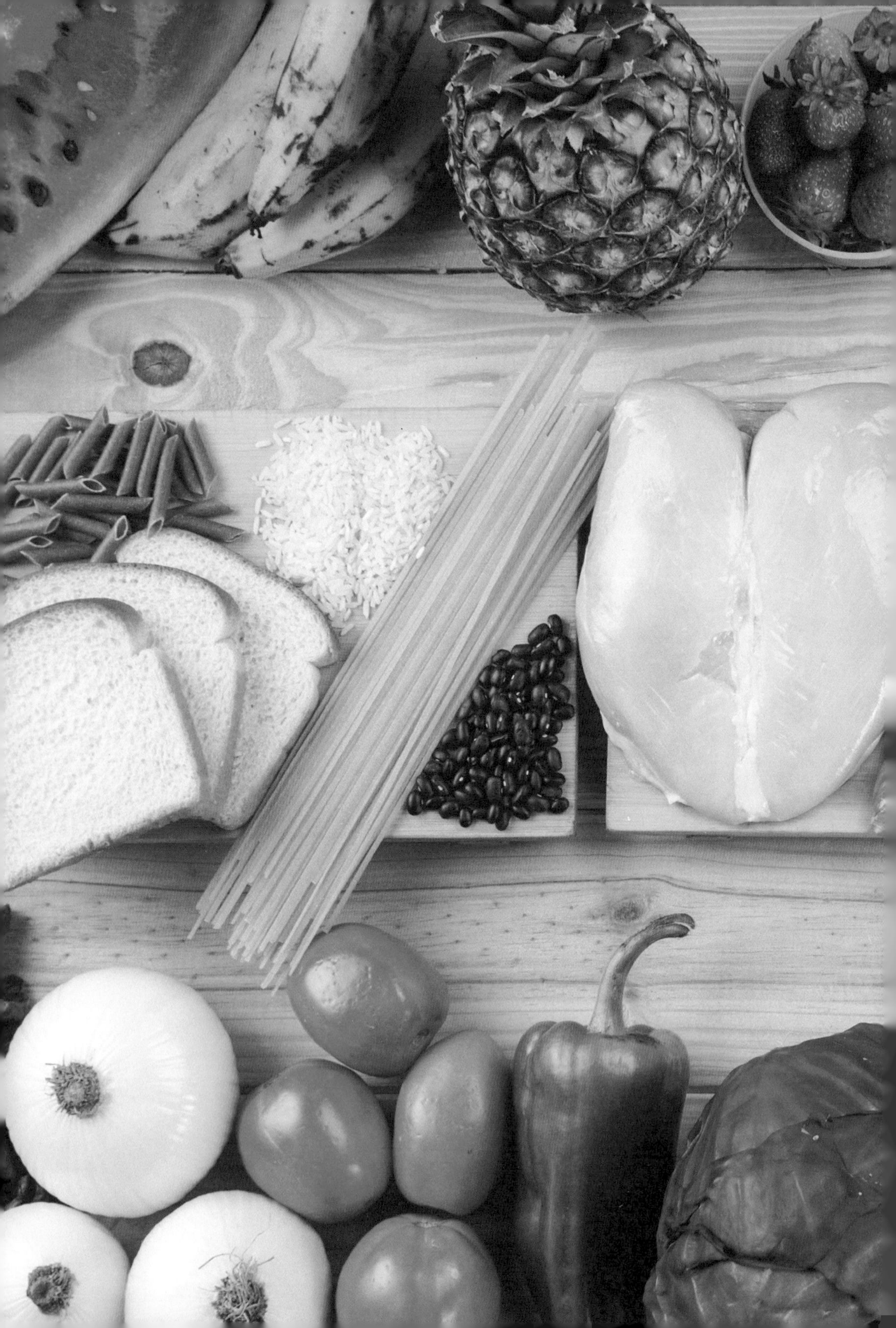

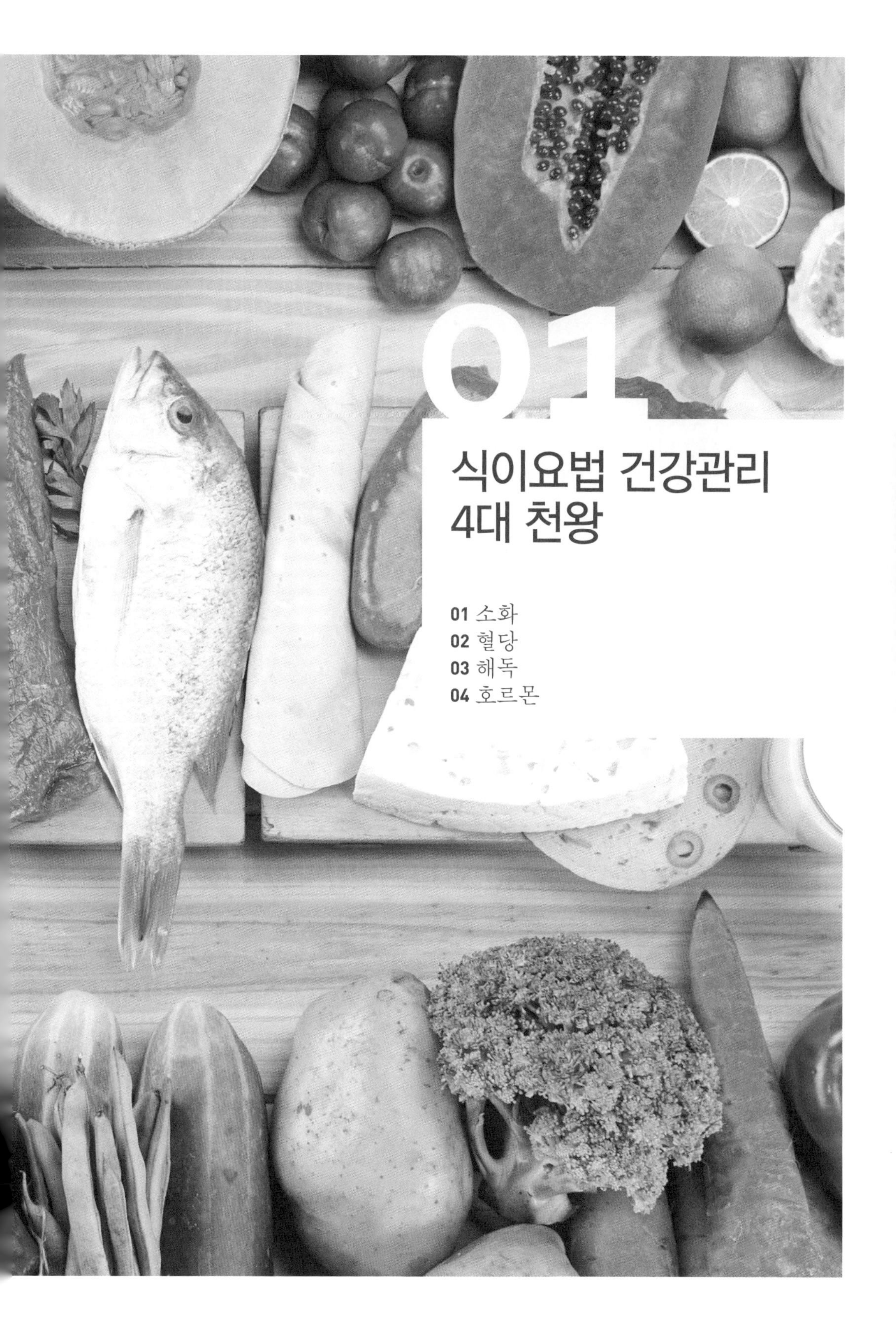

01

식이요법 건강관리 4대 천왕

01 소화
02 혈당
03 해독
04 호르몬

"

잘 먹고, 대변을 잘 보면, 건강해지기 쉽다고들 하는데
사실 하나도 틀리지 않았습니다. 잘 먹어야 소화도 잘되고
소화가 잘 돼야 우리가 영양을 얻을 수 있고,
몸도 영양을 가지고 기관, 호르몬, 효소 등을 만들 수 있습니다.
영양이 바닥나면 폐기물이 발생하고, 폐기물을 배출하려면,
반드시 독소를 순조롭게 배출해야 합니다.

하지만 들어가서 나오는 사이에 체내의 작동을 주도하는
두 세력은 혈당과 호르몬입니다. 신체 각 부문의 의사소통은
호르몬에 의지하고, 호르몬은 차를 몰고 여기저기서
의사소통을 하는데, 그 차에 주입하는 기름은 혈당입니다.
기름을 넣을 수 없다면, 우리는 소화할 수 없고, 해독할 수 없으며,
아무 일도 할 수 없습니다.
그래서 나는 식이요법을 효과적으로 하려면 4대천왕인
소화, 혈당, 해독, 호르몬을 반드시 잘 처리해야 한다고 말합니다.

"

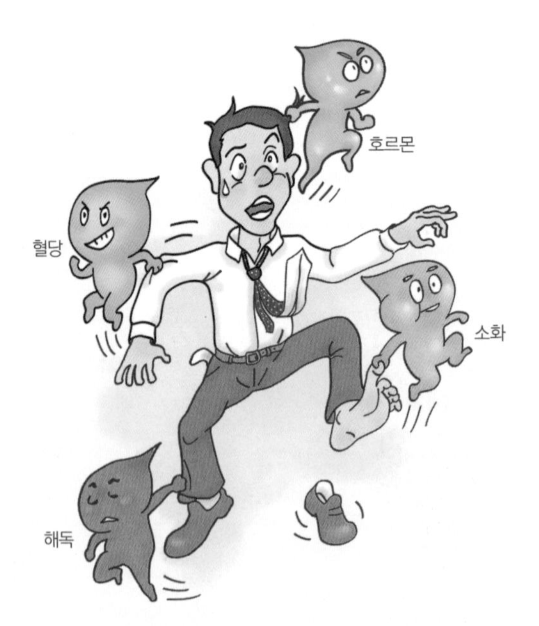

식이요법 관리의 사대천왕은 소화, 혈당, 해독, 호르몬입니다.

1 소화

우리는 건강하려면 잘 먹어야한다는 것을 모두 알고 있지만 소화가 음식만큼 중요하다는 사실을 알고 있는 사람은 드뭅니다. 왜 그럴까요? 아무리 잘 먹어도 소화가 잘 안 되면, 좋은 음식의 영양분을 흡수하지 못합니다. 소화 시스템은 당신을 위해 좋은 음식을 분해해주는 큰 공장으로 그곳에서는 음식을 몸이 받을 수 있는 크기로 분해합니다. 소화 시스템이 음식을 제대로 분해하지 못하면 몸에 결코 받아들일 수 없습니다.

소화 계통이라는 큰 공장에서 가장 중요한 역할은 위산이고, 위산은 바로 '소화 공장'의 공장장입니다. 치아가 먼저 음식을 깨뜨려서 음식이 위 안에 들어가면 원래 시큰시큰하던 위의 산도를 줄일 수 있는데, 이때 분문(식도에서 위를 통한 문)이 열려 있고, 유문(위에서 소장을 통한 문)이 잘 닫혀 있게 되면, 음식물은 위장에서 잘 분해될 수 있습니다.

음식이 다 해체되면 유즙으로 변하고, 위산 공장장이 위의 산도를 높여주는데, 이때 분문은 닫히고, 유문은 열립니다. 유문이 열리자, 음식이 소장으로 들어갑니다. 바쁜 위산 공장장은 쓸개즙과 췌장액을 신속하게 방출하며, 알카리성 농도가 매우 높은 쓸개즙과 췌장액이 산도가 매우 높은 유즙을 중화시킵니다. 이렇게 해서 신 맛을 싫어하는 소장은 다치지 않게 됩니다.

췌장액과 쓸개즙은 계속해서 음식을 더 작게 분해하는데, 이것이 바로 영양이며, 영양은 소장에서 받아드립니다. 쓸개즙의 작업은 유지방을 분해하는 것 외에도, 창자를 꿈틀거리게 하는 스위치를 켜줍니다. 창자가 꿈틀거리기 시작해야 음식이 계속 앞으로 움직일 수 있고, 마지막에는 영양의 흡수가 완성되어 대장에서 대변으로 만들어지며 순조롭게 몸에서 배출할 수 있습니다. 이것이 바로 원활한 소화입니다. 음식물 소화는 이러한 단계를 거쳐 이루어집니다. 이 단계들은 서로 고리가 연결된 과정으로 앞의 한 단계가 빠지면 뒤의 한 단계가 종

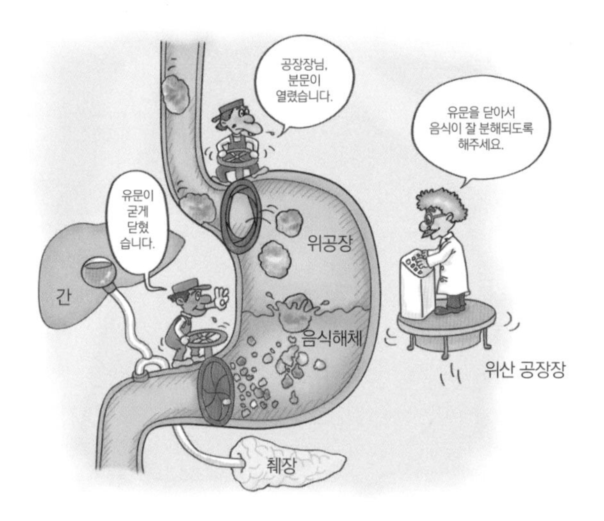

위산은 '소화 공장'의 공장장입니다. 치아가 먼저 음식을 깨뜨려서 음식이 위 안에 들어가면
원래 시큰시큰하던 위의 산도를 줄일 수 있는데, 이때 분문(식도에서 위를 통한 문)이 열려 있고,
유문(위에서 소장을 통한 문)이 잘 닫혀 있습니다. 이렇게 되면, 음식물은 위에서 잘 분해될 수 있습니다.

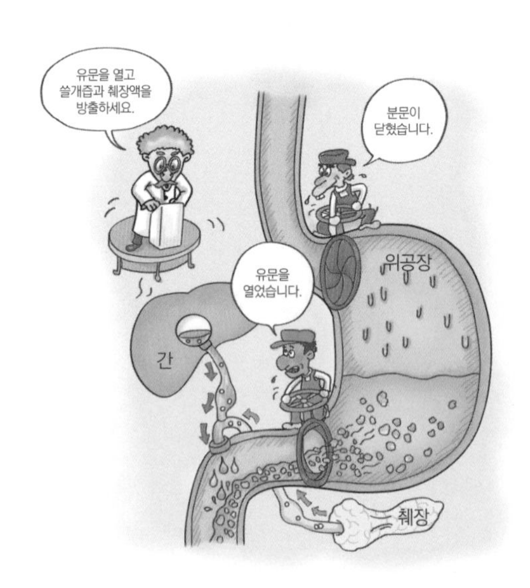

위산은 쓸개즙과 췌장액의 방출을 자극하여 유지와 다른 음식을 원활하게 소화시킬 수 있습니다.

종 완성되지 않습니다.

우리의 식습관이 소화에 끼친 영향

▷ 단백질을 충분히 먹지 못한다

위의 가장 큰 임무는 단백질(고기, 달걀 또는 식물성 단백질)을 소화하는 것이므로 위산 공장장이 모두 단백질을 공장에 들여보낸 것을 보고 출근합니다. 우리가 충분한 단백질을 섭취하지 않으면, 위산 공장 관리자는 일하러 오지 않을 것입니다. 위산 공장장이 출근하지 않으면 소화 공장 전체가 곧 가동 대란에 빠질 것입니다.

다음은 위산 공장장이 출근하지 않을 때 소화 공장에서 일어나는 문제들:

⊙ 위 식도 역류, 트림이 나고 속이 더부룩하고, 방귀 똥의 냄새가 구리다. 위궤양

위산공장장이 출근하지 않으면 음식이 들어온 뒤 위의 산도를 조절하는 사람이 없어서 단백질(고기, 달걀, 식물성 단백질)을 제대로 분해할 수 없고, 유문(幽門)은 안 열리고 분문(賁門)이 닫히지 않습니다. 유문이 열리지 않으면, 음식은 소장으로 들어갈 수 없으며, 먹은 전분과 당분이 위에 갇혀서 거품이 일기 시작하고 트림이 나면서 속이 더부룩하여 매우 불쾌

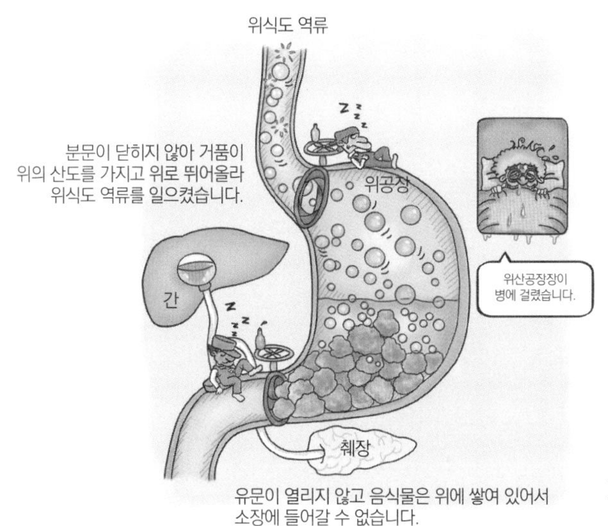

단백질을 충분히 먹지 못하거나,
먼저 먹지 않고서는 모든 다른
소화를 시작할 수 없고,
작동이 엉망이 됩니다.

합니다. 이 거품들은 위에 있던 산성도를 가지고 위로 올라가는데, 분문이 닫히지 않아서 이 산이 식도로 들어가게 되고 산을 싫어하는 식도에 화상을 입혀 위식도를 역류하게 됩니다.

위산 공장장은 단백질(고기, 달걀 또는 식물성 단백질)을 직접적으로 분해하는 중요한 역할을 합니다. 우리가 충분한 단백질(고기, 달걀 또는 식물성 단백질)을 먹지 않아서 위산 공장장이 출근하지 않았거나, 위산 공장장이 연로해서 출근을 제대로 하지 않았다면, 고기를 제대로 분해할 수 없습니다. 이 고기들은 따뜻한 소화관에 앉아서 부패하기 시작하고, 썩어버린 고기는 바로 시체이며, 죽은 시체는 고약한 냄새가 나기 때문에 이 때 대변을 보거나, 방귀를 뀌면 지독하게 냄새가 납니다. 그래서 대변을 보거나 방귀를 뀌면 매우 구립니다. 사실 완전히 소화하고 난 뒤에 생성되는 똥은, 냄새가 심하게 날 리가 없습니다.

위산 공장장이 불성실하게 근무하면, 원래 매우 시던 위라는 환경은 변조될 것입니다. 위산의 산도가 부족하면, 원래 신 것을 많이 두려워하던 헬리코박터균은 소장에서부터 위의 유문으로 이사를 하게 됩니다. 헬리코박터균의 머리는 마치 드릴처럼 되어 있어서 위 조직에 들어가면서 위궤양을 만듭니다.

⊙ 손톱, 머리카락이 쉽게 부서진다. 위장염

위산공장장은 단백질(고기, 달걀 또는 식물성 단백질)을 분해하는 것 외에 미네랄을 분해하는 전문인으로 칼슘, 마그네슘, 칼륨, 철분은 모두 그가 분해해서 해체해야 몸이 받아드릴

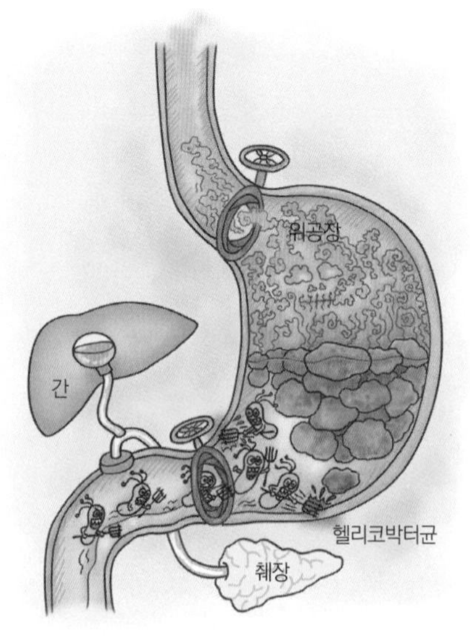

위산 공장장이 출근하지 않으면
소화 공장의 환경 전반을 변조하게 됩니다.

수 있습니다. 그가 출근하지 않는다면 손톱과 머리카락의 칼슘이 부족해 끊어지기 쉽습니다.[(1)(2)]

위산 공장장은 소화공장 소속 외에도, 면역 부서를 겸임하고 있습니다. 위산공장의 산도는 염산과 거의 같기 때문에 병균은 그를 만나자마자 타버립니다.

그래서 소화하는 첫 번째 정류장을 위산 공장장이 지키며 바깥쪽 벌레, 바이러스, 박테리아를 잡으려는 것입니다. 하지만 그가 출근하지 않으면 우리는 무슨 병균이라도 먹게 되고 그것들은 쉽게 통과할 수 있으며, 창자에 난을 일으키고 위장염을 유발합니다.

위장염일 때 우리는 토하고 설사를 하는데, 애당초 위산 공장장이 이 나쁜 녀석들을 잡지 못했기 때문에 토하고 당겨서 가능한 한 많이 배출해야 합니다.

⊙ 십이지장궤양, 간과 쓸개 막힘, 좋은 기름을 흡수 못하다, 대변이 물에 뜨다.

위산 공장장이 출근하지 않으면 끝내 음식물이 거의 다 썩어, 위는 이 음식을 더 이상 담을 수가 없어 유문이 열리고 음식이 소장으로 들어갑니다. 하지만 위산 공장장이 없기 때문에 쓸개즙과 췌장액을 방출시킬 수 없습니다. 아주 시던 위에서 소장까지 오는 음식의 산성을 중화시킬 수 있는 쓸개즙과 췌액이 없습니다. 이 음식물들은 소장의 맨 앞부분을 태우기 시작합니다. 즉 십이지장 궤양이 생깁니다.

위산 공장장이 자리를 비웠기 때문에 쓸개즙을 내보내지 않았습니다. 쓸개즙은 간이 만

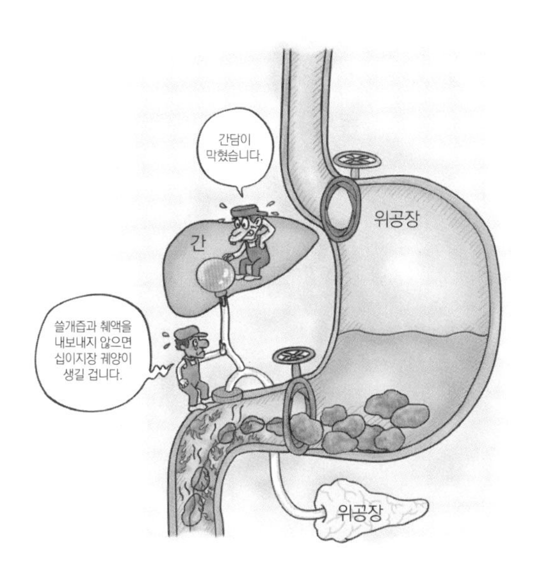

위산 공장장이 출근하지 않으면
쓸개즙, 췌액의 방출에 문제가
생기고 십이지장은 다쳐
궤양이 생길 것입니다.

든 것인데, 지금은 흘러나올 수 없어 다시 되돌아가 간을 막는 수밖에 없습니다. 이때 간과 쓸개는 동시에 막혀 버립니다. 게다가 기름기를 분해하는 전문인인 쓸개즙이 나오지 않아서 기름은 분해되지 합니다. 우리가 먹은 그 아름다운 기름들은 마치 비싼 생선 간유처럼 전혀 흡수되지 못하고 대변에서 배출될 수밖에 없어서, 대변이 물에 뜨게 됩니다.

◉ 물을 충분히 마시지 않거나 물을 잘못 마신다.

많은 사람들이 소화에 영향을 미치고 위산을 줄일까 걱정하여 물을 마시지 못하고 있는데, 사실 이 두려움은 쓸데없는 것입니다. 우리의 위산은 강산이지만 물은 중성이어서, 식사 중이나 식사 전에 조금 마신 물은 음식물의 소화에 큰 영향을 주지 않습니다. 그러나 식사 전에 또는 식사 중에 마신 알카리수, 또는 전해수는 알칼리성이므로 위산을 중화시킵니다. 불충분한 위산은 소화에 부정적인 영향을 미칩니다.

음식에서 소화에 가장 심각한 영향을 미치는 것은 물을 충분히 섭취하지 않는 것입니다.

우리가 목이 말라 물을 마시고 싶을 때, 그 느낌은 우리에게 물이 필요하다는 경고신호입니다. 끼니 사이에 물을 마시는 것은 단지 수분을 공급하기 위해서가 아니라 음식을 윤활하여, 소화 공장에서 휘젓는 것을 돕기 위해서입니다. 우리가 물을 충분히 마시지 못하고 탈수를 시작할 때 가장 골치 아픈 문제는 갈증을 느끼지 못하는 것으로 탈수의 가장 큰 증상입니다. 갈증이 나지 않으면 탈수가 더 쉽습니다.

◉ 위궤양

우리 위의 환경은 평균적으로 일반 식초보다 최소 50~100배 산도가 더 높습니다. 이렇게 높은 산도의 환경을 유지하고서야 언제든 외래의 병균을 죽일 수 있습니다. 위 속에 산도가 그렇게 높은데 어떻게 위벽을 태우지 않을 수 있을까요? 그것은 산과 위벽 사이의 알카리수 덕분입니다.

위에는 산 외에도 단백질을 물어뜯는 데 전문적으로 쓰이는 위 단백 효소가 있습니다. 위벽은 단백질로 만든 것으로 알카리수는 위 벽이 위 단백질 효소에 물리지 않도록 보호할 수 있습니다. 그러나 우리가 물을 충분히 마시지 못할 때, 이 알칼리 물은 얇아지고, 강한 산은 때로 위벽에 타거나 위 단백 효소가 위벽을 물어뜯을 기회가 생기는 등 위궤양이 형성됩니다. 이런 이유로 위궤양을 가진 사람들은 위가 수천 마리의 개미에 의해 물리거나 화상을 입은 것같은 통증을 느낍니다.(3)

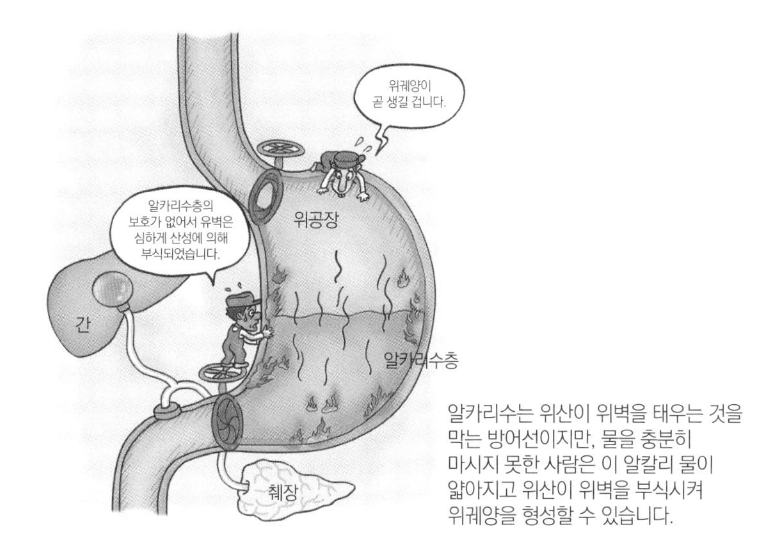

알카리수는 위산이 위벽을 태우는 것을 막는 방어선이지만, 물을 충분히 마시지 못한 사람은 이 알칼리 물이 얇아지고 위산이 위벽을 부식시켜 위궤양을 형성할 수 있습니다.

건강 Tips

물은 아주 특별하며 자가 이온화 작용을 일으킬 수 있습니다. 즉, 자기가 스스로 작용할 수 있으므로, 알칼리이기도 하고 산이기도 합니다. 물은 중성이므로 어떤 용액에 들어가면 같은 양의 산과 같은 양의 알칼리를 기여할 수 있기 때문에 강한 산과 강한 알칼리의 ph에는 영향이 크지 않습니다.[4]

위산을 중화 또는 억제하는 약물

우리가 위산을 중화 또는 억제하는 약물을 먹는 것은 위산 공장장을 감금실에 가두어 놓고 출근하지 못하게 하는 것과 마찬가지입니다. 위산 공장장이 출근할 수 없으면 소화 공장은 전부 가동을 중단합니다(27~30쪽 참조).[5] 특히 우리가 위산억제제 사용을 중단할 때 종종 금단반응이 나타나는데, 그 금단반응이 위식도 역류라는 점을 상기시켜야 합니다.[6] 이 문제를 어떻게 처리할 것인지는 의사와 상의하십시오.

원활한 소화를 확보하는 방법

▷꼭꼭 씹어 먹는다

위장에 들어가기 전에 음식물을 치아로 깨뜨려야 합니다. 만약 우리가 음식을 잘 씹지 않으면 음식이 위 안에 들어갈 때 너무 크고, 설사 위산 공장장이 필사적으로 초과 근무를 한다고 해도 헛된 일일 뿐 음식이 소화되지 않을 것입니다. 그래서 음식을 한 입에 30번씩 씹어 삼켜야 합니다.

▷음식조합이 정확히 해야 한다

위산 공장장을 깨울 수 있는 것은 단백질(고기, 달걀, 식물성 단백질)뿐이기 때문에 우리는 일상 식사에서 충분한 양의 단백질을 먹어야 합니다(채식자의 식사는 「기름을 잘 태우는 좋은 체질」을 참고하세요).

▷위산 강화

위산은 나이 들어감에 따라 감소하기 때문에 나이 든 사람은 늘 소화불량을 느낍니다. 그러므로 위산부족의 각종 증상이 있는 경우(27~30쪽 참조) 식전 또는 끼니 사이에 위산을 보충하는 것이 좋습니다(부록 「건강보조식품을 효과적으로 사용하는 방법」 참조).

위산을 충분히 보충하면 대변과 방귀에서 악취가 나지 않을 것입니다. 그래서 위산을 사오면 한 알씩 먹어 보고, 대변과 방귀 냄새가 나지 않을 때까지 한 알씩 천천히 추가하세요. 만약 위산을 먹었을 때 위가 더워지고 구겨지는 느낌이라면 과량인 것이니 이때는 양을 줄이거나 멈춰야 합니다.

나는 종종 환자들이 위산을 보충한 후 소화가 잘 되어 영양 흡수력이 좋아진 것을 보았습니다. 그들의 위산 생산은 정상적으로 돌아 왔고, 더 이상 위산을 보충할 필요가 없게 되어 위산 보충을 중단시켰습니다.

▷음식물을 부수기

위산이 부족한 것 외에도 어떤 사람들은 치아가 부족하거나 힘이 없기 때문에 소화가 되지 않습니다. 따라서 많은 노인들은 고기나 야채를 먹지 않고 죽 같은 음식물을 섭취하는 것에 익숙합니다. 그러나 깨물 수 없거나 소화되지 않는다고 해서 몸에 고기나 채소가 필요하지 않다는 뜻이 아닙니다. 우리의 몸은 결코 쌀이나 곡물로만 만들어진 것이 아니기 때문에 죽만 먹고 고기와 채소를 먹지 않으면 질병만 불러 옵니다.

위산을 보충했는데 소화 증상을 여전히 해소하지 못하면 음식물을 부수는 것이 좋습니다.

건강 Tips

'식사를 쉽게 소화하기' 간편한 5단계

1. 개인 근치음식 황금 조합
   개인의 근치음식인 황금 조합에 따라 음식을 배합하고, 비율이 맞으면 양을 수요에 따라 조달할 수 있습니다.
2. 뼈 국물을 끓이다.
   뼈 수프는 미네랄과 고급 오일이 풍부하며 천연적인 뼈의 보완 처방입니다. 뼈 수프를 끓일 때 약간의 와인이나 식초를 넣어야 미네랄이 잘 분해될 수 있습니다.(「기름을 잘 태우는 좋은 체질」 참조) 뼈는 여러 종류를 교대로 사용하는 것이 좋으며, 이번에는 소뼈를 사용하고, 다음에는 돼지뼈를 사용하고, 그 다음에는 닭뼈를 사용합니다.
3. 믹서로 부수기
   믹서에 1+2를 넣고 부수고, 농도는 개인의 취향에 따라 하세요. 조금 걸쭉한 식감을 좋아한다면 뼈 국물을 조금 덜 넣어 주고, 약간 묽은 맛을 즐긴다면 뼈 국물을 좀 더 넣으세요.
4. 간을 맞추다.
   소금 섭취가 부족하면 오히려 물과 전해질의 불균형이 생길 수 있다는 것을 명심하세요. 좋은 천연 소금을 사용하고(정제염을 쓰지 말고), 혓바닥의 (느낌)말을 따르세요. 자신의 음식 맛은 충분히 좋고, 맛있어야만 제격입니다.
5. 씹어 먹고, 마시지 마세요.
   우리가 음식을 씹어 먹을 때만 뇌는 우리가 먹고 있다는 메시지를 받을 수 있고, 소화는 진정으로 진행이 됩니다. 이것뿐만이 아니라, 우리는 음식을 깨물 때만 얼마나 많은 양을 먹어야 하는지 압니다. 빨리 마시면 과식하기 쉽고, 우리에게 멈추라고 하는 메시지가 머리에 미처 전달되지 못합니다. 그러니 이미 음식이 부숴져 있어 씹어 먹을 필요가 없더라도 속도를 늦추고 숟가락으로 잘 씹어 먹어야지, 국물을 마시는 것처럼 해서는 안됩니다. 과정을 즐겨야 음식을 제대로 흡수할 수 있습니다.

올바른 물을 마시고 충분한 물을 마신다

커피와 차는 모두 이뇨작용이 있는 카페인이 함유되어, 차 한 잔을 마시면 수분이 공급되지 않고 오히려 한 컵 반의 물만 빠집니다. 어떤 사람들은 커피와 차를 많이 마시면 위가 불편해지는데, 그것은 커피와 차에 의해 탈수되기 때문입니다. 사람이 탈수가 되면, 위벽을 보호하는 알칼리수가 얇아지고 위벽이 상하게 됩니다. 소화가 잘 되려면 물을 충분히 마시는 것이 중요합니다.

그 외에 식전 또는 끼니 사이에 음료나 물에 레몬즙이나 식초를 약간 더 넣는다면 소화에 도움이 됩니다. 대부분의 시판 과일 식초에는 설탕이 들어 있어서 구매하기 전에 식품의 영양표시나 성분 원료를 확인하여 설탕이 들어 있는지를 자세히 봐야 합니다.

건강 Tips

만약 끼니 사이에 물을 마실 때 물이 계속 위를 휘젓고 내려가지 않고, 때때로 눕자마자 오히려 역류하여 시큼한 물을 뱉게 되면, 위 환경에 위산이 충분하지 않음을 나타냅니다. 이때 위산을 보충해야 하고 이 증상이 사라질 때까지 충분한 양을 추가해야 합니다.[7]

대변과 소변의 변화를 이해하기

음식에 변화를 주면(특히 요리용 기름을 바꾸면) 자주 녹색 대변이 나오는데, 녹색 대변은 보통 원래 쓸개가 막힌 사람의 쓸개소통 상징이 되는 좋은 현상입니다. 어떤 사람은 근치음식을 시행하면 바로 이 현상을 보게 되고, 어떤 사람은 2년이 걸리기도 합니다.

근치음식을 시행한 뒤 소변을 볼 때 거품이 나고 기름이 물 위에 떠 있어 콩팥에 문제가 있는 줄 알았으나, 사실 물에 뜬 기름 같은 물질은 케톤이었습니다. 만약 당신의 오줌 속에 기름이 있다면, 그것은 좋은 일이고 당신의 몸이 유지로 에너지를 사용하는 것을 배웠다는 것을 의미합니다! 이것이 "근치음식을 통한 자연 케톤의 치료법"이라고 말하는 이유입니다.

건강 Tips

당신이 콩팥 문제를 가지고 있다면, 오줌 속의 거품도 요단백 때문에 생긴 것일 수 있습니다. 그러나 요단백의 거품은 보통의 경우보다 많고 큽니다. 확실하지 않으면 의사를 찾아 자세히 검사하는 것이 좋습니다.

2 혈당

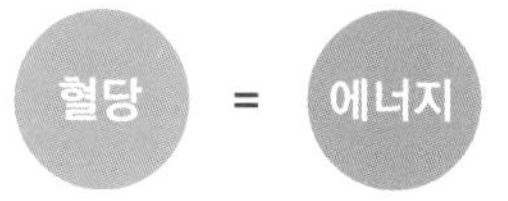

혈당, 우리의 주요 에너지 원.

간단하게 말하자면, 혈당은 바로 원기입니다. 혈당의 원천은 바로 음식물의 설탕입니다. 과일에 설탕이 들어 있고, 고구마, 감자, 토란 등의 근채류, 빵, 면, 쌀밥, 통밀 빵에도 설탕이 있고, 디저트와 기타 많은 가공 식품에 설탕이 숨겨져 있습니다.

그렇다고 원기 때문에 낭비해서는 안 되고, 여분을 몸에 저축하여 부족할 때마다 꺼내어 사용할 수 있습니다. 몸이 "많으면 저축하고, 부족하면 보완한다"는 것은 원기를 안정하게 유지시키는 유일무이한 방법이기 때문입니다. 그런데 원기를 비축하는 속도가 너무 빠르면(예를 들어 과다한 설탕이나 자극성 음식을 많이 먹는 것으로 인해) 혈당이 상승하게 됩니다. 또는 원기를 사용하는 속도가 너무 빨라(예를 들어 장기간 과격한 운동을 하여 혈당이 떨어져) 몸은 피곤해지고, 이 상태로 오래 지속하면 병이 납니다.

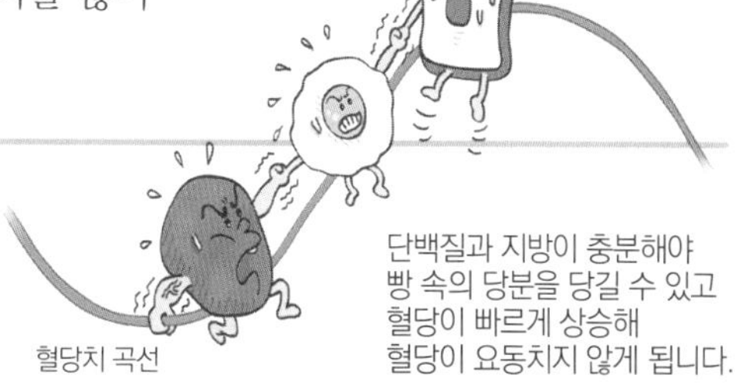

단백질과 지방이 충분해야 빵 속의 당분을 당길 수 있고 혈당이 빠르게 상승해 혈당이 요동치지 않게 됩니다.

우리의 식습관이 혈당에 미치는 영향

▷ 당분이 과도하고 단백질(고기, 달걀, 식물성 단백질)이 부족하면, 혈당은 심하게 요동친다

빵 한 조각을 먹고 나서 얼마 지나면 배가 고파질까요? 20분 정도! 달걀을 넣으면 어떨까요? 더 오래 버틸 수 있겠죠? 혹은 고기 한 쪽과 버터를 더 추가하면 어떨까요? 좀 더 오래 있어야 배가 고프지 않을까요? 이런 경우는 고기가 혈당을 균형 잡히게 하기 때문입니다. 고기 속에 지방과 단백질이 있어 천천히 소화가 되는 '느린 칼로리'로 빵처럼 빨리 소화되는 '빠른 칼로리'를 균형 있게 조절해 혈당을 잡아 혈당이 빨리 오르지 않도록 합니다.

그러나 설탕을 많이 먹고 단백질을 충분히 섭취하지 않은 경우, 즉 빠른/느린 칼로리가 균형을 이루지 못하면 혈당이 불안정해집니다.

예를 들면, 우리는 다음과 같이 이런 음식을 먹습니다.

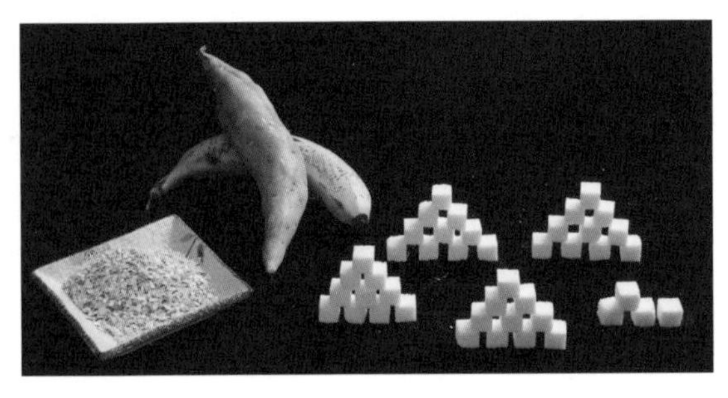

이것은 많은 사람들의 "영양" 조찬 조합입니다. 무설탕 오트밀 40 g, 바나나 226 g에 고구마 222 g, 설탕을 첨가하지 않은 천연음식인데도 불구하고, 많은 설탕이 함유되어 있습니다.(작가 제공)

미리 고기를 충분히 먹지 않고 이렇게 많은 당분을 먹으면 혈당이 올라갑니다. 혈당이 올라가면 우리 몸에 매우 긴장한 췌장 아가씨가 나타나 혈당을 끌어내리는 역할을 합니다. 혈당이 빠르게 상승할수록 그녀는 더욱더 힘을 써 끌어내리려고 합니다. 그래서 혈당이 어느 정도까지 상승되면 췌장 아가씨가 힘써 내리 누릅니다. 혈당이 힘차게 떨어진 후에, 우리는 강한 부신 선생님을 보내는데, 그의 일은 혈당을 들어올리는 것입니다. 이와 같이 혈당의 급격한 상승과 하강은 곧 혈당 진동입니다. 혈당이 출렁거렸을 때 우리에게 졸림, 피곤함, 어지러움, 땀, 손 떨림, 두근거림, 손발 저림 등 증상이 나타납니다.

혈당은 에너지입니다. 에너지가 많아졌다 적어졌다 하는 것은, 마치 전류와 같습니다. 전류가 많아졌다 적어졌다를 오래하면 전기 기구가 망가지듯이 혈당이 오랫동안 흔들리면 췌장과 부신이 다칠 것입니다.

▷ 카페인, 니코틴은 혈당 상승을 자극한다

카페인과 니코틴은 모두 자극성 음식인데, 그들이 자극하는 대상자는 부신입니다. 부신이 자극을 받자마자 재빨리 혈당을 들어올려, 혈당이 곧 상승하게 됩니다. 우리는 그것을 통해 에너지를 얻게 되어 정신이 맑아집니다. 그래서 우리는 커피를 마시거나 담배를 피면 정신

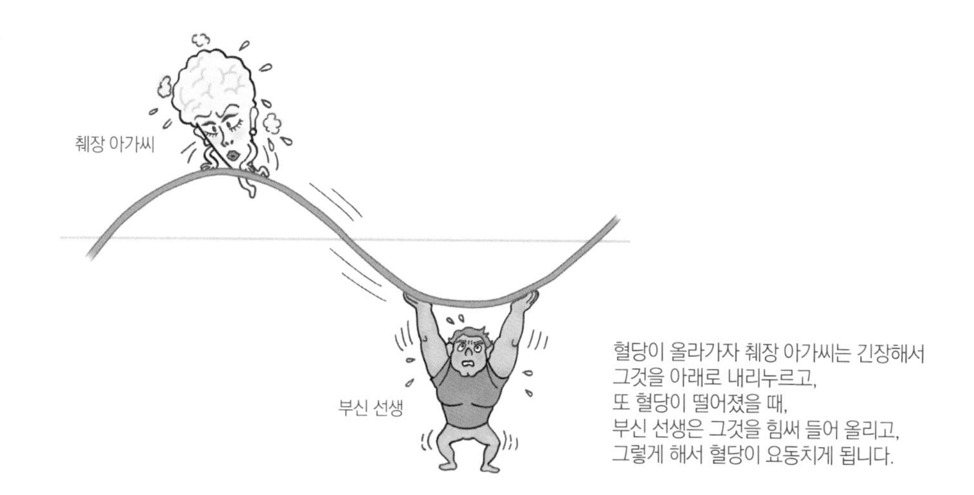

이 번쩍 듭니다. 그러다 커피를 마시거나 담배를 피워 정신을 바짝 차려야 하는 일이 잦아져 중독되게 되면 커피나 담배가 없을 때 머리가 아프고 기운이 없는 등 몸이 불편해지며 금단 반응을 일으켰습니다.

▷ 설탕 대용물도 혈당에 악영향을 미친다

대체감미료는 페닐알라닌이 함유되어 있습니다. 페닐알라닌은 스트레스 호르몬의 시조입니다. 부신은 스트레스 호르몬으로 혈당을 올리는 것입니다. 제로칼로리 음료를 마신 뒤 분명히 그 식사를 균형 있게 했는데도 다음 식사를 하기 전에 땀을 뻘뻘 흘리며 손이 떨리는 이유는 바로 혈당이 너무 빨리 떨어졌기 때문입니다.

혈당이 그렇게 빨리 떨어지는 건 그 동안 많이 올랐기 때문입니다. 대체 감미료를 사용하는 것은 혈당을 흔들지 않는 것이 아니라 단지 시간이 약간 지연될 뿐입니다.

혈당의 안정을 확보하는 방법

▷ 당분이 함유되거나 혈당 상승을 자극하는 식품에 단백질(고기, 달걀, 식물성 단백질)과 배합해야 한다

여러분이 흔히 저지르는 음식 실수는 설탕이 든 음식을 따로 먹거나 식사와 식사 사이에 담배를 피우거나 커피나 차를 마시는 것으로 혈당을 가장 쉽게 흔들 수 있다는 것입니다. 예를 들어, 오후에 스낵을 먹고 싶다면 크래커 몇 쪽을 먹거나 사과를 먹습니다. 또는 식사와 식사 사이의 활력이 떨어지면, 담배를 피우거나 커피 한 잔을 마십니다. 단백질과 지방을 미리 먹지 않고 이런 음식들을 섭취하면 혈당이 틀림없이 올라가며, 혈당 진동은 피할 수 없습니다. 그래서 과일이나 비스킷을 먹기 전에 고기나 달걀 같은 단백질과 기름을 조금 먹어야 합니다. 그리고 담배, 커피 또는 차는 뱃속의 단백질이 다 소화될 때까지 기다리지 말고, 식사 직후에 바로 먹는 것이 가장 바람직합니다.

당신은 물을 것입니다. 그러면 고기 대신 식물성 단백질을 땅콩이나 콩처럼 사용할 수 있을까요? 답은 꼭 그렇지 않습니다. 콩 같은 식물 단백질은 전분이 함유되어 있기 때문에, 전분과 함께 이미 설탕을 먹었습니다. 커피에 설탕이 들어가서 혈당이 요동치기 십상입니다. 견과류 식품으로 고기를 대체하는 것을 권장하지 않는 이유는 견과류에 들어있는 지방이 고기의 지방과 다르기 때문입니다. 견과류에는 불포화지방이 많은 반면에 고기에는 포화지방이 많습니다. 혈당 균형을 맞추기 위한 불포화 지방의 능력은 포화 지방만큼 강하지 않습니다. (배부르기 쉽고, 허기를 달래는 음식은 포화지방이 많습니다.) 그럼 커피와 차로 인해 자극되는 혈당의 상승을 막기 위해 도대체 무엇을 먹을 수 있을까요? 가장 바람직한 방법은 근치 진폭혈당 검사법으로 측정하면 됩니다. 더 이상 추측할 필요가 없죠.

▷ 확실히 근치진폭 혈당 측정법으로 자신에게 맞는 음식 조합을 알아본다

누군가 나에게 "나는 오랫동안 근치음식법을 해왔지만, 살이 전혀 빠지지 않았습니다"라고 말한다면, "오늘 아침에 어떻게 먹었어요?"라고 물을 것입니다. 그는 "나는 균형 있게 잘 먹었죠. 달걀 한 개와 옥수수 한 개" 그럼 나는 "옥수수는 설탕이 든 음식이고, 당신이 얼마나 먹을 수 있는지, 혈당을 재봤어요?"라고 물어봅니다. 대부분 재지 않았다고 대답합니다.

설탕을 전혀 먹지 않거나 자극제를 사용하지 않으면 재보지 않아도 문제가 없습니다. 그러나 단 음식이나 자극성 음식을 먹는 한, 달걀 한 개를 먹을 때 옥수수를 얼마나 먹을 수 있는지 잘 모릅니다. 두 덩어리 장조림 고기에 밥을 얼마나 먹을 수 있는지도 정확히 모릅니다. 소고기면에 면발을, 닭다리 도시락에 밥을, 얼마나 먹을 수 있는지 잘 모릅니다.

당신이 측정하지 않으면, 추측할 수밖에 없습니다. 잘못 맞히면 계속 잘못 먹게 될 것입니다. 그래서 확실히 진폭 혈당검사법으로 근본적으로 치료하는 것이 중요합니다(17~19쪽 참조).

▷ 설탕이 있는 음식이 뭔지 알아보기

모두들 단 음식에 설탕이 들어 있다는 것을 알고 있지만, 디저트가 아닌 음식에도 설탕이 많이 함유되어 있다는 사실을 알고 있는 사람들은 드뭅니다. 당 함량이 높은 식품으로는 빵,

국수, 쌀, 곡류 및 콩류가 포함됩니다. 이러한 음식들에 대한 가장 큰 오해는 만약 그것이 통밀이거나 오곡잡곡이라면 설탕이 없거나 매우 적게 들었을 거라고 생각하는 것입니다. 사실 이것은 잘못된 생각입니다.

다음은 한 시판 곡물 시리얼 음료 영양표시로, 성분은 콩, 오트밀, 현미, 율무, 메밀, 각종 견과류로 되어 있습니다.

영양표시

매봉 40그램
본포장 포함 15봉
매봉에 단백질 5그램
지방 1그램
탄수화물 29그램
식이 섬유 5그램

이것은 여분의 설탕이 첨가되지 않기 때문에 아주 좋은 곡물 시리얼 음료입니다. 우리는 40그램의 아침식사에 얼마나 많은 설탕이 들어 있는지 어떻게 계산할 수 있을까요? 매우 간단합니다. 왜냐하면 탄수화물=식품의 천연 설탕, 탄수화물−식이섬유=총 설탕의 양, 즉 29−5=24그램, 각설탕으로 환산할 경우, 4를 나누기, 즉 24÷4=6, 이런 아침 식사에는 최소 6개 각설탕 만큼의 당분이 함유되어 있습니다.

다른 브랜드의 오곡과 잡곡을 섞어 마시는 음료에는 설탕이 첨가되어 있는데, 영양 표시는 이렇습니다.

영양표시

매봉 40그램
본 포장은 15봉 함유
매봉 단백질 4그램
지방 2그램
탄수화물 34그램
식이 섬유 2그램
설탕 10그램

탄수화물−식이 섬유=총 설탕. 그것은 34−2=32그램, 32÷4=8, 이 아침식사의 당분함량은 8개의 각설탕입니다. 전체 곡물 또는 잡곡 식품은 가공 전분보다 설탕이 약간 적고 단백질이 조금 더 많이 있음을 알 수 있습니다.

또 다른 단 음식은 과일입니다. 우리는 줄곧 과당이 혈당에 영향을 미치지 않는다고 생각했는데, 사실 이것은 잘못된 생각입니다. 과당은 모두 간에 들어가야 간의 효소에 의해 분해될 수 있습니다.그러나 이것은 간이 분해된 후에도 여전히 설탕입니다. 말하자면, 이것 또한 혈당을 진동시킵니다. 바나나 1개는 이렇게 많은 설탕에 해당하므로 혈당이 어떻게 요동치는지 알 수 있습니다.

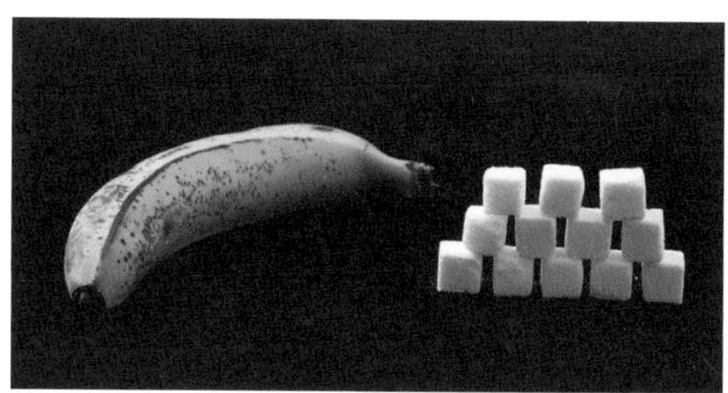

105 g 바나나 한 개의 설탕 함유량
=12개의 각설탕(작가 제공)

또한 간에서 과당을 분해하는 효소는 제한적이므로 초과량의 과일은 실제로 간을 많이 손상시킵니다.(8)

또 다른 종류의 고당류 음식인 고구마와 감자 같은 뿌리채소의 경우 대부분의 사람들은 설탕이 없다고 생각합니다. 나도 영양의학을 배우기 전에, 이런 실수를 했습니다. 저희 어머니가 당뇨병 진단을 받았을 때의 일로 당황했던 기억입니다. 딸아이가 저녁식사 전에 가장 즐겨 먹었던 과자는 초콜릿 과자였는데, 나는 그날 서둘러 그 과자를 뺏으며 말했습니다. "우리 집에 당뇨병 유전자가 있으니 넌 지금부터 초콜릿 과자를 더 먹으면 안 돼. 자, 감자칩을 먹어라, 짠 맛이야." 당시에는 비스킷 케이크가 아닌 디저트라면 설탕이 없을 줄 알았습니다.

사실, 뿌리 음식은 당분이 높습니다. 예를 들어, 고구마 한 개에는 많은 각설탕에 해당하는 당분이 함유되어 있습니다.

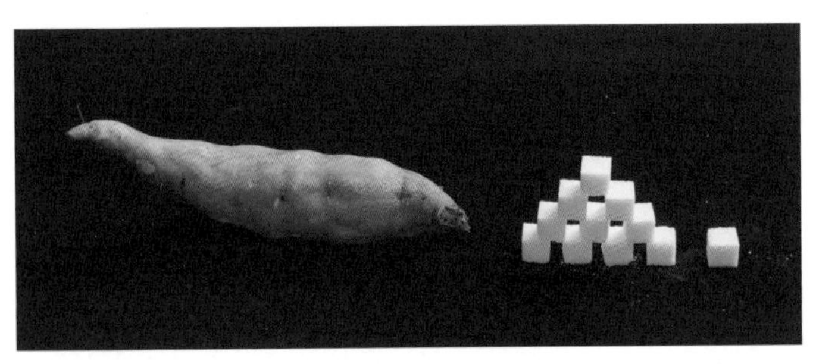

222 g의 고구마 한 개의 설탕 함량
=11개의 각설탕(작가 제공)

사람들은 종종 저에게 질문합니다. "설탕이 많은 뿌리 음식은 무엇입니까?" 그것은 간단합니다. 슈퍼마켓에 가보세요. 가루로 만들 수 있고, 전분을 풀어 넣어 걸쭉하게 할 수 있는 것은 모두 고당류 음식입니다. 예를 들어, 슈퍼마켓에서 찾을 수 있는 고구마 가루, 옥수수 가루, 토란 가루, 감자 가루 등은 모두 고당류 뿌리 음식입니다(깻가루, 땅콩 가루, 아몬드 가루, 코코넛 가루는 종자류이고 걸쭉하게 할 수 없어서 포함되지 않습니다).

따라서 고구마, 토란, 옥수수, 오곡 잡곡 같은 천연 식품이 케이크나 비스킷보다 영양가도 높지만, 당분도 매우 높은 음식입니다. 단독으로 먹는다면 혈당을 자극할 것이므로 섭취량을 조절해야 합니다. 한 끼 식사에서 이미 이런 천연 전분을 먹었다면 직접 전분 양으로 계산해야 합니다. 그러나 아직 가루를 만들지 않은 원형 뿌리줄기 음식은 섬유질이 많고 영양이 풍부하기 때문에 정교한 전분(빵, 찐빵, 국수 등)보다 이상적인 선택입니다.

3 해독

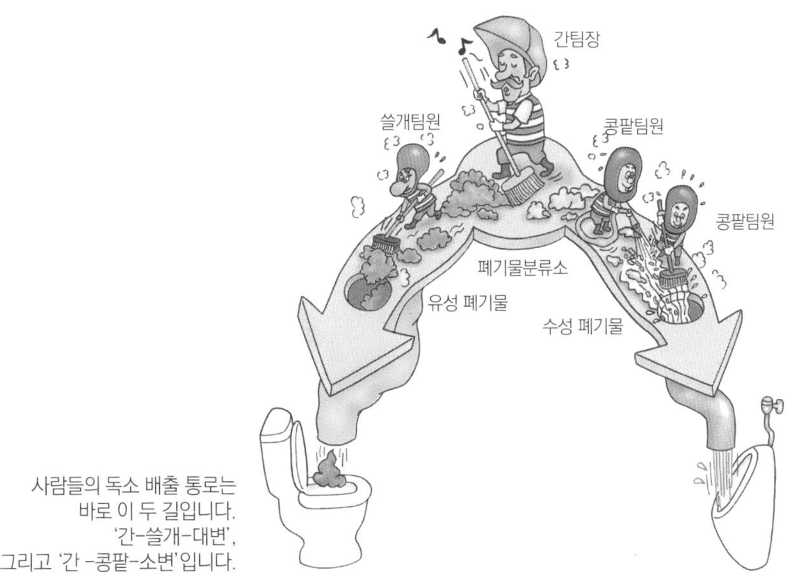

사람들의 독소 배출 통로는
바로 이 두 길입니다.
'간-쓸개-대변',
그리고 '간 -콩팥-소변'입니다.

해독이 매우 중요하다는 것은 누구나 알고 있지만 해독 파이프 라인이 무엇인지 아는 사람은 별로 없습니다. 해독이라는 부서는 신체의 청소 업무를 전문적으로 관장하며, 청소 인원이 두 그룹으로 나누어져 있는데, 그들의 팀장이 바로 간입니다. 간 팀장은 독을 받았는데 몸에 쓰고 남은 노폐물을 간에서 분류하여 팀장이 쓸개와 콩팥에 각각 다른 종류의 노폐물을 맡기는 것입니다.

유성 폐기물은 쓸개가 청소를 맡고 수성 폐기물은 콩팥이 청소를 담당합니다. 쓸개가 유성 폐기물을 쓸어낸 후에 대변으로 그것들을 체외로 운반하며, 콩팥이 수성 폐기물을 쓸어낸 후에 소변으로 그것들을 체외로 운반합니다.

우리의 식습관이 해독에 미치는 영향

▷ 정제 전분은 너무 많이 먹으면, 대변이 끈적끈적해진다

밀가루에 물을 더하면 오른쪽 그림과 같은 끈적끈적한 상태가 됩니다. 밀가루, 곡분, 쌀가루, 녹두가루 등 정교한 전분을 너무 많이 먹으면 평소 끈적거리지 않던 대변이 사진처럼 끈적끈적해져 화장지를 여러 장 써야 깨끗하게 닦여집니다. 그래서 정교한 전분을 너무 많이 먹으면 끈적끈적한 대변이 창자를 거쳐 꿈틀거려서 나오기 어려워 숙변을 형성하기 때문에 변비에 잘 걸립니다.

대변이 막혀 나올 수 없을 때, 기름기 폐기물 제거 전담 팀의 교통 체증이 심각해질 것입니다. 이제 이 중요한 '간-쓸개-대변' 디톡스 파이프 라인(해독관)이 마비될 겁니다.

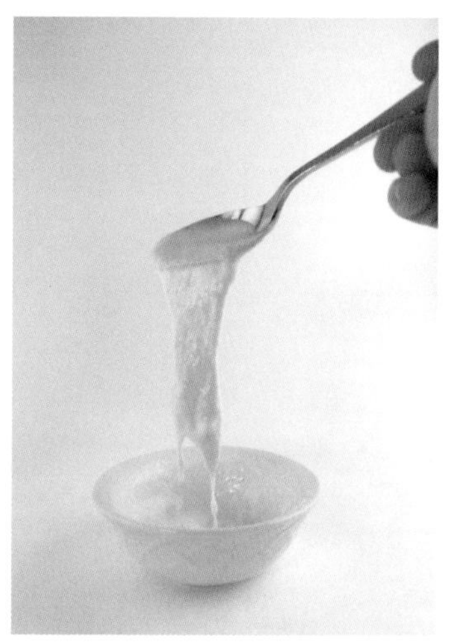

밀가루는 물에 닿자마자 이렇게 끈끈해집니다. 생각해보세요, 당신이 정제 전분을 많이 먹었을 때, 대변도 이렇게 끈끈하지 않을까요? (작가 제공)

▷ 기름을 먹지 않거나 요리 기름을 잘못 사용하면, 쓸개가 막힌다

우리의 '쓸개즙'은 콜레스테롤로 만들어진 것이며, 유성 폐기물은 모두 쓸개 팀이 청소하고 있습니다. 우리가 충분한 기름을 먹지 않으면 쓸개즙이 부족해질 것입니다. 쓸개즙이 충분하지 않으면 '간-쓸개-대변' 해독 파이프 라인이 마비될 겁니다.

콜레스테롤은 반세기 가까이 심혈관을 막는다는 누명을 썼기 때문에, 모두가 동물 기름이나 포화 지방산이 높은 기름을 먹지도 못하고, 많은 사람들이 요리를 하는데 식물성 기름을 사용했습니다. 사실 동물성기름(돼지 기름, 닭 기름, 오리 기름, 거위 기름, 양 기름, 소 기름) 또는 코코넛 오일, 버터와 같은 지방산이 많은 오일은 산소, 열, 빛에 가장 강한 오일입니다.

그래서 예전에는 할머니가 돼지기름을 뜨거운 냄비 옆에 놓아 요리를 편리하게 했는데, 이런 종류의 기름은 상하지도 않고 고온에서 뜨겁게 볶기에 가장 적합한 기름이었습니다. 올리브유, 동백기름, 참기름과 같은 기름에는 단일 불포화 지방산이 풍부하지만 빛, 열과 산소에 덜 약하기 때문에 압착해 짜낸 후 어두운 병에 넣으면 저장할 수 있습니다.

그러나 이러한 유형의 오일은 여전히 열에 약하기 때문에 고온 요리에 권장되지 않습니

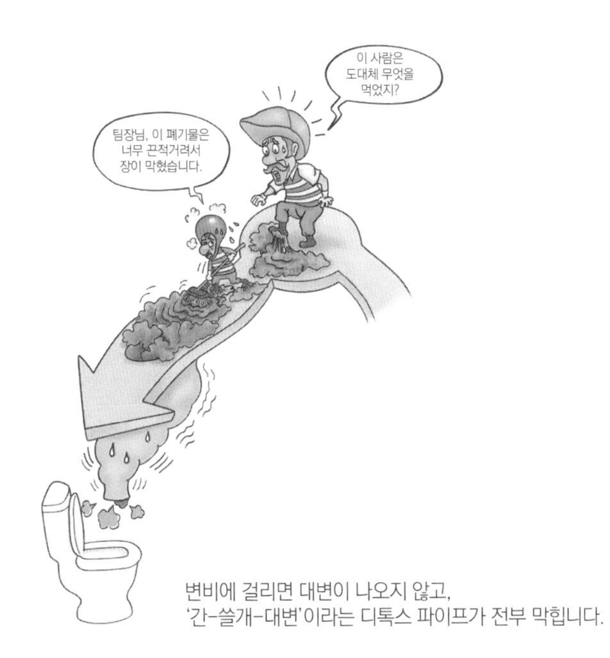

이 사람은
도대체 무엇을
먹었지?
팀장님, 이 폐기물은
너무 끈적거려서
장이 막혔습니다.
변비에 걸리면 대변이 나오지 않고,
'간-쓸개-대변'이라는 디톡스 파이프가 전부 막힙니다.

다. 압착해 짜낸 올리브 오일을 뜨거운 냄비에 넣는 것은 모순되지 않을까요?

이런 종류의 기름은 뜨겁게 볶아서는 안 되며, 무침이나 저온에서 볶는데 사용될 수 있습니다. 고온으로 볶으려면 예를 들어 마유계(참기름닭고기볶음, 麻油鷄)를 만들려면 돼지 기름, 닭 기름을 조금 넣고 다시 참기름을 넣어야 하는데, 이렇게 하면 단일 불포화지방이 포화지방에 잘 보호되고 열에 약해지지 않습니다.

시중에서 흔히 볼 수 있는 해바라기 씨 오일, 포도 씨 오일, 샐러드 오일, 옥수수 오일 등 다양한 불포화 지방을 함유하고 있는 오일은 산소, 빛, 열에 매우 약합니다. 따라서 대부분 씨를 까거나 껍질을 벗기면 금방 상합니다. 생각해 보세요, 해바라기 씨는 탁자 위에 2주 정도 놓아두면 상하고, 그 썩은 맛이 바로 기름 냄새입니다. 어떻게 그 해바라기 씨 기름을 몇 달 동안 사용할 수 있을까요?

정유할 때에 이미 썩은 기름을 12번의 절차를 거쳐 화학적 탈취와 표백의 작업을 해야 기름이 상한 냄새가 나지 않습니다. 이런 기름은 이미 더 이상 원래의 모습이 아닙니다. 그것들은 가공 기름으로 선반에 오를 때는 이미 상한 것입니다.

이런 가공유로 요리를 하는 것을 추천하지 않습니다. 이 기름을 먹고 싶다면, 직접 씨앗을 먹는 것이 가장 좋습니다. 예를 들어 해바라기 씨 오일을 먹으려면 해바라기 씨를 직접 먹는 것이 좋습니다.

기름을 올바르게 사용하여 요리할 때 후드는 청소가 잘 되고, 그 기름때는 따뜻한 걸레로 문

지르면 빠집니다. 그러나 오일을 잘못 사용해서 요리를 하면, 후드는 매우 끈적거릴 것이고, 세정제를 뿌려서 세게 닦아야 지울 수 있습니다. 쓸개즙은 기름으로 만들어지기 때문에 우리가 어떤 기름을 먹느냐에 따라 쓸개즙은 그 모습으로 나타납니다.

쓸개즙
기름을
잘못 먹어서 쓸개즙
이 매우 걸쭉해
폐기물을 처리할
방법이 전혀 없군

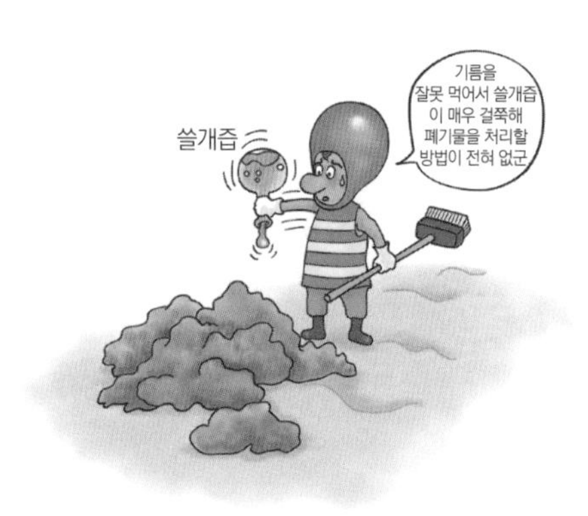

우리가 오일을 잘못 사용해서 요리를 할 때,
쓸개가 막히면, '간-쓸개-대변'이라는
이 모든 디톡스 파이프는 통하지 않을 것입니다.

맞는 기름으로 요리를 한다면 쓸개즙은 희석되고 쉽게 흐르게 될 것이며, 쓸개 안에 잘 막히지 않고, 쓸개의 병변이 생기지 않습니다. 기름을 잘못 사용한다면, 쓸개즙이 마치 후드의 기름때처럼 되어 진하게 될 것이고, 쓸개즙이 진해지면 쓸개가 막힐 겁니다. 쓸개즙은 간에서 만들어지기 때문에 쓸개가 막히면 간도 별로 좋지 않아요. 쓸개와 간이 막히면, 이 중요한 해독 파이프 라인이 막히고 유성 폐기물을 쓸어낼 수 없습니다.

▷ 물을 충분히 마시지 않고 이뇨 음료를 너무 많이 마시면 탈수가 일어날 것이다

차, 커피는 모두 이뇨 음료이기 때문에 마시면 오줌을 누고 싶어집니다. 그 외에 알코올도 강력한 이뇨 음료입니다. 숙취로 두통이 생기는 것도 탈수로 인해 뇌에 산소 공급이 부족해져 신경이 아프기 때문입니다. 따라서 이뇨 음료를 너무 많이 마시면 탈수되기 쉽습니다. 물을 충분히 마시지 못하고 이뇨 음료를 너무 많이 마시면 반드시 탈수됩니다. 탈수는 몸 안에 물이 충분하지 않음을 의미하며, 이때는 물을 내보내지 못합니다. 물이 나오지 않으면, 수성 폐기물은 운반될 수 없고, '간-콩팥-소변'의 디톡스 파이프가 꽉 막힙니다.

우리는 쓸개, 콩팥 두 개 청소팀이 일을 제대로 하지 못하면 폐기물은 빠져나올 수 없음을 알 수 있습니다. 이 때, 간은 예비용 해독 파이프 라인을 불러올 수밖에 없습니다. 그것은 바로 피부입니다. 피부는 우리의 세 번째 배설 기관이며, 유분과 수성 폐기물을 동시에 배출할 수 있습니다.

수성 폐기물은 땀으로 운반된 것인데, 이것이 땀과 오줌의 성분과 아주 흡사합니다. 지성 폐기물은 그것이 터지고 짜낼 때 피부에서 튀어나옵니다. '간-쓸개', '간-콩팥' 두 해독 파이프라인이 막히면, 그 사람은 가만히 앉아 있기만 해도 땀이 비 오듯 하거나, 거의 땀을 흘리지 않을 수 있습니다. 혹은 그 사람이 이미 50대가 되었어도 아직 성인 여드름이 날 수도 있습니다.

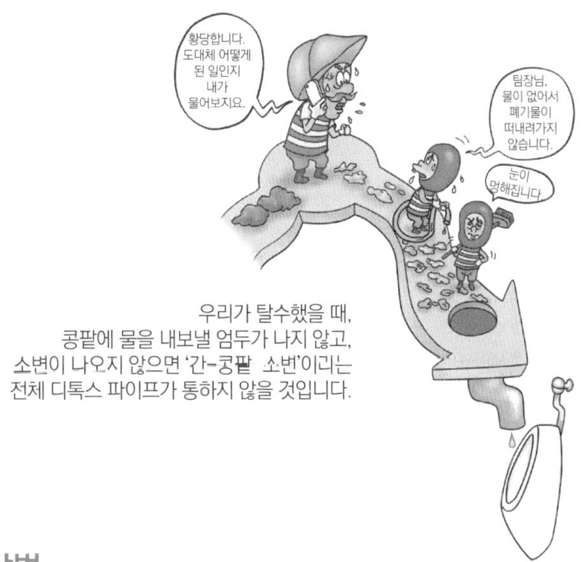

우리가 탈수했을 때,
콩팥에 물을 내보낼 엄두가 나지 않고,
소변이 나오지 않으면 '간-콩팥-소변'이라는
전체 디톡스 파이프가 통하지 않을 것입니다.

원활한 해독을 확보하는 방법

▷ 정제 정분은 적당히 섭취해야 한다

정제분을 너무 많이 먹지 않았는지 쉽게 발견할 수 있습니다. 대변이 끈적끈적하고 잘 닦이지 않으면 과다 섭취한 겁니다. 비정제분은 섬유질이 많아서 대변이 잘 나와 엉덩이에 전혀 붙지 않고 화장지로 닦으면 약간의 똥만 묻어나올 뿐입니다. 대변이 잘 통하면 독소 배출 부서의 절반이 제대로 작동합니다.

▷ 이뇨제 음료는 적당해야 하며, 물은 충분히 마셔야 한다

우리가 물을 충분히 마셨을 때, 소변이 배설될 수 있고, 이 나머지 절반의 디톡스 부서도

건강 Tips

'간-쓸개-대변', '간-콩팥-소변' 디톡스 파이프가 막혀 있는지 어떻게 검사합니까?

만약 어떤 사람이 변비가 있다면, 그의 '간-쓸개-대변'이라는 디톡스 파이프는 반드시 막힙니다. 호르몬 불균형 증세를 보이거나 여드름이 나거나, 여성은 생리 기간에 가슴이 붓고 자궁의 증식, 난소 낭종, 전립선 비대증이 있으면, '간-쓸개-대변'이라는 독소 배출 파이프가 이미 막힌 것입니다.

가만히 앉아서도 땀을 너무 많이 흘리거나 땀 냄새가 심하거나 땀이 잘 나지 않으면, '간-콩팥-소변' 해독 파이프 라인이 막힌 것입니다.

정상적으로 작동합니다(「자신이 탈수되고 있는지 아닌지를 관찰하세요」 20~21쪽 참조).

▷ 충분한 수면

간은 해독 부서의 팀장이기 때문에, 여기서 막히면 모든 해독 부서는 성과가 없습니다. 간 팀장의 출근시간은 오후 11시부터 오전 3시까지인데 이때 출근하는 이유는, 수면 중에는 에너지가 전신으로부터 해독 부서에 조달하여 사용될 수 있었기 때문에 해독 부서는 모두 야근을 합니다.

그런데 그때 우리가 밤새 잠을 자지 않아 해독 부서의 에너지가 부족하면 간 팀장이 출근을 못하고 해독 부서는 문을 열지 못합니다. 잠이 부족한 사람에게 항상 다크써클이 생기는 이유는 바로 간이 독소를 배출하지 못하고 눈 아래 피부가 얇아서 나타나는 것입니다. 이것은 잠을 덜 자는 사람에게 항상 얼굴 가득 여드름이 생기는 원인입니다. 그래서 독소를 잘 배출하려면, 일찍 자고 일찍 일어나는 습관을 기르는 것이 관건입니다!

건강 Tips

하루에 대변과 소변을 몇 번 봐야 정상입니까? 일정한 시간에 봐야 정상입니까?

아무 곳에서나 쪼그려 앉아 대변을 볼 수 있었던 옛날 사람들은 서두를 필요가 없었습니다. 음식도 전부 원형으로 먹었으며, 기름의 양을 일부러 조정하지 않아도 한 끼를 먹고 한 번 대변을 보았습니다. 식사 후 마다 나온 대변은 바로 전 식사의 소화가 끝난 음식물입니다.

하지만 현대인의 삶은 숨 가쁘게 돌아갑니다. 게다가 변기가 대변을 자극시킬 수 없게 설계되어 있습니다(쪼그려 앉는 식이 아닙니다). 그래서 모든 사람들은 끼니마다 대변을 볼 수 없지만 현대 생활에서도 하루에 한번은 배변을 해야 정상적인 배변이라고 할 수 있습니다. 매일 한 번씩 배변이 없다면 변비라고 간주됩니다. 사람은 변비에 걸리면, 지성 폐기물을 노폐물과 함께 몸 밖으로 배출할 수 없습니다. 독소 배출이 잘 안 되면 질병이 생기기 쉽습니다.

배변 시간은 일정할 필요가 없습니다. 하지만 매일 한 번 변을 보면 보통 같은 시간으로 생활 리듬, 먹는 양, 축적된 양과 관계가 있을 수 있습니다. 그러나 대원칙은 하루에 적어도 한 번은 대변을 봐야 한다는 것입니다.

배뇨 횟수는 전적으로 마시는 물의 양에 달려 있습니다. 물을 많이 마시면 소변을 많이 누고, 물을 적게 마시면 소변을 적게 눕니다. 배뇨 횟수는 그다지 중요하지 않고, 소변 색깔을 보는 것이 더 중요합니다. 소변의 색은 무색이나 옅은 노락색이어야 합니다. 만약 짙은 노란색이면 당신이 탈수증을 일으켰음을 나타낸 것입니다. 이것은 충분한 양의 물을 마시지 않았기 때문이며 마시는 물의 양을 늘려야 합니다(21쪽 참조).

4 호르몬

호르몬은 내분비 계통의 부서에 속해 있으며, 어떤 기관에게 특별한 일을 하도록 편지를 보내는 일을 전담합니다. 그것은 매우 복잡해 보이나 사실은 전혀 복잡하지 않습니다.

내분비 계통의 이 부문에서 가장 중요한 구조는 축선이며, 호르몬 메신저는 바로 이 축선들을 달리는 것으로, 약간 노선이 다른 지하철과 비슷합니다. 이 부서에는 많은 축들이 있습니다. 예를 들어, '시상하부–뇌하수체 – 부신' 축 또는 '시상하부–뇌하수체 – 갑상선' 축 또는 '시상하부–뇌하수체 – 성선' 축이 있습니다.

만약 우리가 이 축들을 함께 두면, 지하철 같은 한 정거장을 중심으로 하여 바깥쪽으로 방사하는 그림을 그릴 수 있습니다.

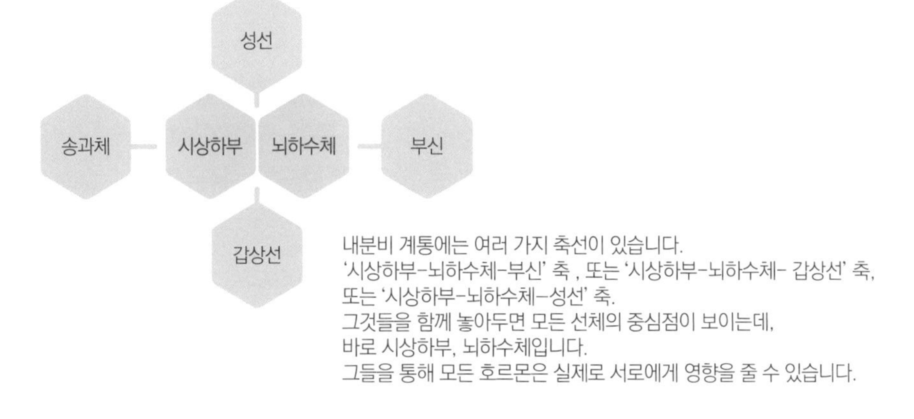

내분비 계통에는 여러 가지 축선이 있습니다.
'시상하부–뇌하수체–부신' 축 , 또는 '시상하부–뇌하수체– 갑상선' 축,
또는 '시상하부–뇌하수체–성선' 축.
그것들을 함께 놓아두면 모든 선체의 중심점이 보이는데,
바로 시상하부, 뇌하수체입니다.
그들을 통해 모든 호르몬은 실제로 서로에게 영향을 줄 수 있습니다.

중심역은 시상하부, 뇌하수체이며, 선들이 모두 거기에서 교차한 것이 보입니다. 왜 거기서 모이나요? 그것은 다른 종류의 호르몬 메신저가 모두 그곳에 가서 회의를 하기 때문입니다.

회의할 때 서로 노트를 대조하는데, 예를 들어, 갑상선이 부신과 만나서 이렇게 말합니다. '최근에 너는 그렇게 높아졌니? 좋아, 내가 여기서 낮추마' 이 일을 하려고 하는 주요 원인은, 모든 부서가 반드시 균형이 되어야 하기 때문입니다. 만약 변화가 많지 않고, 기한이 길지 않다면, 서로 덜어주고 보태주는 조정 방식으로 바로 균형을 이룰 수 있을 것입니다.

전 페이지의 축 차트에서 볼 수 있듯이, 만약 어떤 선이 폐쇄되면 다른 호르몬 메신저의 운행에 차질을 빚을 수 있습니다. 이 축들 중 가장 유명한 것은 '시상하부-뇌하수체-부신' 축(HPA)입니다. 주된 이유는 부신이 너무 많은 부서에 참여하고 있다는 것입니다. 예를 들어 혈당 조절, 미네랄의 거취, 감정의 기복 등이 있습니다.

특히 주의해야 할 것은 잘못 먹어서 혈당이 흔들리게 되면, 그 결과는 바로 부신에 상처를 입게 된다는 것입니다.

부신이 문제가 되면 '시상하부- 뇌하수체-부신'이 모두 망가질 것이며, 내분비계통은 모두 따라서 어지러워지게 됩니다.

호르몬 불균형은 바로 내분비의 불균형으로 내분비의 불균형이 생기면 당뇨병과 갑상선, 성장속도 문제, 골질 문제, 체중 문제, 출산 문제, 여성병 문제, 남성 전립선이나 성기능 문제, 신경 문제 등이 생길 수 있습니다.

우리의 식습관이 호르몬에 대한 영향

▷ 충분한 영양을 섭취해야 호르몬을 만들 수 있다

호르몬 메신저가 만들어진 것은 음식의 영양에 의존한 것입니다. 종류가 다른 호르몬은 각자의 시조 원료가 다릅니다. 그런데 공통점이 있는 것은 바로 신체가 마술사가 아니라는 것입니다. 우리가 이런 원로들을 먹지 않으면 만들어질 수 없습니다. 호르몬 메신저의 시조 원료에는 필수 지방산, 단백질, 콜레스테롤 등이 포함됩니다.

▷ 필수 지방산과 콜레스테롤은 호르몬의 중요한 원료이다

필수 지방산은 오메가 3, 오메가 6과 같은 것들입니다. 오메가 6는 다양한 견과류에서 얻을 수 있습니다. 오메가 3는 간유, 연유, 아마씨드오일에서만 얻을 수 있을 것으로 알고 있으나 사실, 세계에서 푸른 식물을 먹는 모든 동물들은 오메가 3를 생산할 수 있는 능력을 가지고 있습니다. 소, 양, 해초류를 먹는 물고기, 말 토끼 및 사슴은 모두 녹색 식물을 먹는 동물들입니다.

콜레스테롤이라는 시조원료에 대한 흔한 문제는 우리가 많이 먹지 못한다는 것입니다.

콜레스테롤이 반세기 가까이 누명을 쓰고 있고 다들 공포에 떨었고 그것을 멀리 피하지만, 아래 사진에서 보듯 콜레스테롤은 이처럼 많은 호르몬의 가장 원천적인 원료입니다.

우리는 이 호르몬에서 에스트론, 에스트리올, 에스트라디올을 찾을 수 있습니다. 그들은 바로 여성 호르몬입니다. 우리는 남성 호르몬도 찾을 수 있습니다. 콜레스테롤 섭취가 불충분하면 남성 호르몬과 여성 호르몬 모두에 문제가 생깁니다.

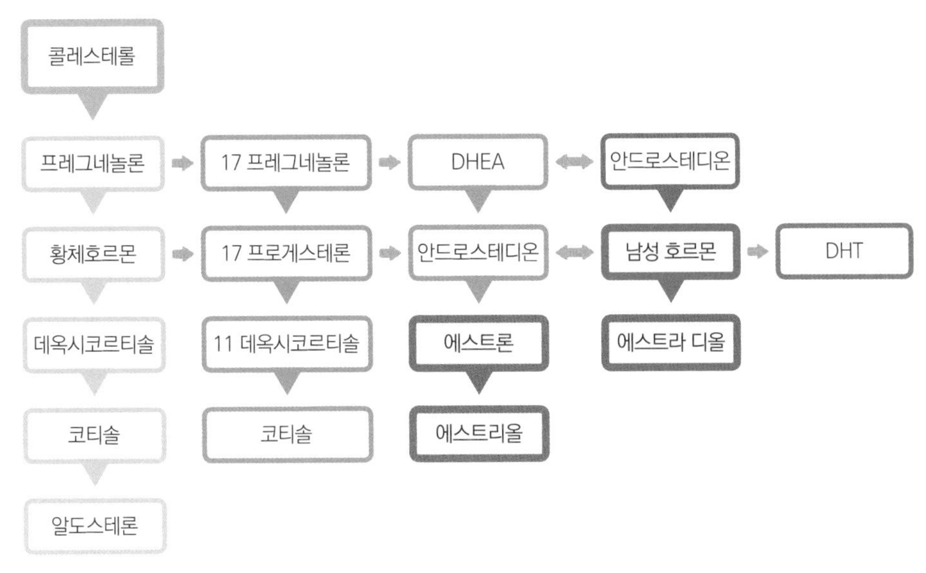

호르몬 연계 과정을 보면 남성과 여성 호르몬(에스트론, 에스트리올 및 에스트라디올)의 시조원료는 모두 콜레스테롤입니다.

호르몬의 균형을 확보하는 방법

▷ 호르몬의 제조 원료를 먹는다

호르몬은 신체가 만들어지는 것이 아니라 신체가 합성한 것입니다. 합성 원료는 음식으로부터의 영양소입니다. 따라서 호르몬을 충분히 얻으려면, 영양가 있는 음식을 충분히 먹어야 합니다. 매일 죽을 먹거나 커피와 과일에 의존하여 정신과 에너지를 지원하는 것만으로는 절대적으로 부족합니다. 호르몬의 원료는 지방과 단백질이 포함되어 있으므로 지방과 단백질이 풍부한 음식을 균형 있게 섭취해야 합니다. 그래야 몸에 호르몬을 합성하는 원료가 존재할 수 있습니다.

▷ 소화 기능이 잘 작동하도록 확보한다

호르몬의 원료로는 유지류와 단백질류가 있습니다. 소화에 문제가 있다면, 이 원료들은 완전히 분해될 수 없고 흡수할 수 없습니다. 예를 들어 단백질은 위산에 의해 분해됩니다. 그러나 위산이 부족한 사람은 설령 그가 단백질을 많이 먹었다고 해도 단백질을 충분히 얻을 수 있는 것은 아닙니다.

왜냐하면 그는 그것을 흡수하지 못할 수도 있기 때문입니다. 또는 필수 지방산과 콜레스테롤은 모두 유지류의 것이지만, 만약 쓸개즙이 나오지 않거나 충분하지 않다면 이 아름다운 유지류를 먹어도 흡수할 수 없습니다(42쪽 참조).

따라서 호르몬에 문제가 있다면 지방과 단백질을 먹었는지 검사하는 것 외에도 소화 장애가 있는지 확인해야 합니다(27~30쪽 참조).

▷ 혈당을 안정시킨다

혈당이 흔들리면 부신 선생이 다치고, 부신 선생이 다치면 시상하부, 뇌하수체를 함께 무너뜨리는데, 그들이 무너지면 내분비 계통 전체에 문제가 생겨 호르몬 불균형이 생깁니다. 따라서 내분비 계통의 질병을 예방하려면 우선 혈당을 안정시키는 것이 급선무입니다. 혈당이 더 이상 요동치지 않을 때, 부신 선생은 혈당을 계속 세게 들어올리지 않을 것입니다. 그는 다치지 않고, 시상하부, 뇌하수체에 연루되지 않고, 내분비계 전체가 안정될 수 있으며, 호르몬은 균형을 잃지 않습니다(혈당 안정화 방법은 37~38쪽 참조).

▷ 완화한 디톡스파이프 라인을 확보한다

사용이 완료된 호르몬은 간에서 분해되기 때문에, 기름이 있는 부분은 '쓸개-대변'에서 빠져나가고, 물이 있는 부분은 '콩팥-소변'에서 빠져나갑니다. 따라서 이 두 가지 주요 해독 파이프 라인이 막히면 호르몬이 빠져 나갈 수가 없을 것입니다. 호르몬이 빠져나가지 못하면 체내에 축적되어 불균형을 일으킵니다. 호르몬이 균형을 잃으면, 원래 그 작용하던 부위에 염증, 증상, 낭종을 유발하여 병이 날 수 있습니다.

특히 주의해야 할 것은, 일반적으로 '간-쓸개-대변'이라는 독소 배출 파이프가 정체에서 원활한 소통으로 전환될 때 사람의 대변은 먼저 녹색으로 변합니다. '간-콩팥-소변'이라는 독소 배출관의 정체가 원활한 통로로 바뀔 때 사람의 소변은 이상한 냄새가 날 수 있으며, 화학 냄새나 지독한 냄새가 납니다. 이런 상황이 생기면 독소 배출 파이프가 마침내 뚫렸다는 것을 나타냅니다. 확실하지 않으면 의사의 진찰을 받으십시오.

▷ 자신이 사용하는 제품에 대해 호르몬 함유 여부를 알아보기

대부분의 피부 관리 제품과 화장품은 첨가되는 호르몬을 표시해야 하는 규정이 없기 때문에 많은 사람들이 호르몬이 함유된 화장품이나 피부 관리 제품을 오랫동안 사용하다가 몸에 흡수되면서 호르몬 불균형이 생기는 경우도 많습니다.

또 다른 나의 환자에서 호르몬이 검출된 제품은 달걀 흰자 가루입니다. 특히 피트니스족에게 파는 달걀 흰자 가루는 호르몬이 잘 섞이고, 장기간의 섭취를 의식하지 못하는 소비자는 심각한 호르몬 불균형을 일으킬 수 있습니다.

DHEA를 복용하지 않았는데, 타액 검사를 받고 DHEA가 너무 높다는 것으로 나타나면, 당신은 호르몬이 첨가된 제품을 사용했을 확률이 매우 높은 것입니다. 어떤 제품이 문제가 되는지 정확히 알아내고 완전히 제거해야 합니다.

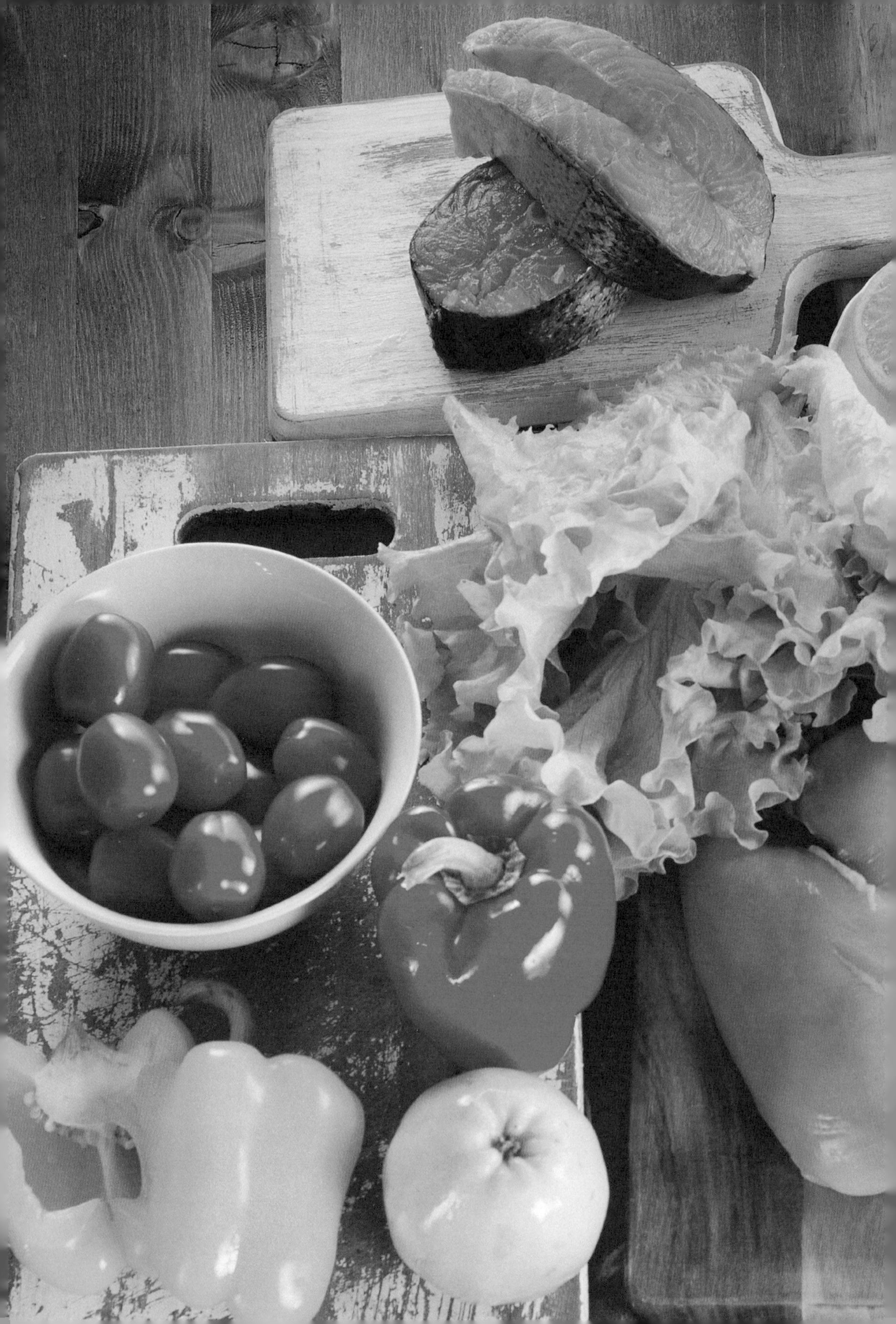

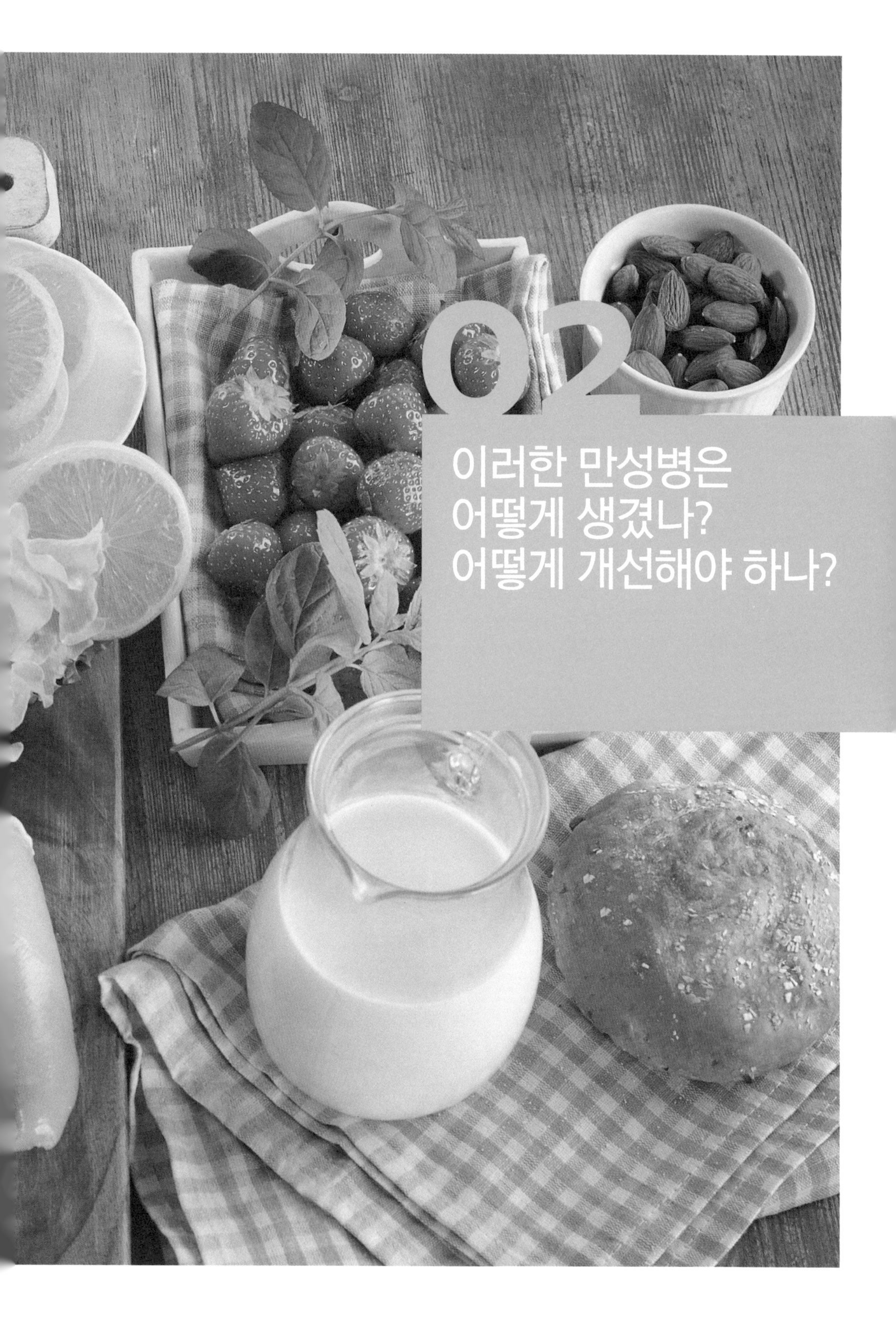

02 이러한 만성병은 어떻게 생겼나? 어떻게 개선해야 하나?

“중노년기에 접어들면서 소화, 혈당, 해독, 호르몬이라는
'4대 천왕'의 태반을 반세기 넘게 우리가 남용해왔습니다.
여러 해 동안 잘못된 음식 조합과 식사를 할 때 긴장을 풀지 못하고
서두르기 때문에 소화 시스템은 종종 문제가 생겼습니다.
혈당은 역시 다년간 잘못된 음식 조합 때문에 일찍이 건강에
영향을 미치는 결과까지 뒤흔들었습니다.
한편, 골고루 먹지 않는 잘못된 식습관 때문에
호르몬 불균형이 생기기 시작했습니다.
게다가 우리는 잘못된 요리용 기름을 사용하도록 교육받았고,
장기적인 수분 섭취 부족으로 인해
디톡스 파이프 라인이 벌써부터 막혀 있습니다.
4대 천왕이 제대로 보살펴 주지 않았을 때, 나이 든 사람의 신진대사가
느려지기 시작한 후, 문제가 생겨 점차 확대, 악화되면
질병이 나타나기 시작합니다. 사대 천왕이 망가진 것은
대부분 잘못된 음식을 많이 먹거나 좋은 음식을 먹지 못하기 때문입니다.
제대로만 먹을 수 있다면 4대 천왕은 기능을 회복할 수 있을 것입니다.”

1 너무 뚱뚱하다/너무 마르다

혈당이 오랫동안 흔들리면서 췌장 아가씨와 부신 선생이 모두 부상을 입었습니다(36쪽 참조). 어떤 사람은 췌장 아가씨가 부신 선생보다 빨리 상처를 입었고, 어떤 사람은 부신 선생이 췌장 아가씨보다 빨리 상처를 입었습니다.

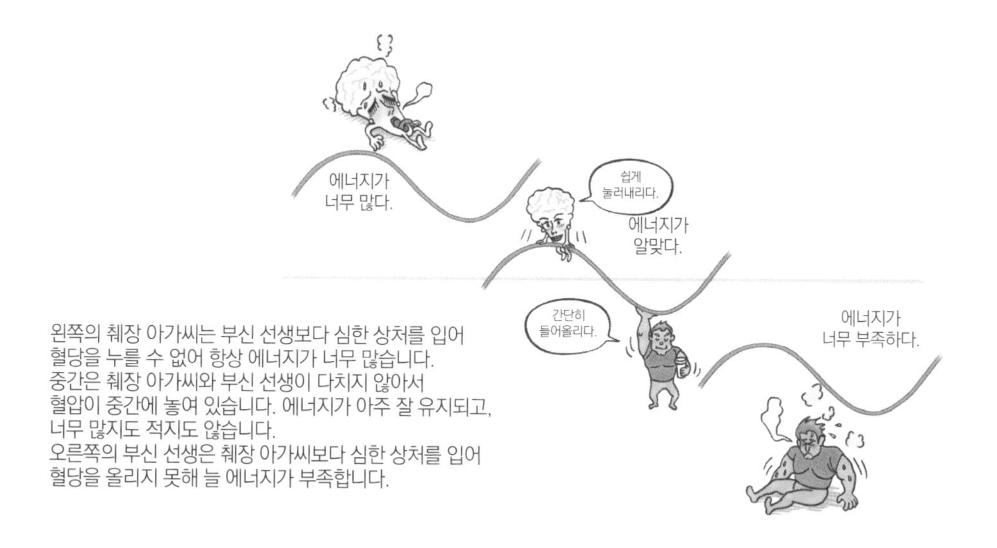

췌장 아가씨가 많이 다쳤을 때는 혈당이 빠르게 상승해도 누를 수 없습니다. 혈당=에너지. 만일 우리의 에너지가 너무 많으면 간은 여분의 에너지를 지방으로 만들고, 완성된 지방을 간 옆에 두는데 이것이 바로 지방간입니다. 간의 옆을 가득 채우면 배에다 넣기 시작합니다. 이때 맥주배가 생깁니다. 배가 가득 차면, 엉덩이와 허벅지 쪽으로 넣습니다. 이 사람은 숨 쉬는 것조차 살이 찐다고 느낄 수 있을 뿐만 아니라, 배와 엉덩이도 살이 빠지지 않습니다.

만약 부신이 비교적 깊은 상처를 입었다면, 혈당이 급격히 떨어져도 부신 선생의 힘이 세지 않아, 혈당을 들어 올릴 수 없습니다. 이럴 때는 에너지가 계속 부족해서 몸이 원래 가지고 있던 지방을 꺼내 태워 버릴뿐더러 근육도 가져다 태워버립니다. 이 사람은 어떻게 먹어도 살이 찌지 않습니다.

그러므로 우리의 체중이 도대체 어디에 떨어졌는가는 전적으로 부신 선생과 췌장 아가씨의 씨름의 결과를 봐야 합니다. 한 사람이 내리누르고, 한 사람이 들어 올리면 최종 결과로 혈당 평균이 어느 선에 떨어졌는가를 결정짓습니다. 췌장 아가씨가 이긴다면 우리의 혈당 평균은 비교적 낮게 떨어질 것입니다.

혈당라인=에너지라인, 즉 에너지는 항상 거의 없으며 신체는 빨리 지방과 근육을 꺼내 에너지로 태워야만 합니다. 이 사람은 결코 지방이나 근육을 키울 수 없습니다.

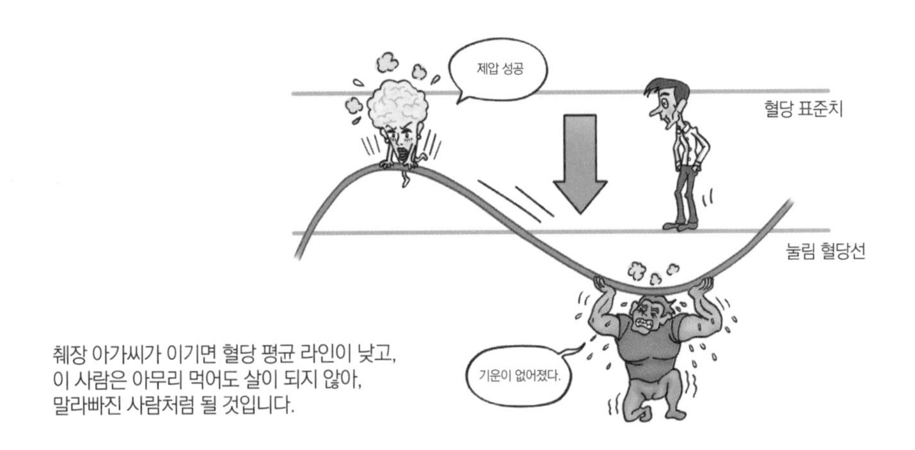

췌장 아가씨가 이기면 혈당 평균 라인이 낮고,
이 사람은 아무리 먹어도 살이 되지 않아,
말라빠진 사람처럼 될 것입니다.

그러나 반대로, 부신이 이기면 혈당 평균선이 높게 올라가고 혈당 평균이 항상 높아 에너지 과잉을 나타냅니다. 그런데 반대로 부신 선생이 이기면, 그 혈당의 평균 라인을 높이 들어 올리고, 혈당 평균치가 항상 높아 과다한 에너지를 나타냅니다. 이때, 몸은 할 수 없이 빨리 과도한 에너지를 지방으로 저장해야 해서 이 사람은 늘 지방을 떨쳐 버리지 못합니다.

나이가 든 사람은 수척해지기 시작합니다. 생활이 힘들고 스트레스가 쌓이며, 장기간 음식을 고르게 섭취하지 못하기 때문에 부신 선생을 모두 소모시킬 수 있습니다. 원기의 근본

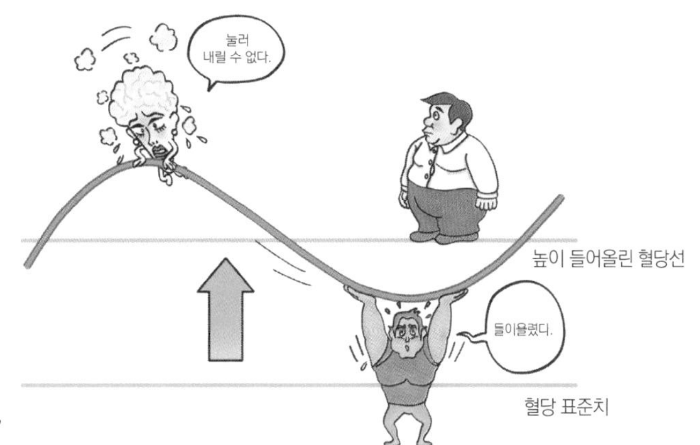

부신 선생이 이기면, 혈당평균치가 높아지고,
이 사람이 먹는 음식이 모두 지방으로 저장되어,
공기를 빨아도 살이 찌는 사람이 되었습니다.

인 부신 선생이 무너지면 사람은 살이 찌지 않습니다. 부신 선생이 다 탄다면 생명은 끝이 납니다. 누군가 잠결에 급사하는 것은 바로 부신이 다 타버렸기 때문입니다.

부신 선생이 힘들어질수록 사람은 살이 찌지 않고 근육 유실이 빠르고 뼈가 앙상하게 됩니다. 이런 이유로 의사들은 노인들이 너무 마르지 않고, 살이 좀 찌는 게 낫다고 합니다.

하지만 많은 사람들이 살을 빼거나 살을 찌우는데 잘못된 방법을 사용합니다. 나이가 많이 든 사람들은 살을 빼고 싶어서 '과일 다이어트' '굶는 다이어트'를 합니다. 혹은 살이 찌고 싶은 사람들은 밥을 많이 먹습니다. 과일과 밥은 모두 고당류이므로, 많이 먹으면 혈당을 진동시킵니다. 혈당이 요동치면, 췌장 아가씨와 부신 선생이 상처를 입게 됩니다. 그래서 살찐 사람은 더 뚱뚱해지고, 본래 야윈 사람은 더욱 살이 빠집니다.

사람이 너무 뚱뚱하거나 너무 말랐다는 것은, 모두 에너지 불균형의 결과입니다. 에너지는 전신 작동을 위해 모두 사용되어야 하는데 그것이 너무 많거나 너무 적으면, 마치 전력이 너무 많거나 너무 작듯이 기관은 결국 망가질 것입니다. 이것은 뚱뚱한 사람들 대다수가 '3고'가 되고, 마른 사람들 대부분이 '3저'가 되는 이유로, 체중이 건강을 나타내는 지표가 된 것입니다. 마찬가지로 '3고'와 '3저'는 불안정한 에너지로써 결과적으로 똑같이 위험하다는 점을 명심해야 합니다(63쪽 참조).

당신이 너무 뚱뚱하거나 너무 말랐는지 어떻게 알 수 있을까요?

너무 뚱뚱하거나 너무 마른 사람들의 공통점은 정신이 맑지 않아 활력이 없고, 에너지가 항상 불안정합니다. 우리의 혈당이 안정되기 시작하면, 에너지도 따라서 안정됩니다. 이때 췌장과 부신은 안도의 한숨을 내쉬게 되며, 마침내 혈당 평균선이 알맞은 곳으로 이동합니다. 뚱뚱하지도 야위지도 않고 하루 종일 맑은 정신과 활력을 가질 수 있으며 활기차게 되고 몸무게와 몸매가 딱 좋은 상태가 됩니다.

자신의 근치음식 황금조합을 찾은 후, 췌장 아가씨와 부신 선생 둘 다 다치지 않을 때, 우리의 몸무게가 얼마나 나가는가 하는 것은 췌장 아가씨와 부신 선생 중 어느 것이 비교적 빨리 회복되는지를 봐야 합니다. 만약 췌장 아가씨의 회복속도가 훨씬 빠르면 혈당평균치가 밑으로 이동할 것이므로, 이 사람은 살이 빠질 것입니다. 만약 부신 선생의 회복이 더 빠르면 혈당치가 위로 이동할 것이고, 이 사람은 체중이 늘어날 것입니다. 어쨌든 췌장 아가씨와 부신 선생 둘 다 다친 지는 여러 해 되었으니, 동시에 균형을 회복하는데 시간이 걸릴 것입니다.

'평균 허리', '평균 체지방', '평균 몸매', 이 숫자들은 사람의 기준을 정한 것이 아니면, 그저 평균치를 얻는 것입니다.

우리는 각자 다른 모습인데 평균치에 맞추려고 하면, 결국 프레임에 넣기 전에 자신을 다치고 말 것입니다. 그래서 당신이 저체중이나 과체중이었는지, 자신의 최상의 컨디션이 어느 체중인지를 살펴봐야 합니다(정신+몸매가 딱 좋아요). 그것이 당신에게 가장 적합한 평균 체중입니다. 앞으로는 자신의 평균 체중으로 몸매를 유지하면 됩니다.

어떻게 해야만 균형 잡힌 몸매를 가질 수 있습니까?

사람은 균형 잡힌 몸매를 가지려면 균형 잡힌 혈당이 있어야 하며, 혈당이 안정되면 에너지가 안정됩니다. 혈당을 인정시키려면 췌장 아가씨와 부신 선생이 다치지 않아야 합니다. 그들 중 하나는 누를 수 있고 하나는 들어 올릴 수 있어서, 혈당이 중간으로 유지되기 때문에 우리의 몸매는 자연히 살이 찌지도 마르지도 않게 유지됩니다. 따라서 균형 잡힌 몸매를 가지는데 가장 중요한 것은 안정적인 혈당을 갖는 것입니다.

균형 잡힌 혈당/균형 잡힌 몸매를 유지하는 방법은 다음과 같습니다.

▷ 근치음식

대부분의 나이 든 사람이 고기를 잘 먹지 않는 것은 먹고 싶지 않아서가 아니라 씹을 수 없거나 소화가 안 되기 때문입니다. 이런 경우 「식사를 쉽게 소화하기」(33쪽 참조)로 조절할 수 있습니다. 근치음식을 한동안 하고 나서 점점 야위어 가거나 갈수록 뚱뚱해졌다 하면, 근치진폭 혈당 검사법으로 과연 균형 잡힌 식사를 잘하고 있는지 점검해야 합니다. 혈당 측정 결과에서 균형 있는 식사를 권장하면 췌장 아가씨와 부신 선생의 회복 속도가 동일하지 않을 가능성이 높습니다.

부신 선생이 췌장 아가씨보다 회복 속도가 빠를 때 혈당 평균선이 위로 올라가고, 혈당이 높아지면 에너지가 많아져 계속 지방을 저장해 살이 찝니다. 반면 췌장 아가씨가 부신 선생보다 회복 속도가 빠를 때는 혈당 평균선이 전체적으로 아래로 이동하고 혈당이 떨어져 에너지가 부족해지면 지방을 계속 태워 살이 빠지게 됩니다.

스트레스 해소

혈당이 요동을 친다는 것은 음식의 영향 외에 스트레스도 촉발시킬 수 있습니다. 나이가 조금 많은 사람은 종종 샌드위치 쿠키처럼 두 세대 사이에 끼어 있습니다. 소위 '샌드위치 세대', 위는 부모가 있고 아래는 자식이 있습니다. 집안 살림을 모두 떠맡아야 할 뿐만 아니라, 부모의 건강과 자식들의 학업도 매우 신경 쓰이는 일입니다. 내가 자주 보는 상황은 이런 것입니다. 예를 들어, 자식들이 시험 중인데 부모는 건강 이상으로 병원에 누워 있습니다. 결국은 중간에 끼어 있는 세대는 쓰러졌고, 동시에 심각한 병세를 진단을 받았습니다. 정말로 이루 말할 수 없는 슬픔입니다.

그래서 온 가족이 균형있게 제대로 먹는 것이 위기를 예방하는 가장 좋은 방법입니다. 사람을 대할 때 감정이 생기면 그때 가서 참선을 하거나 자신에게 긍정적으로 생각하라고 해도 다른 사람이 당신을 대하는 방법을 바꿀 수 없습니다. 감정이 있을 때는 그것을 직시하고, 그것을 사용하고, 즉시 의사소통을 함으로써 관계를 개선해야 진정으로 스트레스를 해소할 수 있습니다.

'정서'의 영문은 'emotion'으로 글자 끝에 있는 'motion'은 동작을 뜻합니다. 즉 당신이 감정이 있을 때 환경을 바꾸기 위해 무엇을 해야 계속 침범 당하지 않을 수 있을지 경고하고자 하는 것입니다. 그러므로 감정이 생겼을 때 그것을 억누르는 것이 아니라 사용하도록 해야 합니다. 만약 당신이 감정을 부적절하게 사용하고 항상 억누르면, 그것은 갈 곳 없이 몸속으로 파고들게 됩니다. 그렇게 되면 결국 생리 건강과 인간관계의 문제로 이어집니다(「효과적으로 의사소통하는 방법」, 「감정적인 한계를 지켜라」 참조).

충분한 수면

잠을 충분히 못 자면 부신이 받쳐서 몸을 지탱하고 있는 것입니다. 그러니 수면이 부족하면, 혈당, 혈압이 다 올라갈 것입니다. 따라서 췌장 아가씨와 부신 선생 모두 잘 쉬게 하려면 충분히 자는 것이 중요합니다.

▷ 적당한 운동

최근 몇 년 동안 마라톤과 자전거 타기가 매우 성행하고 있는데, 이런 지구력을 중시하는 운동들은 종종 우리의 에너지를 빠르게 빠져나가게 합니다. 에너지가 너무 빨리 빠져나가는 것은 혈당이 요동칠 때 그것이 너무 빨리 떨어지고 결국 에너지가 부족해지면 부신 선생을 동원하여 구조해야 하는 것과 같습니다. 이런 지구력 운동을 하는 많은 사람들은 후코이단(fucoidan)을 사용하여 에너지와 체력을 상승시킵니다. 그러나 '빠른 칼로리'를 따로 보충하면 혈당이 빠르게 흔들리기 때문에 지방을 줄여서 근육을 만들기는커녕 근육을 잃고 지방을 늘릴 수 있습니다. 따라서 운동하는 동안 잘못 먹거나 운동이 지나치면 혈당이 빠르게 요동치기도 합니다. 마라톤을 하면 할수록 살이 찌는 사람이나, 원래 살이 빠진 사람이 자전거를 타면 탈수록 근육이 없어지는 이유를 알 수 있습니다.

에너지가 너무 빨리 들어오면 반드시 몸이 상하기 때문에 세끼를 한꺼번에 다 먹는 것이 아니라 균형 잡힌 식사를 해야 합니다. 또한 하루의 활동을 단숨에 해치우는 것은 에너지가 너무 빨리 나가 몸에 꼭 상처를 줄 수 있습니다. 그래서 적당한 운동은 하루 종일 꾸준히 활동하면서 보람 있는 일을 하는 것입니다. 예를 들어, 재료를 직접 사서 요리하고 청소하는 것 등등. 나는 헬스장에 다니는 사람들이 주방에 들어가지 않는 것을 자주 봅니다. 그러한 사람들이 건강하기를 바란다면 정말 어렵습니다.

적당한 운동은 운동할 때 의도적으로 빠른 속도와 느린 속도를 번갈아 하는 것입니다. 운동하다가 숨을 헐떡이기 시작하면, 발걸음을 늦추고, 심장 박동을 느리게 한 뒤 다시 빠른 운동을 합니다. 예를 들어 1분 빨리 달리다가, 1분 느리게 걷다가 서서히 지구력과 폐활량을 증가시킵니다. 다시 2분, 3분, 4분 동안 빨리 달리기, 이어서 2분, 3분, 4분 동안 천천히 달립니다.

나는 중년 이상의 사람들에게 가장 적합한 운동이 빨리 걷기라고 생각합니다. 빨리 걷기는 무릎을 다치지 않고, 동시에 유산소 목적도 달성할 수 있습니다. 심근을 튼튼하게 하면서, 간단하고 학습할 필요가 없고, 언제 어디서나 진행할 수 있습니다. 당신이 빨리 걷기에 숨차면, 빠른 걷기와 느린 걷기를 반복해가면서 걸어야 합니다. 만약 당신이 빨리 걷는데 숨이 가빠질 뿐 결코 숨이 차지 않으면, 몸이 감당할 수 있다는 것을 의미하며, 매일 15분에서 30분씩 땀이 날 때까지 걸으세요.

운동하기 전에 간단한 스트레칭을 하는 것을 잊지 마십시오. 그렇지 않으면 다치기 쉽습니다.

2 고혈압/저혈당/당뇨병

내가 가장 자주 듣는 것은, 누군가가 "저는 건강검진을 받았는데 당뇨병이 없기 때문에 혈당 문제는 없습니다"라고 말하는 것입니다. 이것은 정말 엄청난 오해입니다. 제2형 당뇨병이 없다는 것이 그가 음식을 잘못 먹었을 때 혈당이 흔들리지 않는다는 것을 의미하지 않습니다. 또한 혈당이 오래 흔들리게 되면 제2형 당뇨병에 걸리지 않을 것이라고 장담하지 못합니다.

우리가 신체검사를 할 때 대부분 공복 혈당을 검사합니다. 이처럼 식후에 측정되는 것이 아니므로, 당신이 먹는 음식과 혈당과의 관계를 측정하는 것이 아닙니다. 그럼 당신은 도대체 무엇을 측정하고 있는지 물을 것입니다. 그것은 당신의 췌장의 건강상태를 측정하는 것입니다.

우리가 밤에 잠을 자는 동안 아무 것도 먹지 않았기 때문에 혈당이 바닥으로 계속 떨어질 때, 부신이 혈당을 들어 올립니다. 혈당=에너지. 에너지가 충분할 정도로 들어 올리면 우리는 자연히 깨어나며 기분도 매우 좋습니다. 이때 췌장 아가씨가 다치지 않았다면, 부신 선생이 들어올린 혈당을 억누를 수 있고, 아침에 공복 혈당은 기준치를 넘지 않습니다.

하지만 췌장 아가씨가 깊은 상처를 입으면 혈당을 억누를 수 없습니다. 이때 아침 공복 혈당이 기준치를 초과하면 당뇨병의 위험이 있다는 경고를 받습니다.

췌장에 상처를 입은 사람들은, 그가 지금 당뇨가 있든 없든, 그가 전날 얼마나 균형 잡힌 식사를 했든 간에, 새벽에 공복혈당이 항상 높은 편인데, 이것이 바로 당뇨병 환자에게 흔히 나타나는 여명 현상입니다.

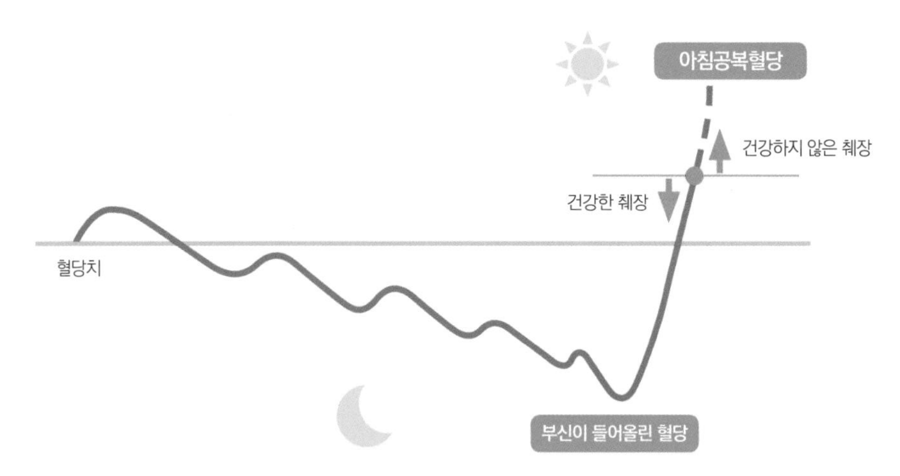

만약 당신의 췌장 아가씨가 아직 건강하다면, 새벽에 혈당이 올라갈 때 그녀는 혈당을 누를 수 있습니다. 당신의 췌장 아가씨가 이미 건강하지 못하고 상처가 너무 깊다면, 새벽에 혈당이 올라갈 때그녀는 혈당을 누를 수 없습니다. 혈당 기준치를 초과하여 혈당 문제가 있거나 제2형 당뇨병이 있다는 판정을 받습니다.

건강 Tips

건강검진 항목에서 혈당측정 수치는 어떻게 판독합니까?

아침에 공복 혈당이 100을 넘으면 당뇨병의 위험이 있다는 경고를 받습니다. 그러나 아침 공복혈당은 부신 선생이 혈당을 들어 올릴 능력이 있는지와 관련이 있기 때문에, 부신 선생이 너무 피곤한 사람은, 결코 높은 아침 공복혈당을 가질 수 없을 가능성이 높습니다. 그래서 자기의 아침 공복 혈당 평균치를 모든 사람의 평균치와 비교하는 것은 정확하지 않습니다. 비교적 좋은 방법은 자신의 아침 공복 혈당치가 지속적으로 상승하는지 살펴보는 것입니다. 상승한다면 주의를 기울여야 합니다.

그러나 만약 당신의 부신 선생이 췌장 아가씨보다 더 심하게 다치면, 그 상황은 반대입니다. 만약 부신 선생이 췌장 아가씨보다 더 심하게 상처가 난다면 아침에 혈당을 들어올릴 수 없습니다. 이 사람은 아침에 일어나지 못하거나 일어났는데, 기운이 없습니다. 혹은 부신이 약해져서 혈당을 들 수 없고 항상 아주 낮은 곳에 있으면, 이 사람은 저혈당을 보이기 시작합니다. 저혈당=저에너지. 그래서 저혈당인 사람들은 하는 일이 시원찮고, 기운도 없습니다. 고혈당 환자는 3고 질환이 많고 저혈당 환자는 3저 질환이 많습니다. '3고 질환'은 의료

체계가 매우 중시되지만, '3저 질환'은 아무도 관심을 갖지 않습니다. "모든 사람들이 혈압이 낮고 혈당이 낮고 콜레스테롤 수치가 낮기 때문에 숫자가 그리 예쁘지 않은가?"라고 생각합니다. 이렇게 되면 좋겠지요! 사실 저혈당은 고혈당만큼 위험합니다.

저혈당=저에너지. 사람이 혈당이 낮을 때, 일을 할 기운이 떨어집니다. 혈당이 어느 정도 낮을 때 몸은 에너지가 전혀 없는 것과 마찬가지로, 에너지가 없으면 작동이 안 되어 강제로 문을 닫아야 하는데 이때 사람이 의식을 잃고 맙니다. 낮에 일어나면 옆에서 응급처치를 돕는 사람도 있을 것이고, 잠에서 깨면 그냥 가버릴 수도 있습니다.

저혈당=저에너지. 에너지가 없으면 여러 신체 조직을 합성할 원기가 없고, 이 사람의 전신 근육을 키우지 못해 말랑말랑하게 됩니다. 원기가 부족하고 콜레스테롤을 합성할 능력이 없으면 콜레스테롤 수치가 극히 낮을 수도 있습니다. 콜레스테롤이 너무 낮으면 그것을 원료로 사용하기에 심각하게 부족합니다. 쓸개즙, 호르몬, 상처가 아물어 가는 흉터, 그리고 뇌를 예로 들 수 있습니다.

오른쪽 그림에서 알 수 있듯이 고혈당과 저혈당은 사실 모두 당뇨병입니다.

그래서 현재 미국은 고혈당과 저혈당을 모두 혈당 문제로 분류하고 있습니다. 당뇨병=혈당 질병=혈당 불안정. 고혈당과 저혈당의 근본적인 원인은 모두 음식조합이 부정확하고 혈당진동을 일으켜 생기는 결과물입니다. 한 사람이 고혈당을 먼저 가질지 저혈당을 가질지는 전적으로 췌장을 먼저 무너뜨릴지(고혈당), 아니면 부신을 먼저 무너뜨릴지(저혈당) 입니다.

그러나 어떤 경우든 당뇨병이 있으면 몸이 큰 피해를 입을 수 있어서, 이것이 당뇨병의 합병증이 많은 이유입니다. 예를 들어, 실명, 사지 절단, 신부전, 신경 장애, 심혈관 질환, 혈압 문제, 내분비 장애 등, 너무 많아서 전부 열거할 수 없습니다.

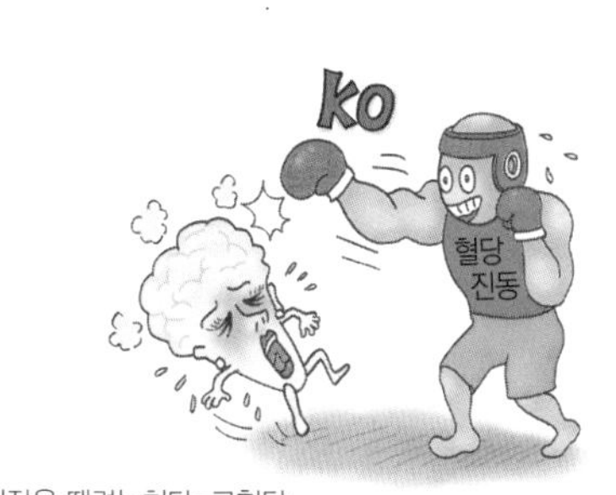

췌장을 때려눕히다=고혈당

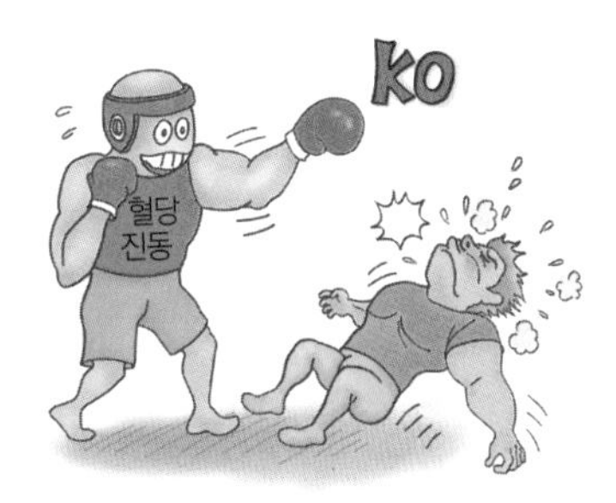

부신을 때려눕히다=저혈당

혈당진동이 심해져 췌장 아가씨가 먼저 쓰러지면
혈압이 내려가지 않아 고혈당 문제가 생깁니다.
만약 부신 선생이 먼저 넘어진다면,
혈당을 들지 못하여, 저혈당 문제가 생깁니다.

고혈당/저혈당/당뇨병을 어떻게 멀리 할 수 있는가?

▷ 근치음식

근치음식의 토대는 혈당을 안정시키는 것입니다. 따라서 부신과 췌장 아가씨를 보존하기 위해서는 혈당을 근치진폭검사법으로 측정하는 것이 최선입니다. 자신이 매 끼니마다 전분과 설탕을 얼마나 먹을 수 있는가를 솔직하게 검사합니다. 어떤 음식 조합이 자신에게 가장 적합한 것인가를 가장 과학적인 방법으로 찾아냅니다.

특히 주의해야 할 것은, 당뇨병은 "고혈당 사람들이 설탕을 너무 많이 먹고, 저혈당 사람들이 설탕이 너무 적게 먹는 것"이 아닙니다. 사실 고혈당과 저혈당은 모두 설탕을 너무 많이 먹어서 생긴 것입니다. 그래서 저혈당인 사람들은 혈당이 낮으면 설탕을 먹고 혈당을 올리려고 하는데 오히려 혈당이 들쭉날쭉해지면서 점점 더 낮아집니다.

저명한 혈당 전문의인 리차드 K. 번스타인(Richard K. Bernstein)은 혈당이 빨리 오르면 그만큼 빨리 떨어질 것이며, 높이가 어느 정도 올라가면, 그만큼 낮게 떨어뜨릴 수 있다고 말합니다. 혈당이 낮을 경우 다음과 같은 증상이 나타날 수 있습니다. 손이 떨리고, 초조하고, 화가 나고, 식은땀이 나고, 의식이 혼란스럽고, 가슴이 두근거리고, 어지럽고, 두통, 배

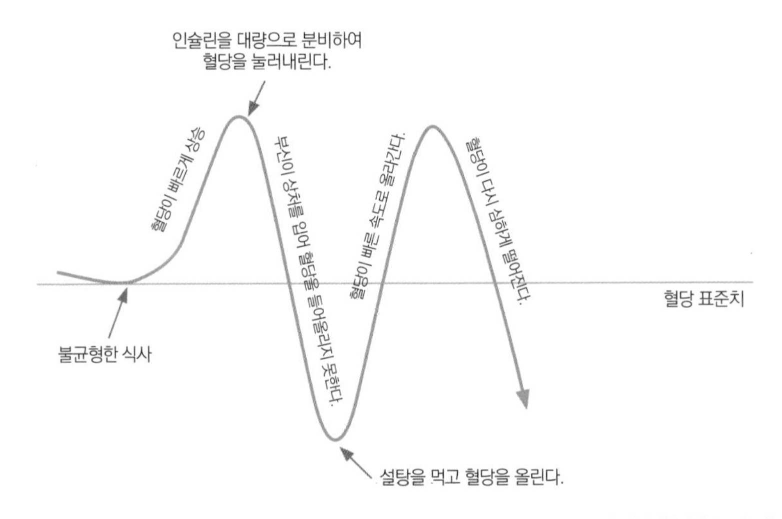

불균형한 식사로 인해 혈당이 빠르게 상승하자, 췌장 아가씨는 인슐린을 대량으로 분비하여 혈당을 눌러 내립니다. 이때 부신이 많이 상하면 혈당이 올라가지 않아 저혈당 문제가 생깁니다. 하지만 그때 사탕만 먹다가 혈당이 올라오면, 이어서 췌장 아가씨의 힘에 눌려 다시 혈당이 떨어져 끝없는 악순환에 빠지게 됩니다.

고프고, 시력이 나빠지고, 입술과 혀가 화끈거리고, 피곤하고, 고집을 부리고, 풀이 죽고, 동작이 부자연스럽고, 악몽을 꾸고, 잠을 잘 때는 울고, 간질을 하고, 의식을 잃습니다.[9]

우리가 음식을 잘못 먹었을 때, 혈당은 빠르게 올라가고 다시 급격히 떨어지며, 누구나 위의 증상을 나타낼 수 있습니다.

원래 저혈당에 대한 건강 교육엔 당분이 있는 음식을 먹는 것으로 혈당을 빠르게 올리라는 것입니다. 그런데 혈당이 올라가는 만큼 떨어지는 것을 알 수 있습니다. 지금 혈당을 빨리 올려놨는데 잠시 있다가 또 빨리 떨어지면 어떻게 하지요?

"혈당이 낮으면 설탕을 먹는다"는 건의는 우리가 혈당을 가지고 모든 사람들의 혈당 평균치와 비교해서 나온 것입니다. 만약 당신이 다른 사람들보다 낮다면, 당신이 설탕을 많이 먹고 다른 사람만큼 혈당을 들어올리면 된다고 생각할 것입니다. 그러나 자연의학에서는 다릅니다. 우리는 혈당을 가지고 자신과 비교합니다. 당신의 혈당이 생명을 위태롭게 하는 것은 지속적인 불균형 식사 조합 때문에, 혈당이 장기간 흔들려, 췌장을 다치게 하고, 떨어져서 부신을 다치게 합니다. 만약 한 사람의 부신이 췌장보다 약하면, 혈당이 너무 높을 때 췌장이 내리 누를 수 있지만, 부신은 들어 올릴 수 없습니다. 혈당이 올라가지 않아 전체 혈당의 평균 라인이 아래로 내려가고 저혈당이 형성됩니다. 자신의 혈당 평균선과 자신을 비교하면, 당신은 계속해서 불균형한 식사를 하여 자신을 해쳐서는 안 된다는 것을 압니다.

그러나 설탕을 많이 먹으면 계속 부신이 상하고, 갈수록 상황이 악화되어 자신의 처지가 갈수록 위험해진다는 것을 알아야 합니다. 만약 이 상황을 근본적으로 치료하려면 반드시 자신의 근치음식 황금조합을 찾아내고, 혈당을 더 이상 흔들지 않도록 하며, 또한 부신이 회복될 때까지, 혈당을 빠르게 떨어뜨리는 행동과 운동을 하지 않아야 합니다. 그래서 미국 영양사 협회(American Dietitian Association)가 저혈당 환자에게 혈당이 떨어질 때 단백질 보충을 하도록 조언하기 시작했습니다.

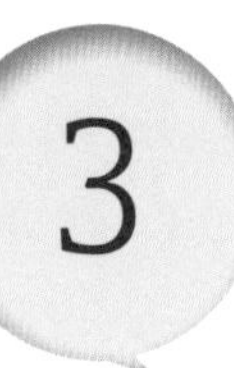

심혈관 막힘/동맥 경화

거의 반세기 동안 우리가 콜레스테롤을 악마로 생각해온 것은 모두 심혈관을 막는다고 생각했기 때문입니다. 왜 우리는 이렇게 큰 실수를 저질렀을까요? 심혈관 질환을 앓고 있는 환자의 혈관에서 콜레스테롤의 축적을 찾아낼 때, 우리는 콜레스테롤을 왜 다른 곳에 축적하지 않고 혈관에 쌓아 두느냐고 묻지 않았습니다. 애당초 우리가 이 질문을 했다면 콜레스테롤을 사재기한 것은 혈관벽을 복구하기 위한 것임을 알 수 있었을 것입니다. 당신은 혈관벽이 멀쩡한데 어떻게 상처를 입느냐고 물을 것입니다.

혈관에 상처가 나는 것은 체질이 산성화, 즉 피가 산성화되기 때문입니다. 우리의 체질은 어떻게 산성화되었을까요? 모두들 "고기를 먹으면 체질이 산성으로 변하고, 채소를 먹으면 알칼리성 체질로 변한다"고 말합니다. 이것은 잘못된 개념입니다.

사실, 우리가 무엇을 먹든 혈액은 산성이 됩니다. 그것은 무엇을 먹어도 이산화탄소로 대사되고 물에 녹은 이산화탄소는 산성이기 때문입니다. 무엇을 먹든 피가 산성이 되기 때문에 몸 안에는 이미 산, 알칼리 성분을 조절할 수 있는 장치가 마련돼 있습니다. 우리는 이것을 '완충 시스템'이라고 부릅니다. 즉, 산이 많거나 알칼리가 너무 많으면, 몸은 그것을 중간 정도로 돌릴 수 있습니다. 그러나 그것이 '완충'되려면 가장 필요한 것은 시간입니다.

그래서 우리는 각각 다른 음식을 먹는 데 필요한 소화시간을 살펴봐야 합니다.

3대 영양소는 단백질, 지방, 탄수화물을 포함하고 있는데, 우리가 먹는 음식 중에 배가 쉽게 고프지 않은 것은 소화 시간이 비교적 길다는 것을 의미합니다. 가장 배가 안 고픈 음식은 대부분 기름과 껍질이 붙어 있는 고기입니다. 가장 빨리 배고픈 음식은 빵, 국수 및 과일입니다. 고기와 기름의 소화가 느리고 당분이 적어 혈당이 오르는 속도가 느리기 때문입니다. 빵, 국수, 쌀밥, 과일, 콩류, 근경류는 큰 잎채소보다 설탕이 많고 섬유질이 적어서 소화가 빠르므로 혈당이 빨리 상승합니다. 혈당 대사 이후의 결과는 바로 이산화탄소이며, 혈액을 산성으로 변화시키는 주범입니다. 그래서 설탕을 너무 많이 먹고 고기를 너무 적게 먹으면 혈액이 산성화가 됩니다.

평상시 우리의 혈액은 약 알칼리성인데, 그것이 단번에 산성이 되어 몸이 완충할 겨를이 없을 때, 이 산성피는 혈관벽을 부식시킬 수 있습니다. 만약 이 사람이 설탕을 너무 많이 먹고 고기를 너무 적게 먹는다면, 산성피는 혈관벽을 계속 갉아먹습니다. 혈관벽이 마침내 콜라겐을 노출시키면 콜라겐은 혈소판을 건드리자마자 응혈 증세를 일으킵니다.[10] 이것은 당신의 피부가 베었을 때 일어나는 반응과 같이 먼저 피가 짙어지고 다시 딱지가 앉았다가 딱지가 떨어져 흉터가 생깁니다.

그 흉터는 바로 콜레스테롤 시멘트 장인이 고친 것입니다. 콜레스테롤은 왜 시멘트 장인이 될까요? 산화된 콜레스테롤이 끈적끈적하기 때문에, 필요한 원소를 묻히고, 섬유소는 모두를 묶을 수 있고, 결국 흉터가 되어 갉아먹는 혈관벽을 고칠 수 있습니다.[11][12]

이 사람이 계속 잘못 먹어서 혈당이 계속 올라가고 피가 계속 시고 혈관벽이 계속 부식되어 피가 응결되어 회복되려면, 그의 피가 유달리 진해져서, 혈관벽이 계속 흉터가 생기게 되고, 마지막 흉터가 너무 두꺼워져서 심혈관이 막힐 것입니다.[13]

이 사람이 그래도 계속 잘못 먹으면 마지막 흉터가 두꺼워지면서 딱딱해지는데, 흉터 안에 칼슘이 있어서 흉터가 딱딱해졌을 때 혈관이 경화됩니다.[14] 혈관이 경화된 곳이 심장에 있으면 심혈관 경화, 동맥에서 일어났으면 동맥 경화, 간에서 일어났으면 간경화, 콩팥에서 일어났으면 콩팥 경화입니다.

어떤 기관이라도 경화되면, 마치 터널이 막혀 차가 지나갈 수 없게 된 것과 같이, 혈액이 잘 통하지 않고, 피가 한번 통하지 않으면 기관은 작동하기 어렵습니다. 그래서 만약 심혈관 경화가 생기면 심장이 혈액을 온몸으로 집어넣는 것은 매우 힘들 것입니다. 또한 간경화의

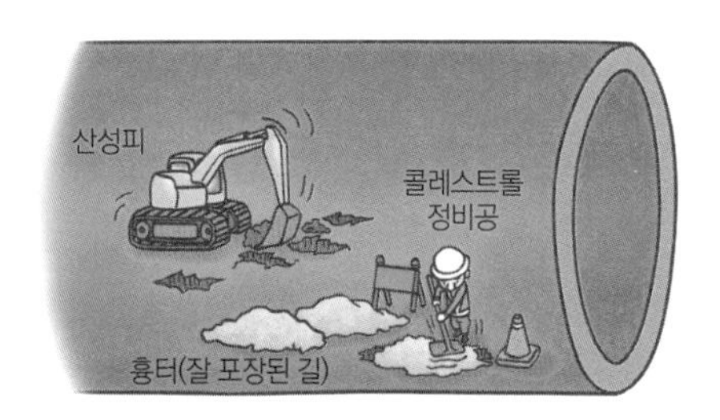

산성피가 혈관벽을 갉아먹으면 마치 굴착기가 터널을 파놓은 것처럼 망가뜨린 곳을
콜레스테롤이라는 시멘트 장인이 고치고 고치면 흉터가 생깁니다.

경우 간을 해독하기 매우 어렵게 됩니다. 만약 콩팥이 경화된다면, 콩팥은 혈액을 여과하기에는 아주 무력합니다.

어떻게 혈관이 막히거나 경화되지 않는가?

혈관이 막히거나 경화되지 않도록 하려면 음식을 먹을 때 몸에 산알카리를 완충해야 하는데, 이것이 바로 왜 근치음식은 자신에게 맞는 음식의 조합을 알아내는 것이 가장 중요한가를 특별히 강조하는 이유입니다. 음식 조합이 맞으면 혈당은 천천히 올라가고, 천천히 내려오면, 이 '느리게'는 몸에 완충할 시간을 줄 수 있고, 몸이 완충이 되고, 혈관은 더 이상 다치지 않게 됩니다.

몇몇 환자나 독자들이 동맥이 막히는 경험을 공유한 적이 있습니다. 그들은 생활과 음식을 열심히 개선한 후 다시 검사할 때 원래 막혔던 혈관이 더 이상 막혀있지 않았다고 합니다. 나는 그때 왜 이러는지 몰랐고, 흉터가 없어지지 않는 줄 알았습니다. 섬유질의 용해 작용에 관한 자료를 보고서야 알았습니다. 혈관벽이 더 이상 다치지 않게 되면, 몸에 효소를 내보내 흉터에 있는 섬유질을 물어뜯어 상처가 녹게 됩니다.[15]

흉터를
다시 녹여라.
섬유를
먼저 잘라라.
산성피
효소 소병

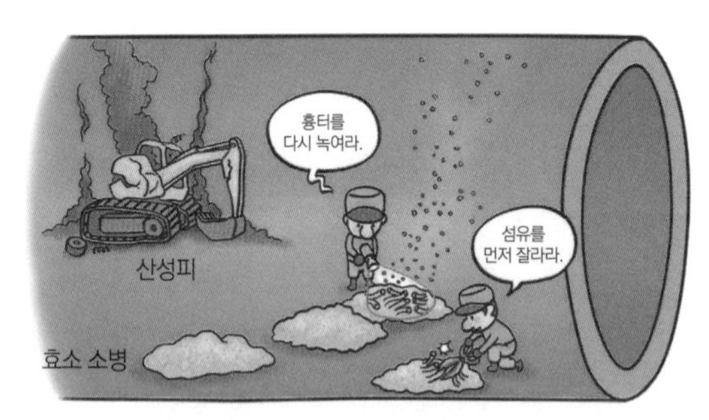

상처가 치료되어 더 이상 상처를 입지 않을 때, 섬유소 단백질 용해 작용이 작동하면,
효소는 섬유를 물어뜯어 흉터를 녹게 합니다.

이런 효소를 섬유단백질 용효소라고 합니다. 많은 연구자들은 그것이 섬유 단백질의 용해 작용을 도와 흉터의 축적을 제거할 수 있다고 생각합니다.

4 치주 질환/잇몸 출혈

우리의 혈관은 몸속에 깊이 파묻혀 있는데, 산성피가 그것을 부식시켜 다치게 한다면 통상적으로 알아차리기 어렵습니다. 하지만 신체에는 혈관의 건강여부를 볼 수 있는 두 개의 장소가 있습니다. 하나는 눈, 하나는 잇몸입니다. 눈은 동공을 확대해야 혈관을 볼 수 있고, 잇몸은 바로 볼 수 있습니다.이것은 바로 치주병을 심혈관 질환에 이어서 말해야 하는 이유입니다. 또한 치주병과 심혈관질환이 밀접한 관련이 있다는 많은 연구 결과가 나와 있는 이유입니다.[16][17]

우리의 음식 조합이 잘못되어 혈액이 산성으로 변할 때 산성 혈액이 혈관벽을 부식시키고 혈관에 염증이 생깁니다. 산성 혈액은 심장의 혈관을 부식시킬 뿐만 아니라 전신의 혈관을 부식시킵니다. 혈관이 염증을 일으킬 때 우리가 가장 쉽게 관찰할 수 있는 곳은 잇몸입니다. 잇몸 밑에 있는 혈관에 염증이 생기면 바로 벌겋게 부어오릅니다. 부어오르니까 벽이 얇아져서 부딪히면 곧 피가 납니다. 염증이 있을 때는 부종으로 인해 치육과 구강조직 사이에 압박이 가해져, 세균이 쉽게 번식하여 감염이 계속됩니다. 염증이 지속되고 심해지면 이가 헐거워서 쑥 빠집니다.

혈당진탕으로 인한 산성피가 혈관을 부식시키는 것 외에도 치주병은 비타민 C 결핍으로 유발될 수 있으며, 비타민 C는 콜라겐 합성의 중요한 물질이고, 콜라겐은 혈관벽에 중요한 건축 원료로 쓰이기 때문입니다.

보통 현대 음식에서 비타민 C의 섭취는 충분한데, 왜 가끔 잇몸에서 피가 나는 것일까요? 혈관이 흔들릴 때는 부신 선생을 동원해 혈당을 올리는데, 그가 혈당을 들 때는 비타민 C를 써야 하기 때문입니다. 혈당이 흔들릴 때 비타민 C가 많이 빠져나가 부족하게 된 주된 이유입니다.[18]

따라서 당신이 비타민 C를 많이 먹지 않은 것이 아니라, 음식 조합이 잘못되어 비타민 C의 유실 속도가 너무 빨랐기 때문입니다. 예를 들면 과일을 먹어 비타민 C를 보충하고 싶은데, 과일을 먹을 때 단백질이나 기름 음식을 곁들여 먹지 않아 혈당이 요동쳤습니다. 혈당이 흔들리자 비타민 C는 오히려 더 빨리 손실되었습니다. 이때 과일을 먹으면 먹을수록 잇몸이 붓고 염증이 생기는 현상이 생깁니다.

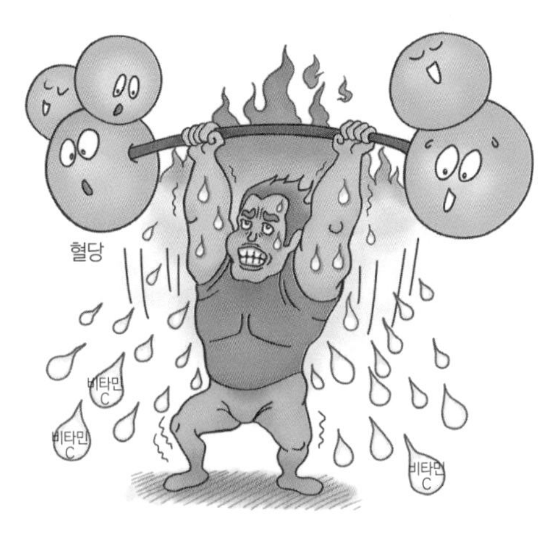

만약 혈당이 계속 흔들리면, 부신은 계속 혈당을 들어올리도록 불려야 하고,
그 과정에서 비타민 C가 빠져나가는 속도가
우리가 섭취하는 속도를 절대 따라가지 못할 때 잇몸에서 피가 납니다.

치주 질환/잇몸 출혈을 피하는 방법?

▷ 근치음식

치주 질환과 잇몸의 출혈을 피하려면 산성피가 혈관을 부식시키는 것을 방지해야 하는데, 혈관을 보호하는 방법에 따라 음식을 개선하고 조절할 수 있습니다(68쪽 참조).

내가 흔히 볼 수 있는 현상은 나이 든 사람들이 전분을 많이 먹고, 단백질과 기름이 부족하며, 혈당이 오랫동안 요동치고 치주 질환이 발생하고 치아가 흔들려 빠지기 시작합니다. 이때, 그는 고기를 더 씹지 못하게 되고, 그 다음엔 더 적은 고기를 먹고, 더 많은 전분을 먹고, 악순환에 돌입합니다. 따라서 치아가 헐거워진다면, 음식 조합을 수정할 때는 「식사를 쉽게 소화하기」(33쪽 참조)로 하는 것이 좋습니다.

▷ 알코올을 함유한 양칫물을 사용하지 않는다

혈당의 진동이 염증을 일으키는 것 외에 구강균의 불균형도 염증 현상을 일으킬 수 있습니다. 구강 박테리아를 번식하는 문제를 해결하려면, 알코올성 구강 청결제로 양치질하지 않는 것이 가장 좋습니다. 알코올은 살균을 해주지만 좋은 균과 나쁜 균을 함께 죽이기 때문입니다. 좋은 박테리아=프로바이오틱(probiotics). 그것을 죽이면, 전체 구강 박테리아의 균형을 잃게 되며, 염증이 심해져 잇몸이 붓고 피가 나면서 입 냄새를 유발할 수 있습니다.

치주병 증세가 나타나서 구강균을 균형 있게 하려면 일단 생선 간유를 먹고 염증을 가라앉힌 뒤 설탕을 넣지 않은 유산균을 물고 자는 것이 좋습니다.

실행 방법은 잠자기 전에 캡슐을 열어 입에 담는 것입니다. 이렇게 증상이 사라질 때까지 계속합니다.

▷ 복합제 비타민 C 복용

또 치주질환이 있을 경우 비타민 C가 너무 빨리 유실되는 것으로 나타나는데, 이때 근치 음식으로 혈당을 안정시키는 것 외에, 비타민 C도 함께 복용할 수 있습니다. 비타민 C를 선택할 때는 복합식 비타민 C(바이오플라보노이드+C)를 사용해 바이오 플라보노이드를 유실하지 않도록 하는 것이 좋습니다. 또는 체리에서 추출한 천연 비타민 C(아세 롤라)를 섭취하는 것이 좋습니다. 특별히 상기시킬 것은, 체리에서 추출한 것이기 때문에, 붉은 과일을 먹으면 열이 나는 많은 사람들은 이런 비타민 C를 먹으면 오히려 열이 나고 입술이 잘 터집니다.

5 손가락(손바닥)이나 발가락(발바닥)이 저리다

우리 몸에서 혈관이 가장 작은 부분이 세 군데 있는데 그 중 한 곳이 바로 손가락 끝과 발가락 끝입니다. 이런 미세하고 작디작은 혈관들은 산성피가 혈관을 갉아 먹을 때 가장 쉽게 심한 손상을 입습니다. 미세한 혈관을 다쳐서 흉터가 생기면, 혈류가 닿지 않고 산소도 운반할 수 없습니다. 평상시에 신경은 혈관을 통해 보내는 산소를 흡수하여 생명을 유지합니다. 산소 없이 3분이 지나게 되면 즉시 괴사가 시작됩니다. 이 때문에 혈관이 아프기 시작하면 신경이 따라서 병이 납니다. 신경이 병이 나면 처음에는 아프고, 다음에는 저리다가 나중에는 아무 것도 느끼지 못하는데, 이때가 되면 거의 괴사합니다.

혈당진동 문제가 있는 사람들이 손가락과 발가락이 저리고 심하면 손바닥, 발바닥까지 번지는 이유입니다. 만약 음식이 다시 고쳐지지 않는다면, 산성피는 혈관을 계속 갉아먹고, 혈관이 계속 손상되어 흉터가 생기면, 결국에는 신경이 완전히 망가져 버릴 것입니다. 이때 사지가 검게 변하기 시작하며 다리를 절단해야 합니다. 따라서 당뇨병 환자만 절단 위험이 있는 것이 아닙니다. 이 위험성은 장기간 혈당이 요동치는 사람들이 감당해야 할 것입니다.[19]

어떻게 손가락이나 발가락의 저린 증상을 피합니까?

▷ 근치음식

신경마비를 피하려면 혈액흐름이 원활해야 하며, 혈액의 흐름이 원활하려면 혈관이 막힘없이 잘 통해야 합니다. 혈관이 막힘없이 잘 통하려면, 산성피의 부식을 받아서는 안 됩니다. 혈액이 빨리 산성화되지 않으려면, 자신에게 알맞은 근치음식 조합으로 식사해야 합니다.

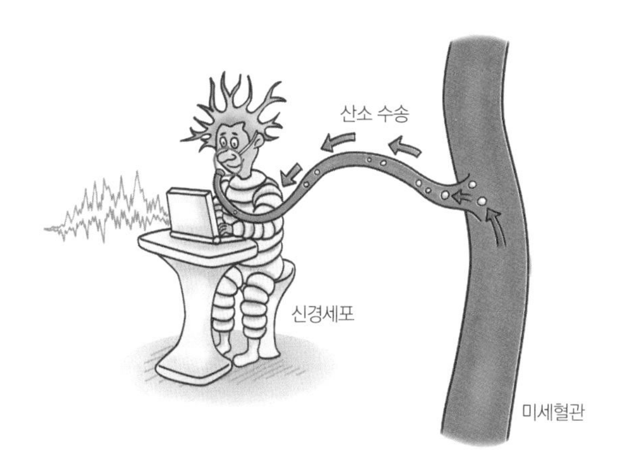

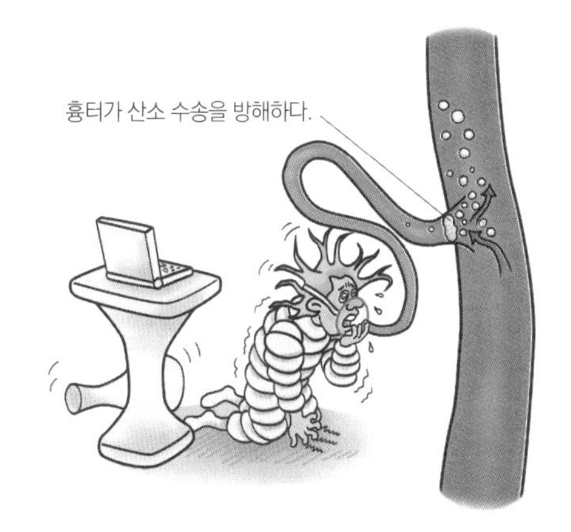

신경 바깥에 쌓인 혈관이 산성피로 부식되어 상처를 입기 시작하면, 혈관에 흉터가 생기고, 산소를 보낼 수 없게 되며, 신경이 산소를 얻지 못하면, 아프고, 저리고, 심지어 괴사하기 시작합니다.

충분한 콜레스테롤 섭취

신경이 복원될 때 가장 필요한 것은 콜레스테롤입니다. 왜냐하면 신경을 감싸고 있는 그 한 토막 한 토막이 바로 콜레스테롤이기 때문입니다. 따라서 신경 복구를 도우려면, 반드시 맞는 기름을 충분히 먹어야 합니다(42~44쪽 참조).

6 비문증

우리 몸 속 혈관이 가장 작은 다른 한 곳은 눈입니다. 이처럼 눈은 작은 기관인데, 많은 메시지를 받아야 하니, 얼마나 정교한 기관인지 알 수 있습니다. 정밀한 기관일수록 신경과 혈관이 더욱 풍부합니다.

우리가 음식조합을 잘못하여, 산성피가 혈관벽을 부식시킬 때, 미세한 혈관은 너무 얇기 때문에 피가 터질 수 있습니다. 이 핏방울이 눈속에 있을 때, 빛을 받으면 우리는 검은 그림자를 볼 수 있습니다. 이 검은 그림자는 유동적이어서 모기처럼 보이는데, 이것이 바로 비문증입니다. 증상이 심할 때는 시력에 영향을 줄 수 있습니다.[20]

비문증 형성의 또 다른 원인은 고혈압입니다.

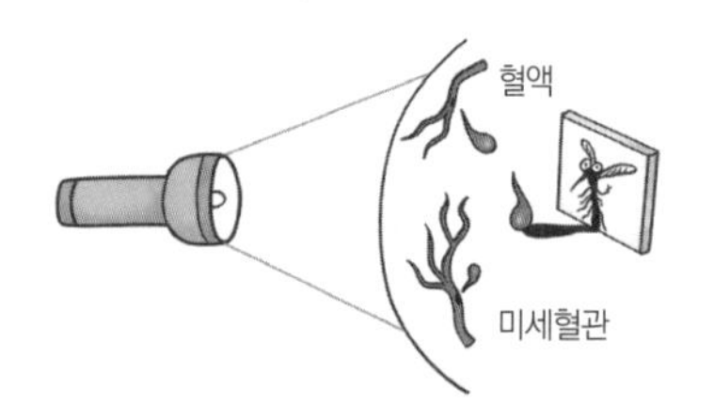

작디작은 눈의 혈관이 산성피에 의해 부식되면 피를 흘릴 수 있습니다. 이때 눈에 불빛이 비치면 피의 그림자가 보이게 됩니다. 그림자가 떠서 움직일 때는, 마치 모기가 날고 있는 것처럼 보입니다.

어떻게 비문증을 멀리합니까?

▷ 근치음식

좋은 소식은 우리가 더 이상 음식 조합을 잘못하지 않고 계속 혈관을 손상시키지 않는다면, 눈에서 배어나온 피가 자동으로 몸에 흡수된다는 겁니다. 그래서 우리가 해야 할 유일한 일은 자신에게 맞는 근치음식의 황금 조합을 찾아내는 일입니다.

7 망막 박리

망막은 바로 우리가 영상을 받는 조직입니다. 그 밑에 있는 맥락막은, 산소를 보내고 영양을 주는 역할을 하는 미세혈관 그룹입니다. 이 미세혈관 팀이 산성피에 갉아먹히면, 맥락막에 흉터가 나기 시작하고, 마지막에 흉터가 너무 두꺼워지면 망막은 벗겨집니다.

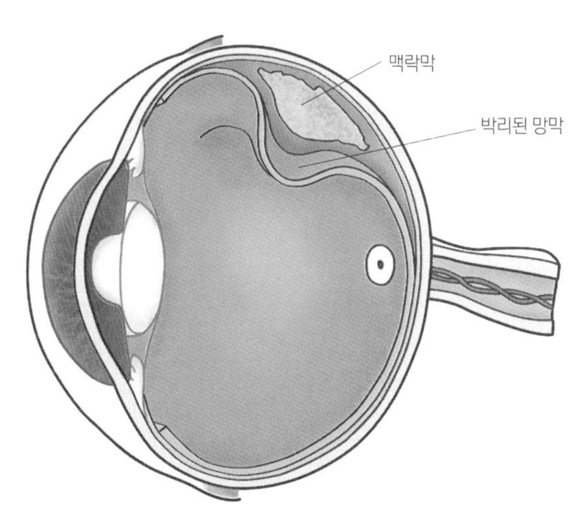

망막 아래 혈관이 모여 있는 곳–맥락막–산성피가 갉아먹어 흉터가 생긴 경우,
흉터가 너무 두꺼워지자 망막은 곧 박리되기 시작합니다.

망막 박리의 흔한 증상

- 눈앞에 갑자기 모기 같은 그림자가 나타났다.
- 어둠 속에 플래시가 보인다.
- 명확하게 볼 수 없다.
- 이미지의 주변이 서서히 사라진다.
- 내 눈앞에 커튼과 같은 그림자가 흔들거린다.

망막 박리가 심한 경우 어두운 그림자가 보이거나 사물을 볼 때 영상이 일그러지고, 시력이 감퇴하거나 색이 변합니다. 제대로 치료하지 못하면 시력이 완전히 상실될 수 있습니다.

망막 박리를 피하는 법?

망막 박리는 물리적인 문제로 반드시 전문의를 찾아 물리수술이나 레이저 방법으로 고쳐야 합니다. 음식을 바르게 하는 방법으로 고치기에는 이미 너무 늦었습니다. 하지만 다음에 망막 박리를 예방하려면 자신의 근치음식 황금조합을 꼭 찾아봐야 합니다. 음식조합이 정확하고 혈당이 흔들리지 않고, 산성피가 혈관을 계속 갉아먹지 않도록 해야만 혈관막에 상처를 주는 망막 박리를 다시 일으키지 않을 수 있습니다.[21]

8 눈 중풍/뇌졸중

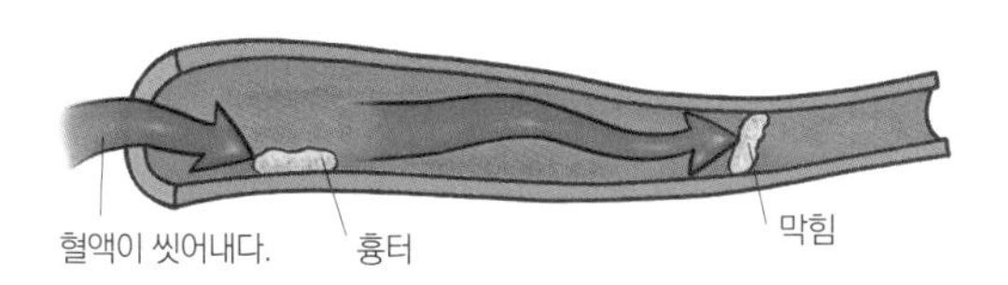

사람의 혈압이 높아지고 혈관에 산성피의 부식으로 인해 상처가 난 흉터가 높아진 압력에 흔들려 하류로 내려가면, 비교적 작은 혈관에 걸렸을 때 바로 혈전(피딱지)이 됩니다. 그것을 '전(栓)'이라고 하는 것은 혈관을 막아 줄 수 있기 때문입니다.

혈관은 산혈로 갉아먹기 때문에 상처가 생겼을 때 콜레스테롤이 응혈구조에 참여하여 흉터를 형성하는데, 이것이 바로 혈관 속의 흉터입니다. 우리 피부의 흉터는 움직이지 않지만, 혈관 속의 흉터는 핏물에 담근 것이기 때문에 만약 혈압이 갑자기 높아지면, 강력한 혈류에 의해 쓸어내려 느슨해지기 시작할 수 있습니다. 헐렁거리는 흉터가 바로 혈전입니다. 혈전이 비교적 작은 혈관으로 이동할 때 혈관이 막히면 피가 흘러 나갈 수 없습니다. 눈 속의 혈관은 특히 작아서 혈전이 눈 속의 혈관을 막는다면 망막 동맥이 막히거나 망막 정맥이 막힐 수 있으며 망막 혈관 병변, 속칭 눈의 중풍이 발생할 수 있습니다.

대부분 눈 중풍에 걸린 사람들은 시력이 갑자기 떨어지거나 검은 그림자가 보이며, 심지어 시야가 결손되어, 부분이 누락된 이미지를 보게 됩니다. 만약 산소 결핍 현상이 오래 지속되면 시력 감퇴, 사물의 굴절 등의 후유증을 남길 수 있습니다. 눈의 중풍 부위가 황반에 있으면, 황반 변성이 발생합니다.

이 혈전이 눈에 걸리지 않고 머리에 걸린다면 그건 뇌졸중입니다. 혈전이 뇌에서 막히면 산소가 부족하게 되고 신경이 괴사하는 상황이 발생하는데 이를 뇌졸중이라 합니다.

뇌졸중의 흔한 후유증은 반신불수, 거동이 불편하고, 언어 능력을 잃고 입과 눈이 비뚤어지는 등 생활의 기능에 심각한 영향을 미칩니다.

눈 중풍/뇌졸중을 피하는 법?

눈 중풍과 뇌졸중은 물리적 문제인데, 다시 말해 혈관에 걸린 것이 있으니 의사를 불러 빨리 해결하도록 해야 합니다. 따라서 이런 증상이 있다면 절대로 미루지 말고 빨리 진료를 받으십시오.

▷근치음식

어떤 중풍도 예방하려면 음식부터 착수해야 합니다. 중풍의 주원인인 혈전, 그의 전신은 흉터(피 덩어리)–산성피가 혈관벽을 침식하기 때문에 형성된 것입니다. 따라서 재발 방지를 위해 자신에게 적합한 근치음식 황금조합을 적극적으로 찾아내고, 산성피가 혈관의 벽을 갉아먹고 흉터가 생기지 않도록 해야 합니다.

▷급격한 온도 저하에 유의하여 몸을 따뜻하게 유지한다

우리의 혈류는 레일과 매우 유사하며, 그것은 브레이크가 있고 브레이크가 바뀌면 다른 곳으로 흘러갈 수 있습니다. 우리가 갑자기 아주 추운 곳에 이르렀을 때, 혈류가 신체표면으로 계속 흘러간다면, 너무 많은 열에너지를 잃게 될 것입니다. 이때, 혈류의 갑문은 혈액의 흐름을 자동으로 바꾸어, 신체 표면으로 가지 못하게 하고, 몸속 깊은 곳까지 순환하다 보니 손발이 차갑게 얼어버립니다.

혈류가 한꺼번에 몸속으로 밀려나 양이 많으면, 압력이 커지기 때문에 혈압이 갑자기 높아집니다. 갑자기 높아진 혈압은 혈관 속의 흉터로 가장 쉽게 흘러내려, 느슨하게 되어 혈전을 형성합니다. 이것이 왜 중풍은 항상 추울 때에 발생하는가 하는 이유입니다.

따라서 노인들은 날씨가 추울 때 따뜻함을 유지시키는 일에 소홀히 해서는 안 됩니다. 머리, 손발 및 노출된 목을 엄격히 보호해야만, 온도의 급변으로 인해 몸이 반드시 취해야 하는 치열한 수단과 이에 따른 큰 화를 피할 수 있습니다.

▷돌발적인 스트레스를 처리하는데 주의한다

우리가 갑자기 감당할 수 없을 만큼의 스트레스를 한 번에 받게 되면 혈압도 올라가 혈전을 씻어내는 결과를 초래할 수 있습니다.

스트레스는 우리에게 감정을 가져다 줄 수 있으나, 우리가 감정(언짢은 기분)을 수용하지 않으면 전략을 세우고 문제를 처리할 수 없다는 것을 명심하세요. 감정이 수용되지 않으면 몸 안으로 파고들어, 혈압이 올라갈 수밖에 없습니다(「당신의 마음의 경계선을 지키세요」 참조).

9 황반 변성

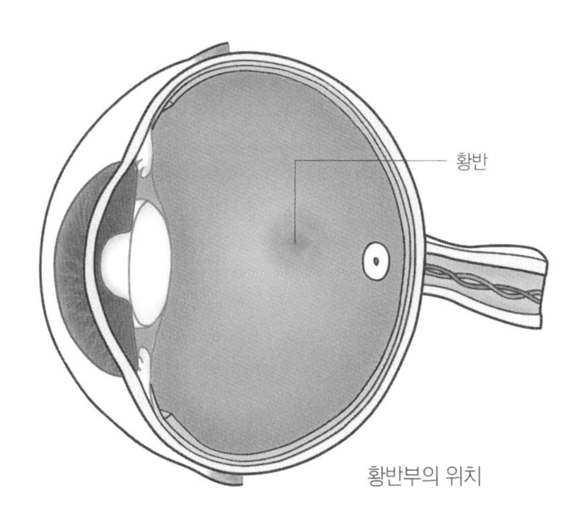

황반부의 위치

황반부는 우리의 시력을 예민하게 하고 여러 가지 다른 색을 구별할 수 있게 해줍니다. 만약 이 부위에서 산성피가 혈관을 갉아먹어 흉터가 생기게 되면, 황반주름이 생기게 됩니다. 즉 황반부에 흉터가 생기는데, 이것이 황반부 변성입니다.

이때, 시력은 더 이상 예민하지 않고, 항상 사람의 얼굴 세부를 분별하지 못합니다. 그래서 보이는 것이 울퉁불퉁하고 사람을 알아보지 못합니다. 황반 변성이 멈추지 않으면, 시각의 뒤틀린 변형 외에도 시력을 완전히 상실하는 가장 심각한 상황에 놓이게 됩니다.

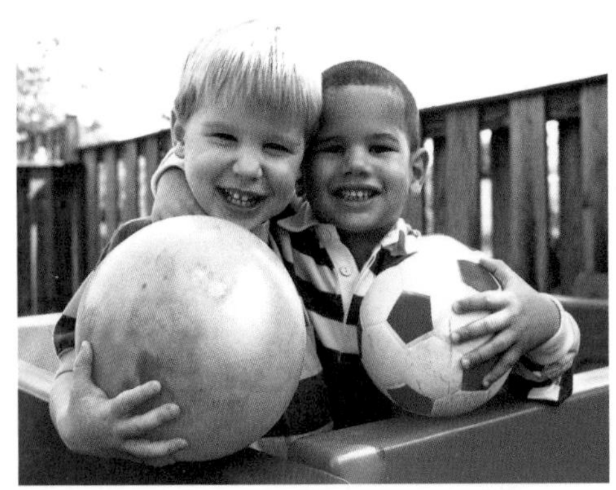

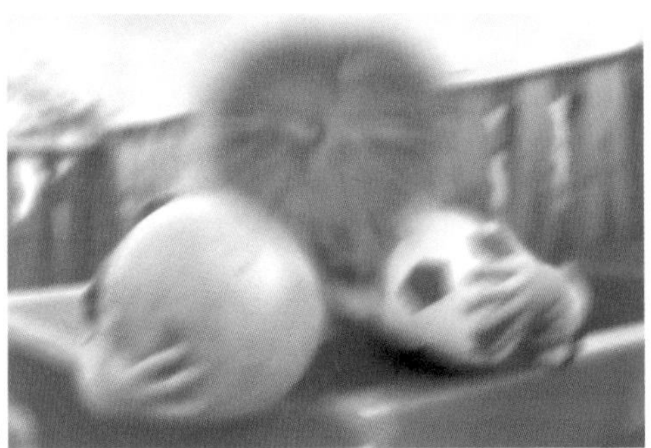

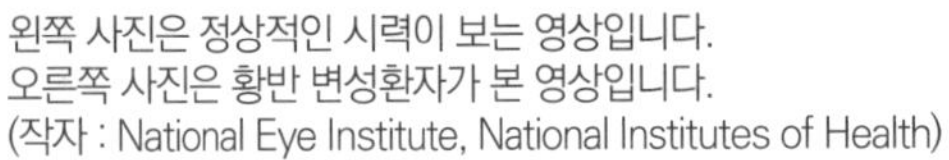

왼쪽 사진은 정상적인 시력이 보는 영상입니다.
오른쪽 사진은 황반 변성환자가 본 영상입니다.
(작자 : National Eye Institute, National Institutes of Health)

황반 변성을 피하는 법?

▷ 근치음식

황반 변성은 산성피에 부식된 혈관 부위에 흉터가 생기고, 그 흉터가 시각을 비뚤게 만듭니다. 황반부 변병을 멈추게 하려면, 혈액이 더 이상 산화되지 않도록 해야 합니다. 혈액이 산화되지 않는 가장 확실한 방법은 혈당 검사법으로 자신에게 적합한 근치음식 황금조합을 찾아내는 것이며, 이를 확실히 실행하는 것입니다.

▷ 섬유소 용해 효소를 보충한다

황반부의 노란색은 풍부한 루테인에서 나오기 때문에, 모두가 황반부에 문제가 생길 것을 두려워해서 최근 몇 년 동안 건강보조식품인 루테인캡슐을 필사적으로 먹고 있습니다. 사실, 이전 단락에서 알 수 있듯이, 황반부 변성은 루테인이 부족해서가 아니라 황반부의 혈관 부상에 의한 흉터 때문에 생긴 것으로, 루테인을 보충하는 것은 효용이 크지 않습니다. 섬유단백질용효소를 보충하여 섬유단백질이 용해작용을 할 때 섬유를 깨물어 끊을 수 있습니다(「건강보조식품을 스마트하게 사용하는 방법」 부록 참조).

10 녹내장

손가락 발가락이 저린 원인을 설명할 때, 산성피가 혈관을 부식시키고 혈관에 흉터가 생겨, 혈류가 산소를 수송할 수 없게 되며, 신경은 산소를 받지 못하면 괴사하기 시작한다고 했습니다(72쪽 참조). 만약 이 신경이 우리의 시신경이라면, 괴사 전에 위축되기 시작할 것입니다. 위축된 시신경을 녹내장이라고 합니다. 녹내장은 시력이 감퇴되고 시야가 축소되며 그것은 또한 백내장과 망막 박리를 유발할 수 있으며, 심한 경우 실명을 유발할 수 있습니다.

녹내장을 피하는 방법?

녹내장은 노년층에 비교적 많이 발생합니다. 주요 원인은 노인들이 일반적으로 오랫동안 음식을 잘못 먹은 탓으로 췌장 아가씨는 이미 완전히 다 다쳤습니다. 따라서 혈당은 조절이 잘 안 되고, 늘 너무 높아서 산성피를 형성하고, 혈관벽을 부식시키며, 산소를 신경에 전달할 수 없어서 신경의 괴사가 유발됩니다. 혈관벽이 손상되고, 게다가 나이가 들어 혈액순환 속도가 느려져 산소의 수송은 더욱 어렵게 되며, 산소가 부족한 신경은 더욱 쉽게 움츠러듭니다.

기타 녹내장 예방법은 "어떻게 손가락이나 발가락의 저림을 피할 수 있나요?"에 있습니다(72~73쪽 참조).

11 백내장/각막 혼탁

원래 눈 속의 수정체와 눈 각막은 모두 투명해야 빛과 영상이 들어올 수 있습니다. 백내장은 수정체가 혼탁해지기 시작하여 하얗게 변하는 것입니다. 각막 혼탁은 각막이 혼탁해지기 시작하여, 하얗게 변하며, 두 눈 또는 홀눈에 영향을 줄 수 있습니다.

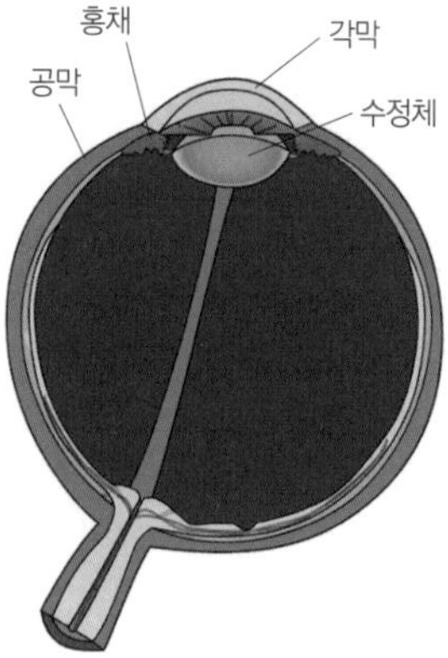

눈의 구조, 수정체와 각막이 있는 곳
(작자 : Mikael Haggstrom, 2012)

백내장과 각막 혼탁의 증상으로는 불빛을 볼 때 빛의 고리가 보이고 물건을 볼 때 색이 희미하며, 시력이 흐려지고 강한 빛에 민감하고 야간 시력이 감퇴되는 등이 있습니다. 백내장과 각막 혼탁이 있는 사람들은 운전하거나 읽을 때 구분하는 능력이 떨어집니다. 심각해지면 실명될 수 있습니다.

도대체 무엇이 이러한 원래의 투명한 조직들을 혼탁하게 만드는 것일까요.

미국의 저명한 당뇨병 전문가 번스타인(Bernstein)은 백내장과 혈당이 직접적인 연관이 있다고 진단했습니다. 그는 종종 클리닉에서 환자의 혈당이 안정된 후에 백내장이 자동으로 사라지는 것을 보고 액포가 있는 사람은 백내장이 생기는 경우가 많다고 언급했습니다.[22] 고혈당이 수정체에 종기를 일으켜 버블 같은 것을 만들어내는데 번스타인은 그것을 액포라고 부릅니다.

당신은 물어볼 것입니다. 왜 고혈당이 이러한 혈관이 없는 조직에 영향을 미치는건가요? 고혈당은 혈관벽만 해치는 것 아닌가요?

혈당이 높아지면서 우리 몸속의 자유기가 많아졌기 때문입니다. 무엇이 자유기일까요? 자유기라는 것은 돌아다니는 나쁜 산소로, 조직을 파괴할 수 있습니다. 간단히 말해, 물건은 산화한 후에 망가지기 시작하는데, 그 과정은 산화 압력으로 인해 생긴 것입니다. 수정체와 각막의 구조에서 가장 많은 것은 단백질이며 액단백이라고 부릅니다. 즉 혈당이 높아 자유기가 많아졌고, 이 투명한 단백질들이 산화되며 망가진 후 혼탁해지는 겁니다.(23)(24)(25)

나이가 들어 대사와 순환이 느려져, 항산화물질이 자유기를 잡는 속도도 느려지는데 이때 수정체와 각막의 혼탁을 형성하기 쉽습니다.

백내장과 각막 혼탁을 피하는 법?

▷근치음식

혈당이 올라갈 때 우리의 자유기는 많아지기 때문에 더욱 혈당을 안정시켜야 합니다.

혈당을 안정시키는 가장 확실한 방법은 바로 근치 진폭 혈당검사법으로, 자신에게 가장 적합한 근치음식 황금 조합을 찾은 후 확실히 실천에 옮기는 것입니다.

▷중금속을 축적하지 않는다

중금속이 축적되면, 자유기도 증가할 것입니다. 우리가 장기간 직접 접촉한 중금속의 최대 근원은 이를 때우는 은가루와 백신(특히, 독감백신) 안에 있는 방부제입니다. 만약 당신이 원래의 은니를 제거하기를 원한다면, 반드시 안전하게 수은을 제거하는 치과 진료소를 찾아야 합니다. 그렇지 않으면 제거할수록 더 악화될 수도 있습니다.

▷과음하지 않는다

우리가 술을 마실 때, 항산화 글루타티온(glutathione)의 양은 감소합니다. 이 산화물은 수정체와 각막의 산화 과정을 늦추는 데 가장 큰 기여를 합니다. 따라서 술을 마시지 말라는 것이 아니라 모든 음식물처럼 적정량을 섭취해야 합니다.

▷항산화물을 보충한다

백내장이나 각막 혼탁이 있는 사람들은 글루타티온을 보충하고 Superoxide Dismutases (SOD)를 보충할 수 있습니다.

12 청력 퇴화/이명/현기증

나이 든 사람은 쉽게 귀가 먹어 잘 들리지 않는데, 모두들 당연하게 여기고 나 역시 그렇게 생각했었습니다. 그러다가 한 나이든 환자가 어떤 때는 잘 안 들렸다가, 어떤 때는 잘 들리는 것을 발견했습니다. 그녀의 음식기록을 대조하면서, 팥보죽을 많이 먹으면 잘 들리지 않고, 전분이 조금만 줄어들면 청력이 다시 회복되는 것을 발견했습니다.

나는 혈당의 상승이 눈의 신경에 영향을 미칠 뿐만 아니라, 고혈당 또한 귀의 신경에 영향을 주는 것을 알게 되었습니다. 음식 조합이 잘못되면 혈당이 급격히 올라가고 산성피가 귀의 혈관에 상처를 줍니다. 상처 입은 혈관에 흉터가 생기면 그 부위는 혈액이 부족하고, 피가 부족해서 산소가 부족하게 됩니다. 이 신경에 산소가 부족하면 괴사하기 시작하며, 이때 청력은 감퇴하기 시작합니다.[26]

우리의 청력은 귀속에 있는 달팽이 같은 것이 맡고 있으며 그것을 달팽이관이라고 부릅니다. 이 소용돌이 모양의 달팽이 속에는 짧은 털 모양의 세포가 있고, 이런 털세포들이 신경과 연결되어 있습니다.

그러나 우리의 귀신경과 모세포가 괴사하기 시작하면 아래의 그림처럼, 붉은 부분은 이미 신경을 잃은 구역이고, 남색 부분은 이미 모세포를 잃은 구역입니다.

평소 우리의 신경은 언제나 켜져 있지만, 우리가 무언가에 닿고 스트레스를 받아야만 머리가 그것을 알아차릴 수 있습니다. 귀 안의 신경도 마찬가지로 그것은 언제나 열려있으며, 소리에 닿을 때만 뇌가 그것을 알아차립니다. 모세포에 문제가 나타나기 시작할 때, "음~" 하는 소리를 들으면 그것이 귀 울림입니다. 사실, 그것은 소리가 아니라 신경이 계속 켜진 상태이고 단지 당신의 신경이 이제 그것을 덮을 수 없을 뿐입니다. 마지막으로 귀 신경이 손상되기 시작하고 사라질 때 당신의 청력은 점차 감퇴합니다.

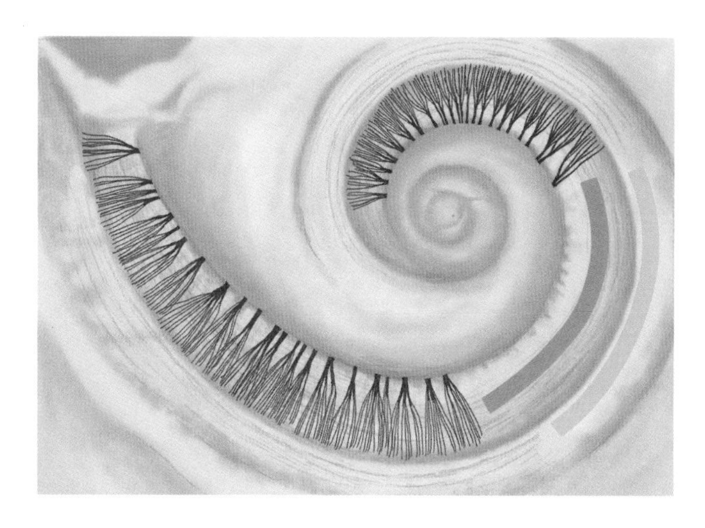

이 그림에서 볼 수 있듯이 달팽이 안에 모세포가 죽었을 때(파란색 블럭)
그와 연결된 귀신경(빨간색 블럭)도 함께 죽어갑니다.

고혈당 이외에 모 세포와 귀의 신경이 손상될 수 있는 것 외에 거대하거나 장기간의 높은 데시벨 사운드는 모세포와 신경에도 손상을 줄 수 있습니다. 이 밖에도, 200여 종 독성 약물들이 있는데, 귓속에 있는 신경을 상하게 할 수도 있습니다(옆 그림 참조).

모세포는 달팽이관 외에도, 전정 기관에 자라고 있는데, 전정 기관은 평형감각을 전문적으로 담당하는 부서입니다. 따라서 모세포가 손상되면 현기증이 생길 수 있습니다. 현기증이란 머리가 어지럽게 희번덕거리는 어지러움입니다.

우리가 이명이나 현기증을 느낄 때, 메니에르 병을 진단하곤 합니다. 오른쪽의 증상이 나타나면 모세포와 귀 신경이 손상되었음을 의미합니다. 죽은 모세포는 줄기 세포 치료로 해야 만이 다시 자랄 수 있습니다. 그러나 만약 그것이 단지 손상이라면, 그 몸은 아직 회복할 기회가 있습니다.

메르에니병의 보통 증상

현기증
이명
안 들린다
귀가 땡땡한 느낌

흔히 볼 수 있는 이독성 약물[27]

항생제
진균억제약물
(무좀 약, 질 가려운 약)
항바이러스제
진통제(아스피린 등)
혈압 강하제
소염제
스테로이드 약물
수면제
항히스타민제
인슐린
통풍약

청력 퇴화/이명/현기증 피하는 법?

▷ 근치음식

고혈당은 귀신경의 산소를 부족하게 만들기 때문에 혈당의 균형을 유지하는 것이 청력보건에 매우 중요합니다. 확실히 근치전폭혈당검사법을 이용하여 자신의 근치음식 황금조합을 찾아내는 것이 청력을 보호하는 가장 좋은 조치입니다.

▷ 스트레스를 푼다

우리가 스트레스를 받을 때, 부신 선생이 나와서 처리해야 하는데, 이 혈당을 드는 장사가 나타나자마자 혈당이 상승할 것입니다. 혈당이 상승하면, 귀 신경에 산소가 부족하게 될 수 있습니다. 그래서 자신의 스트레스 요인을 효과적으로 처리하거나 스트레스 요인과 효과적으로 소통시키는 것이 청력보건에도 매우 중요합니다.

▷ 소음을 멀리한다

우리가 너무 크거나 오래된 소음을 접할 때, 모세포는 손상되거나 사망합니다.

따라서 귀를 보호하고 소음을 피해야 청력을 보호할 수 있습니다. 평시에 우리가 소음이라고 여기지 않은 소리도 모세포를 손상시킬 수 있습니다.

예를 들어, 장기간 코 고는 소리가 크거나, 또는 오랫동안 잠자리를 함께 하는 사람의 코 고는 소리가 크거나, 귀에 깊이 들어간 이어폰을 사용하거나, 음악 소리가 크게 울리거나, 또는 "작업 중에는 소음이 많으나 보호 장비는 없다" 등등입니다. 이러한 상태는 모세포를 심각하게 손상시켜 청력이나 현기증을 유발할 수 있습니다.[28]

▷ 균류의 균형을 이룬다

우리 몸에는 장균만 있는 것이 아니라, 귓속에도 세균이 가득합니다. 창자의 균이 불균형할 때 창자에 염증이 생기듯이, 귀의 박테리아가 균형을 잃으면 귀 또한 염증을 일으킵니다. 이 연구 결과 반복적으로 중이염에 걸리는 사람들의 귀에 있는 박테리아는 정상인과 같지 않다는 것을 발견했습니다. 그래서 오늘날 중이염이 있는 어린이들에게 미국 의사들은 항생제를 처방하지 않고 프로바이오틱스를 처방합니다.[29]

항생제는 나쁜 박테리아도 좋은 박테리아도 다 죽이기 때문에 항생제를 자주 사용하면 신체의 박테리아 균형에 심각한 영향을 줄 수 있습니다. 외용약 이외에도 우리가 접촉하는 청결 용품은 균에 영향을 미칠 수 있습니다. 우리의 귀, 코와 목 사이의 세 곳은 모두 같은 방으로 연결되어 있는데, 그 방을 코인두라고 합니다. 코인두를 통해 눈과 입과 귀의 박테리아가 직접 서로 영향을 줄 수 있습니다. 입 안에 넣을 수 있는 청결 용품들은 귀에도 큰 영향을 줍니다. 알콜성 구강 청결제 또는 강력한 살균 치약과 같은 제품들은 입과 귀의 세균에 직접 영향을 줄 수 있습니다. 따라서 청력을 보호하려면 자신이 선택한 청결용품에 의해 균의 균형이 흐트러지지 않도록 주의해야 합니다.

외용 의약품 및 용품 외에, 소화도 전신의 균형에 큰 영향을 줄 수 있습니다. 장에 세균이 꽉 차 있으므로 장균이 건강하고 균형이 잡혀 있으려면, 위산이 반드시 충족되어야 합니다. 위산이 충분치 않으면 사람이 먹는 음식은 항상 소화가 제대로 안 되며, 장까지 내려온다 해도 아직 소화가 덜 된 음식은 영양소가 아니라 썩은 시체일 뿐입니다. 부패한 음식물은 우리의 장균을 해치고 균 종류에 영향을 미쳐 장균의 불균형을 초래합니다. 따라서 위산이 충분하지 않은 경우 대변에서 항상 고약한 냄새가 나고, 많은 프로바이오틱을 추가 섭취한다 해도, 그 계통은 모두 불균형합니다. 일단 장내 박테리아가 균형을 잃으면 귀의 건강에도 영향을 미칩니다(「충분한 위산을 확보하는 방법」 32쪽 참조).

13 고혈압/저혈압

우리는 어려서부터 고혈압은 소금을 너무 많이 먹었기 때문이라는 교육을 받았습니다. 사실 우리의 혈압이 비정상적인 것은 소금이 배출되지 못하기 때문입니다.

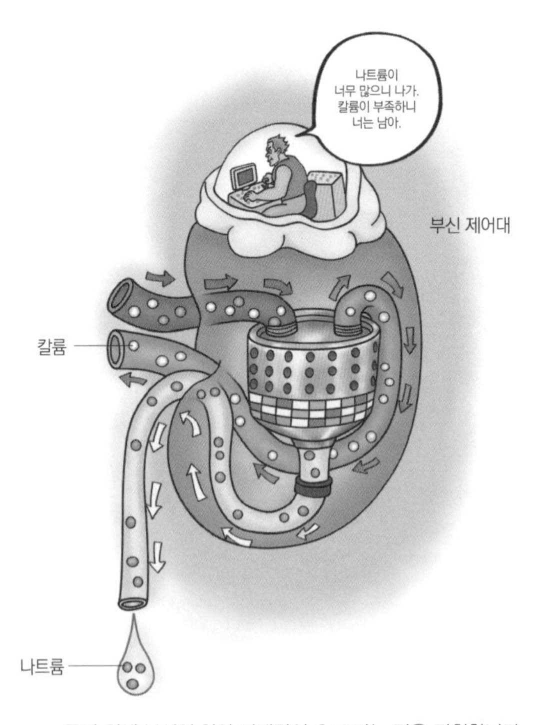

콩팥 위에 부신이 앉아 미네랄이 오고 가는 것을 지휘합니다.

부신 선생을 기억하세요? 혈당을 올릴 수 있는 헤라클레스(장사). 사실 부신 선생은 여러 가지 직분이 있습니다. 혈당을 올릴 수 있을 뿐만 아니라, 콩팥 상단의 통제실에 앉아 미네랄 조절을 주관하는 지휘관이기도 합니다. 우리 몸의 미네랄은 가야 할지 남아야 할지, 모두 부신 지휘관이 결정합니다. 그가 나트륨이 너무 많다고 하면, 나트륨은 오줌을 통해 빠져나가야 하고, 그가 칼륨이 부족하다고 하면, 칼륨은 다시 체내로 돌아옵니다.

한 사람이 음식 조합을 잘못하면 혈당이 요동 치고, 혈당이 올라가서 췌장 아가씨를 다치게 하고, 혈당이 떨어져 부신 선생을 다치게 합니다. 부신 선생이 오랫동안 다치면, 미네랄을 지휘하는 능력에 영향을 받을 것입니다. 그렇게 되면 나가야 할 나트륨이 나가지 못하게 됩니다. 나트륨은 소금입니다. 소금이 빠지지 못하면, 혈압이 오르기 시작할 뿐만 아니라, 부종도 일으키기 시작할 것입니다. 고혈압 환자는 혈액을 검사받을 때 혈액 속 나트륨의 양이 너무 많다는 것을 알게 됩니다. 이것은 소금을 너무 많이 먹어서가 아니라, 그가 먹은 소금이 잘 빠져나가지 못하기 때문입니다. 하지만 만약 부신의 지휘가 잘못되어 나트륨을 멈추지 않고 나가게 한다면, 나트륨이 계속 달아나 혈압이 너무 낮아질 수 있습니다.[30][31]

고혈압의 또 다른 원인이지만 모두가 쉽게 간과하는 것은 바로 물을 충분히 마시지 못한 것입니다. 충분한 물을 마시지 않으면 혈액량이 떨어집니다. 탈수는 물 부족과 마찬가지인데 혈장 중 91.4%가 물이기 때문입니다. '탈수'가 심각하게 들리지는 않지만, '피가 모자란다' 하면 심각한 일이죠. 우리는 피가 충분하지 않을 때, 혈관은 수축되어야 하고 혈관이 수축하

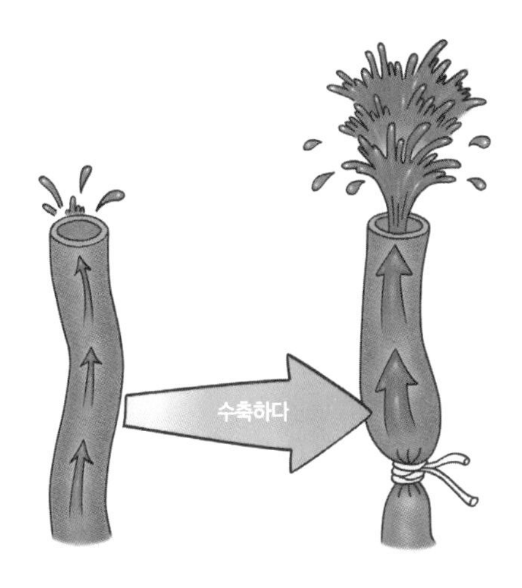

혈관 안의 혈액량이 부족할 때 혈관을 수축하여
피가 비교적 가득하게 하여 고혈압을 초래합니다.

는 것은 공간을 작게 만드는 것과 같기 때문에 지금 당장은 피가 좀 충분하다고 생각합니다. 그 수축의 압력은 고혈압을 일으킵니다.

혈압에 큰 영향을 미치는 또 다른 요인은 바로 수면입니다.

우리가 잠을 충분히 자지 못하거나 밤을 새워 늦게 잠자리에 들 때, 원래 혈압이 높았던 사람은 혈압이 더 높아질 것이고, 저혈압이 있던 사람은 혈압이 더 낮아질 것입니다.(32)

콩팥 혈관성 고혈압이라고 하는 특수 유형의 고혈압도 있습니다.

우리의 음식 조합이 잘못되어서 산성피가 혈관벽을 갉아먹을 때, 콩팥 안의 작은 혈관이 상처 입기 쉽습니다. 콩팥의 혈관에 흉터가 생기기 시작하면 콩팥 혈관이 좁아지기 때문에 콩팥으로 들어가는 혈류가 감소합니다. 콩팥은 얼마나 많은 피가 흘러갔는지에 따라 우리의 혈액량이 충분한가, 탈수가 없는가를 결정합니다. 만약 혈류가 부족하면 콩팥은 우리가 탈수한 것으로 착각합니다. 그것은 혈관을 수축시킬 수 있는데, 이때 수축된 혈관이 바로 고혈압입니다.

혈압은 마치 건물 안 수도관의 수압과 같습니다. 수압이 부족해, 물이 가야 할 곳까지 도달할 수 없으며, 수압이 너무 높으면 파이프가 파손될 수 있습니다. 이처럼 우리의 혈압도 너무 낮아지면 각 기관들의 혈액 공급이 부족하여 부상을 입기 시작하는 증상이 생기게 될 것입니다.

머리에 혈류가 부족하면 현기증, 어지러움, 건망증을 느끼고 심지어 기절할 수도 있습니다. 콩팥에 혈액이 충분하지 않으면 신부전이 생길 수 있으며 심장에 혈액이 불충분하면 심장 마비가 발생할 수 있습니다. 반면 혈압이 높을 때 혈관이 고압에 파괴되어 손상을 입을 수 있는 부위가 많을 수 있는데, 예를 들면 콩팥, 뇌, 눈의 중풍, 뇌졸증 등 입니다. 혈압이 너무 높을 때는 심장이 더 힘들게 일하기 때문에 이때 좌심실은 비대해지고 경화됩니다.

심장의 효과적인 펌프의 기능을 손상시키고, 심장 발작 및 심장 마비의 확률이 크게 높아집니다.

고혈압/저혈압을 피하는 방법?

고혈압과 저혈압의 원인이 똑같기 때문에 주로 상처를 입은 부신 선생을 보는데, 상처를 입은 후에는 항진인가, 아니면 기능이 감퇴한 것인가를 봅니다. 따라서 고혈압과 저혈압의 예방 방식도 같습니다.

근치음식, 스트레스 해소

고혈압의 첫 번째 주원인이 부신 지휘관의 부상 때문이라면, 고혈압을 멀리하기에 1차적으로 중요한 것은 바로 부신을 보호하는 일입니다.

부신 지휘관이 부상을 입는 보편적인 원인은 두 가지뿐입니다. 하나는 혈당이 출렁이는 것이고, 하나는 생활 스트레스입니다. 우리에게 압력이 있을 때, 그 압력이 너무 오래 지속되다보면 부신도 다치게 될 것입니다. 그러므로 부신을 보호하기 위해서는 자신에게 맞는 근치음식 황금조합을 찾아내야 하며, 스트레스를 완화시켜야 합니다.

물을 충분히 마신다

고혈압의 두 번째 주원인이 물을 충분히 마시지 않은 것이라면, 충분한 물을 마시는 것이 고혈압을 피하는 중요한 생활습관입니다. 일반적으로 탈수를 겪는 사람은 갈증이 나지 않습니다. 탈수 시 갈증을 느끼는 신경이 작동하지 않기 때문입니다. 따라서 탈수를 겪는 사람일수록 목이 마르지 않습니다.

그러므로 갈증 신경을 불러일으키기 위해서는 먼저 충분하게 물을 마셔야 합니다. 체중(kg)×33=cc, 이것이 하루에 필요한 물의 양입니다. 이 양을 매일, 하루를 시작할 때부터 미리 담아두고 휴대전화를 이용해 물을 마시라는 것을 상기시켜 주세요. 탈수한 사람은 물을 마실 때 마시는 물이 내키지 않고, 마시기가 어렵다고 생각합니다. 물에 레몬 슬라이스를 더하거나 과일을 몇 조각이나 오이와 민트를 약간 더 넣어도 좋습니다. 갈증의 신경이 느낄 때까지 이렇게 마셔야 합니다. 나이가 어린 사람은 갈증의 신경을 회복하는 시간이 비교적 짧지만, 나이가 많은 사람은 비교적 오래 걸립니다. 당신이 갈증을 느끼기 시작하고, 자발적으로 물을 찾게 되면 더 이상 자신의 양을 계산할 필요가 없습니다. 목이 마르면 마시고, 목이 마르지 않으면 마시지 않으며, 갈증이 많이 나면, 많이 마시고, 아니면 적게 마십니다. 자기 신체의 소리를 들으세요, 이것이 바로 당신이 필요로 하는 적당한 물의 양입니다.

커피, 차, 담배의 섭취량을 주의하세요

많은 사람들은 종종 커피, 차 및 담배를 과다하게 섭취해서 고혈압을 유발합니다. 커피와 차에는 카페인이 함유되어 있고, 담배에는 니코틴이 함유되어 있으며 모두 자극성 물질입니다. 그러면 당신은 "그들이 무엇을 자극하고 있는 겁니까?"라고 물을 것입니다.

이 자극물들은 부신 선생을 발로 차고, 부신 선생은 발길질을 당하자 혈당을 얼른 들어 올립니다. 혈당=에너지, 이게 우리가 커피를 마시고 담배를 피울 때, 정신이 번쩍 드는 이유입니다. 과음하면 가슴이 두근거려 밤에 잘 수 없습니다. 부신 선생이 오랜 동안 발길질을 당해 상처를 입고, 미네랄을 장악하는 능력이 손상을 입습니다. 미네랄인 나트륨(소금)이 나가지 못할 때, 소금이 너무 많아 혈압이 올라갑니다.

다음과 같은 실례를 통해 카페인이 혈당에 미치는 영향을 알 수 있습니다.

첫째 날

음식내용	식사시간	식후 1시간 혈당	식후 2시간 혈당	식후 3시간 혈당	혈당 혈당 진폭
아침 식사 달걀후라이 1개 오트밀 2,3 입	8:30 a.m	134	112	108	26

둘째 날

음식내용	식사시간	식후 1시간 혈당	식후 2시간 혈당	식후 3시간 혈당	혈당 혈당 진폭
아침 식사 달걀후라이 1개 오트밀 2,3 입 블랙커피 1잔	8:00 a.m	172	145	115	57

이것이 내 환자의 혈당 검사 기록인데 두 끼 식사의 내용은 거의 같고, 단백질, 지방 및 유사한 양의 전분이 있으며, 유일한 차이점은 블랙커피입니다. 블랙커피가 있는 그 식사는 식후 1시간의 혈당이 순식간에 172까지 치솟았습니다. 블랙커피가 없는 식사는 혈당이 134뿐입니다. 카페인의 영향을 과소평가해서는 안 됩니다.

종종 환자들은 식사 후에 가장 높은 혈당이 대개 첫 시간인데, 그러나 어느 날 측정할 때 두 번째 시간에 최고가 되는 이유를 묻습니다. 나는 그들에게 식후에 커피나 차를 마셨는지 물었더니 대답은 대개 "예" 였습니다. 부신 선생이 쓰러지지 않을 정도로, 당신은 도대체 커피, 차를 얼마나 마실 수 있을까요? 그것은 혈당 측정 외에도 자신의 혈압을 관찰해야 합니다. 당신이 커피, 차와 담배를 섭취할 때, 원래 쉽게 올라간 혈압이 지금은 훨씬 높아지고 또는 이미 낮은 혈압이 더 낮아지면, 이 각성제의 양에 주의를 기울여야 합니다.

사실, 시중에 카페인이 없는 차와 커피 제품이 많이 있는데 저카페인 커피를 구입할 때는 스위스 워터 프로세스(Swiss Water Process)를 사용하여 카페인을 제거한 제품을 찾는 것이 가장 좋습니다. 카페인의 일반적인 제거 방법에 화학 물질을 사용하는데 스위스 워터 프로세스(Swiss Water Process)는 화학물질을 전혀 사용하지 않고, 카페인의 99%를 제거할 수 있기 때문입니다. 또한 커피를 구입할 때는 대부분의 커피에 다량의 살충제가 뿌려지기 때문에 유기농 커피 원두를 찾는 것이 가장 좋습니다('건강보조식품의 스마트 사용법' 부록 참조).

소금은 얼마나 먹어야 하는지, 혀의 말을 듣는다

내가 애당초 자연의학에 뛰어든 것은 부모님의 고혈압 때문이었고, 내가 처음 접한 자연의학 서적은 고혈압에 관한 것이었습니다. 나는 F. Batmanghelidj의 저서에서 고혈압의 원인이 소금 섭취와 관련이 없다는 말에 충격을 받았습니다. 내가 충격을 받는 것은 우리 양쪽 조부모님 모두 고혈압이 있기 때문에 내가 자라는 단계에서 우리 엄마가 요리를 하는데 소금을 넣지 않았습니다. 나는 이 일을 부모님께 말씀을 드렸더니 그들은 나에게 이미 7년 동안 고혈압 약을 먹었다고 말했습니다. 소금을 먹지 않았는데도, 여전히 고혈압을 앓고 있다니, 나는 소금이 들어가지 않은 음식을 너무나 많이 먹었습니다. (정말로 먹기 힘듭니다) 정말 억울합니다!

잊지 마세요! 당신 혈압의 높낮이는 나트륨(소금)이 배출되는지 여부에 달려 있습니다. 따라서 음식을 먹을 때는 자신이 먹고 싶은 짠 맛(소금기)에 따라 먹는 것이 좋습니다. 그 짠 맛(소금기)은 당신이 필요로 하는 염도입니다. 당신의 짠 맛이 바뀌었다면 부신이 바뀌었다는 것을 의미합니다.

당신이 먹는 짠 맛(소금기)으로 콩팥의 상태를 판단하는 것은 좋은 지표입니다.[33] 그래서 당신이 짜게 먹는다면, 부신이 너무 피곤하다는 뜻이며, 소금을 제한해서는 안 되고, 부신의 건강을 개선하는 방법을 생각해야 합니다. 만약 부신이 매우 피곤한데, 또 소금을 먹지 않는다면, 전해질은 반드시 평형을 잃게 될 것입니다. 부신이 좋아지면 짜게 먹는 상황이 자연히 개선돼서 그렇게 짠 음식을 먹고 싶지 않을 것입니다.

그러나 만약 당신의 콩팥이 상처를 입었고 신혈관성 고혈압이 있었다면, 당신의 소금 배출 능력은 아마도 영향을 받을 것입니다. 이때는 이미 손상된 장기에 맞춰 소금의 양을 조절해야 할 수도 있습니다.

적절한 유산소 운동 및 코어 근육운동

나의 많은 환자들이 유산소와 코어 근육 운동을 시작한 후에 혈압이 떨어졌습니다. 왜 이러한 운동은 혈압에 영향을 줄 수 있을까요?

유산소 운동은 심근을 훈련시킬 수 있고, 당신의 심장 근육이 충분히 강하면 기능이 더 강해지고 혈류가 비교적 순탄하고 혈압도 안정될 것입니다.

코어근육 운동은 온몸의 골격근(뼈 옆 근육)을 훈련시키는데, 우리의 뼈 근육이 혈류를 크게 지배합니다.

아래의 그림에서 볼 수 있듯이 실제로 혈관에 한 토막 한 토막의 수문이 있습니다. 우리의 근육이 이완될 때 이 수문은 닫혀 있고, 우리의 근육이 수축할 때 이 갑문들은 열려 있어서, 혈류가 비로소 통과할 수 있습니다. 이렇게 되면, 근육의 수축과 이완을 통해, 피를 사지에서 심장으로 가져가는 것을 도울 수 있어, 심장의 작은 도우미라고 할 수 있습니다. 서 있거나 오래 앉아 있을 때 여기저기가 시큰시큰 쑤시고 아픈 것은 근육의 대사로 나온 산이 혈류에 의해 배출되지 못하기 때문입니다.

근육이 이완되고
갑문이 닫혀 있다.

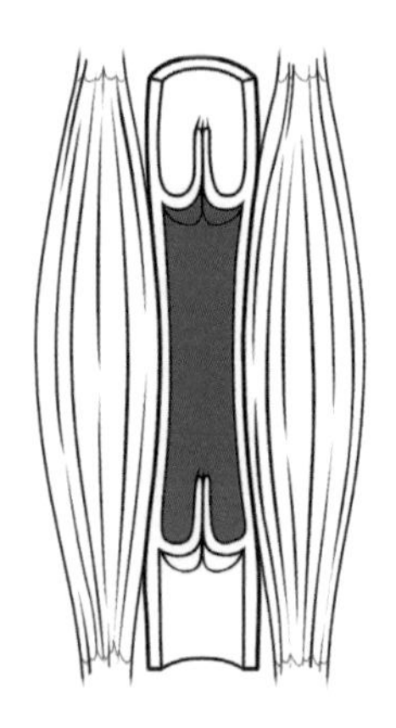

근육이 수축하면
갑문이 열리고 혈류가 통과한다.

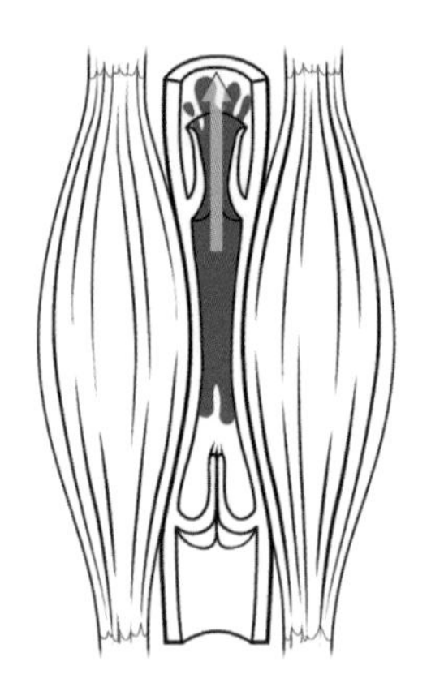

혈관 속에 한개 한 개의 갑문이 있고, 그것들의 스위치가 대부분 근육에 의해 장악되고 있는데, 골격근펌프라고 합니다. (작자: OpenStax College, 2013)

근육이 풀어지면 갑문이 닫히고, 근육이 수축되면 갑문이 열리고, 혈류가 통과합니다. 혈관은 모두 근육에 붙어 있기 때문에, 나이가 들면서 운동을 잘 하지 않으면, 근육이 말랑말랑해져, 심장은 이들 도우미의 도움을 받지 못하게 됩니다. 이때 심장은 잘 지치고 질병에 걸리기 쉽고 혈압이 불안정합니다. 따라서 유산소운동이나 코어근육과 같은 운동을 할 수 있다면 적극적으로 혈압을 유지하는 데 도움이 됩니다.[34]

운동의 요점은 '적당하게'라는 것을 명심하세요! 어떤 사람들은 운동이 좋다고 여기고 필사적으로 하지만 실제로 과도한 운동은 심장과 몸을 상하게 합니다. 운동할 때 자신의 소리를 들으세요! 하루 종일 자신과 싸우지 마세요. 나이 든 사람의 가장 안전하고 가장 효율적인 유산소 운동은 경보입니다. 가장 안전하고 가장 효과적인 근육 운동은 등산입니다.

압력 변화에 주의하고, 혈압제와 건강보조식품으로 지원

부모님께서 음식을 바꾸고, 부신 선생이 복구되고, 물을 대신하여 차를 마시는 것을 끊고, 혈압이 자동으로 낮아졌어도 여전히 혈압을 측정하는 좋은 습관을 유지하고 있습니다. 때로는 정서적으로 긴장하거나 먼 거리를 여행하거나 날씨가 추울 때, 혈압은 여전히 상승해서 불편한 증상이 나타납니다. 예를 들면, 하품, 어지러움, 이명, 얼굴 붉어짐, 눈 충혈 등이 나타납니다. 따라서 혈압을 낮추는 약을 지니고 있으면 언제든지 사용할 수 있습니다.

삶은 항상 변화무쌍하기 때문에, 장기간 스트레스를 받거나 콩팥이 손상된 경우, 특별한 도움이 필요할 때, 부신과 콩팥을 지원하는 건강보조식품을 복용할 수 있습니다(「건강보조식품을 현명하게 사용하는 방법」 부록 참조).

14 통풍/요산 과다

모두들 요산과다증은 퓨린을 너무 많이 먹었기 때문이라고 말합니다. 이 진술과 논리는 고혈압을 소금 탓으로 돌리는 것과 같이 지나치게 간단합니다. 요산은 퓨린이 우리 몸에서 다 쓰고 나서 생기는 것이 틀림없습니다. 그러나 우리가 너무 많이 먹기 때문에 상승한 것이 아닙니다. 고혈압의 원리와 같이 요산이 높아지게 된 것은 배출할 수 없기 때문입니다.

우리의 콩팥은 깔때기처럼 생긴 것인데, 그것은 우리가 원하지 않는 것들을 골라 소변에서 배출합니다. 콩팥이 배출하는 것은 요소, 빌리루빈, 크레아티닌, 이외에 요산과 혈당이 있습니다. 그러나 요산과 혈당은 실제로 몸에 매우 중요하며, 혈당은 우리의 주된 에너지원이고, 요산은 가장 중요한 항산화제 중 하나입니다.

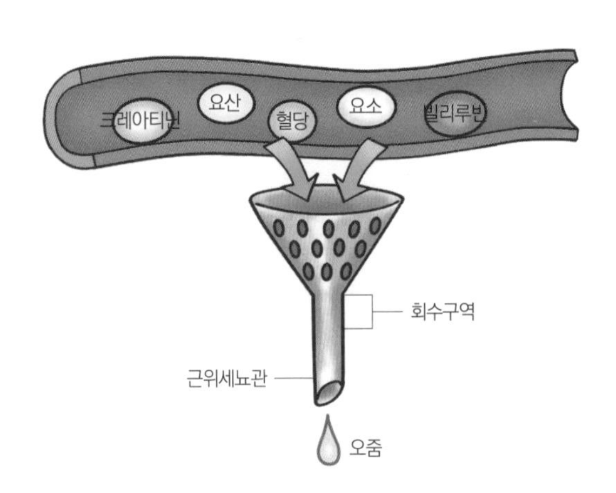

콩팥은 몸의 깔때기입니다.
그것이 여과하는 물건은
크레아티닌, 요산, 혈당, 요소,
빌리루빈 등입니다.
이 깔때기는 회수 구역이 있고
요산과 혈당을 회수합니다.

우리는 모두 항산화 물질이 신선도를 유지할 수 있다는 것을 알고 있으며 이를 잘 관리해야만 몸의 젊음을 유지할 수 있습니다. 혈당과 요산이 모두 중요하기 때문에 배출할 때 잘 나가는 작은 파이프에 있는 회수 구역이 혈당과 요산을 몸으로 끌어당깁니다.

혈당과 요산의 회수 지역이 같기 때문에, 당분이 상승할 때, 요산이 회수되는 속도가 빨라지고, 과다한 요산은 몸속으로 끌려가게 됩니다. 요산과 소금은 마찬가지로, 양이 많으면 결정체가 됩니다. 결정된 요산은 관절에 끼게 되어 축적되는데, 관절이 염증이 생겨, 부어오르기 시작하면 바로 통풍이 됩니다.[35][36] 대부분의 사람들은 요산이 소변에서 배설된다는 것을 알고 있지만, 요산의 거의 25~30%가 대변에서 나온 것임을 아는 사람은 드뭅니다. 즉, 우리의 '간-쓸개-대변' 해독 파이프 라인이 원활하지 않거나 장내 생태계에 문제가 있는 경우, 요산도 배설하지 못할 위험이 있습니다. 빠져 나가지 못하면 피로 돌아가야 하며, 이때 요산이 상승하고 통풍의 위험이 있습니다.[37][38][39]

요산이 올라가게 되는 또 다른 이유는 이 사람이 물을 충분히 마시지 못하기 때문입니다. 앞의 글이 언급하듯이, 탈수=빈혈(89쪽 참조). 이렇게 되면, 몸은 감히 물을 내보내지 못하며, 이 사람은 소변을 볼 생각이 없게 됩니다. 생각해 보세요. 요산의 60~75%가 소변에서 배설되는데, 이제는 소변조차도 몸에서 빠져 나올 수 없으니, 요산은 혈액으로 돌아갈 수밖에 없습니다. 이때 요산이 높아질 것입니다. 높은 요산의 가장 큰 위험은 물론 통풍입니다. 나는 내 환자가 장기간 통풍에 시달린 후, 류마티스성 관절염과 강직성 관절염을 일으키는 것을 보았습니다. 통풍은 결정체가 관절에 걸려 있으므로 염증을 일으킨 것이며, 장시간 염증이 생기면 자가 면역계에 문제가 생깁니다.

통풍/높은 요산을 피하는 방법?

▷ 근치음식

고혈당이 높은 고혈압을 유발할 수 있다면, 혈당을 안정시키는 것이 고혈압을 멀리하는 가장 좋은 방법입니다. 그래서 요산 수치를 낮추고 통풍 위기를 완화하려면, 자신에게 가장 적합한 근치음식 황금조합을 찾아내 실행에 옮기는 것입니다.

▷ 소화에 주의한다

장의 환경은 또한 요산의 배출에 직접적으로 영향을 미치므로, 소화에 주의를 기울이는 것은 요산 지수에 대해서도 매우 중요합니다. 그러면 당신에게 맞는 근치음식의 황금조합을 찾아서, 잘 씹어 먹는 습관에 주의하며, 대변의 모양과 냄새를 관찰하여 소화 상태를 이해함으로써 소화를 조절하고 지원하는 것은 요산의 균형에 긍정적인 영향을 미칩니다(27~31쪽 참조).

종종 높은 요산 환자들이 충분한 위산을 복용하기 시작한 후, 장균은 균형을 되찾고, 소화기관이 건강해졌기 때문에, '간-쓸개-대변'의 디톡스 파이프라인이 점점 원활해지고, 요산 문제도 해결되었습니다(32쪽 참조).[40]

▷ 물을 많이 마시기

물을 마시지 않으면, 몸에서 물을 내보내지 않고, 몸에서 물을 내보내지 않으면, 요산이 빠져나갈 수 없습니다. 그러니 자신의 갈증 신경이 민첩한가 확인하십시오. 몸의 소리에 귀를 기울여 수분을 공급하는 것도 바로 요산 균형을 확보하는 중요한 토대입니다(20쪽 참조).

▷ 간, 쓸개와 콩팥의 해독 건강보조식품

요산은 소변과 대변을 따라 몸으로부터 배출하기 때문에, 소변과 대변의 두 해독 파이프가 막히지 않아야 요산이 배출됩니다(41~46쪽 참조). 이 경우 음식 조절 외에도 간, 쓸개와 콩팥의 기능을 지원하는 건강보조식품을 섭취할 수 있습니다(「건강보조식품을 현명하게 사용하는 방법」 부록 참조).

그러나 통풍을 이미 앓았다면, 결정체가 생겼다는 것을 나타내며, 이때 간, 쓸개, 콩팥의 지원과 식사 조정 외에 가장 중요한 것은 빨리 염증을 가라앉히는 것입니다. 간유 속에 오메가 3는 염증을 없애는데 도움이 되는 항염증제 파이프 라인의 선두 주자입니다. 아마 씨 오일도 오메가 3가 다량 함유되어 있으며, 채식자에게 적합합니다.

그러나 식물성 오메가 3는 인체에서 한 번의 절차를 거쳐야 우리가 사용할 수 있다는 것을 명심하세요. 마치 당근에 있는 비타민 A와 간에 있는 비타민 A가 다른 것처럼요.

식물의 비타민 A는 또한 매우 복잡한 전환을 거쳐야 나중에 인체가 사용할 수 있지만 간 속의 비타민 A는 우리가 직접 이용할 수 있습니다. 물론 우리는 육신으로 만들어지고, 그래서 동물에게서 영양을 섭취하고, 이름은 식물과 같지만 근본적인 차이가 있습니다. 그래서 일반적으로 간유를 사용하는 소염 효능이 아마 씨 오일보다 좋습니다.[41]

15 신부전

우리의 신체검사 결과가 나올 때, 요단백, 혈액 크레아티닌 상승, 혈액요소질소 상승(BUN), 사구체 여과율(GFR)이 문제가 있는 경우, 우리는 신부전이라는 통보를 받습니다. 그런데 의사는 가장 심각한 결과가 투석임을 알려 드릴 것입니다.

우리의 콩팥은 아주 멀쩡하고 얻어맞지도 않았는데 어떻게 기능이 감퇴할 수 있습니까?

사실 신부전은 모두 잘못 먹어서 생긴 것입니다. 전신의 혈관이 가장 작은 곳이 세 군데가 있는 것을 기억하십니까? 손가락 끝과 발가락 끝, 그리고 눈을 제외한 세 번째는 바로 콩팥입니다. 콩팥은 혈관이 작고 벽이 얇아야만 여과하는 일을 할 수 있습니다. 그러나 혈관이 아주 작기 때문에 우리의 식단이 잘못되어, 산성피가 혈관을 갉아먹을 때, 상처를 가장 깊게 입는 것은 바로 콩팥 안의 아주 작은 혈관입니다. 이러한 미세 혈관이 손상이 되어 망가지면 신체의 '필터'가 망가졌음을 의미합니다.

필터가 콩팥에 의해 여과되었던 것이 고장이 나면 요산, 크레아티닌, 요소질소 등의 수치에 문제가 생기기 시작합니다.

당신은 이렇게 물을 것입니다. 요단백은 어떨까요? 다른 것들은 나가지 못해서 혈액에서 지수가 올라갔지만, 요단백이 어떻게 해서 소변에 들어가는 겁니까? 단백질을 많이 먹으면 콩팥에 상처가 날까요?

오랜 전에 우리가 소변에서 과도한 단백질을 발견했을 때, 우리는 콩팥의 구조를 아주 간단한 깔때기로 생각하지만, 이 깔때기는 전혀 단순하지 않습니다. 그것은 단지 크기만으로 필터링되는 것이 아니며, 그 안에는 전하가 필터링되고 있는 한 층이 더 있습니다. 예를 들어, 단백질은 음전하를 띠고 있고, 깔때기도 음전하를 띠고 있는데, 음전과 음전이 서로 배척하여, 단백질이 나오지 않습니다. 하지만 콩팥을 다쳤을 때 음전기를 채우던 여과층 표면

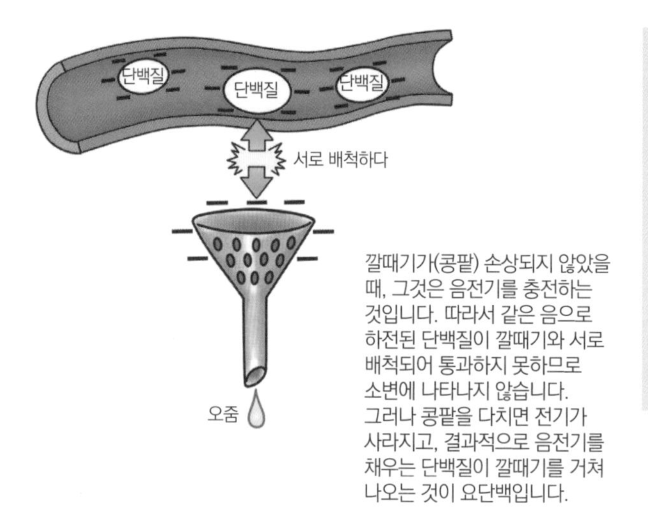

신부전의 일반적인 후유증

- 소변 감소
- 발, 발목, 종아리 부종
- 이유 없이 씨근덕거리다
- 과로하고 졸다
- 지속적인 현기증
- 의식이 흐릿하다
- 가슴 통증, 흉부 압박
- 간질
- 혈압이 안정적이지 않다

의 전기가 사라지고, 결과적으로 음전기를 채우는 단백질이 깔때기와 서로 배척할 수 없기 때문에 깔때기를 거쳐 오줌에 나오는 단백질이 요단백입니다.[42][43][44]

그러나 깔때기가 다치면 음전기가 사라집니다. 이 시점에서 단백질은 깔때기를 통해 소변에 나타날 수 있습니다. 이것이 소변 단백질입니다.

내 상담 경험에 따르면 환자의 콩팥 기능이 회복되더라도 소변 단백질의 지표가 정상적으로 나타나는 것이 드뭅니다. 충전하는 깔때기가 손상된 후 다시 충전하기 힘들다고 생각합니다. 따라서 상태가 좋아지고 콩팥 기능이 회복되어도 요단백 지수가 보통 사람보다 높습니다.

이는 당뇨병을 앓은 적이 있는 사람과 같이, 췌장은 일찍이 크게 손상된 적이 있어서, 따라서 혈당도 정상으로 돌아가고, 혈당 조절 기능도 정상으로 회복하고, 당화 혈색소(AIC)도 정상 수치로 떨어졌지만, 아침 공복 혈당 수치는 여전히 높습니다. 아침 공복 혈당 측정은 췌장의 건강 상태를 측정하는 것이기 때문에 손상된 췌장 세포는 다시 태어날 수 없습니다. 따라서 고혈당으로 췌장에 상처를 입은 사람들은 보통 사람보다 아침의 공복 혈당이 높습니다. 즉 여명 현상입니다.

신부전을 멀리 하는 방법?

현재 일반적인 콩팥질환의 식사는 대부분 저단백식을 권장합니다. 그러나 저는 저단백 식사는 신부전을 억제할 수 없을 뿐만 아니라, 혈당진동을 일으켜 콩팥에 대한 손상이 더욱더 심해질 것이라고 생각합니다.

오른쪽 표에서 볼 수 있듯이 식사의 설탕 함량은 23.5개 각설탕에 해당합니다.

약간의 단백질 가루와 약간의 크림만이 그러한 다당류를 완화할 수 있습니다. 이런 식사를 하고서, 혈당이 요동치지 않기는 정말 어렵습니다. 혈당은 항상 오르락내리락하여, 상처를 입는 것은 바로 콩팥이며, 그것의 완쾌에 도움이 되지 않습니다.

미국 콩팥 건강 서적이 제안한 아침식사 메뉴, 그러나 당분이 이렇게 높은 식사는 사실 콩팥을 상하게 할 수 있습니다.(45)

- 한 컵, 옥수수알 16 g
- 1/4 컵, 달걀 대용품(달걀 흰자 가루)
- 2쪽, 흰 빵 26 g
- 2 스푼 버터
- 2 스푼 잼 21 g
- 236 ml, 크랜베리 포도 쥬스

근치음식, 소량으로 여러 끼를 먹는다

콩팥에 손상을 주는 것이 단백질과 물이 아닌 이상, 콩팥을 치유하는데, 왜 우리는 단백질과 물을 제한해야 합니까? 단백질을 제한하고, 이런 음식을 적게 먹으면, 오줌에서 나온 단백질은 당연히 줄어들겠지만, 콩팥의 부상을 멈추게 하는 것이 아닙니다.

콩팥의 손상을 일으키는 주요원인은 고당분입니다. 콩팥이 상처를 입지 않도록 하는 가장 중요한 일은 설탕을 줄이는 것입니다. 그러나 콩팥 기능이 약해진 사람은 콩팥을 매우 심하게 다쳐서, 깔때기의 여과율이 반드시 효율적이지 못할 것입니다. 이 때문에 콩팥에 대한 부담을 줄이는 것이 중요합니다. "소량으로 여러 끼를 먹는다"는 식으로 목표를 달성할 수 있습니다.

소량으로 여러 끼를 먹을 때, 우선 근치음식 혈당 검사법으로, 혈당을 요동치지 않은 개인적인 근치음식 황금조합을 찾아야 합니다. 그리고 끼니마다 이렇게 먹고 너무 배불리 먹지 마세요. 콩팥을 여과할 때도 '여러 번 소량'으로 처리하면 부담이 그렇게 크지 않을 것입니다.

신(콩팥)을 먹으면 신을 보하게 된다

중국에는 옛사람들이 "형(形)으로 형을 보한다"고 했는데, 곧 무엇을 먹는가에 따라 그 무엇을 보하게 된다는 말입니다. 이 개념은 참으로 지혜로운 것입니다.

우리는 지금 기관 조직의 합성이 영양에서 나온다는 것을 압니다. 그것은 그 기관을 직접 먹으면 그 기관의 영양을 합성할 수 있다는 것입니다. 그래서 상처 난 곳이 콩팥이라면 보신하는데 최적의 보양품은 당연히 콩팥입니다. 저는 항상 콩팥을 다친 환자에게 한 달에 적어도 두 번 정도 콩팥 요리를 먹으라고 지시합니다.

16 치매

이전의 사람들은 모두 많이 늙어야만 치매에 걸릴 수 있었지만, 현재 치매 환자의 나이는 해가 갈수록 낮아지고 40대부터 치매에 걸리기 시작하는 사람들이 비일비재합니다. 과거에는 치매의 근본 원인이 뇌신경 문제라고 생각했으나 미국 브라운 대학(Brown University)의 수잔 드 라 몬테(Suzanne de la Monte) 교수는 치매는 제3형 당뇨병이라고 말했습니다. 그녀는 치매가 혈당과 관련이 있다고 믿고 있습니다.[46][47]

"당신은 '뇌'와 '혈당' 사이의 관계는 무엇이라고 생각합니까?"라고 물을 것입니다.

손가락과 발가락이 저릴 때, 산성피가 혈관을 갉아먹고, 혈관의 손상을 일으켜 신경에 산소를 전달할 수 없게 되며, 신경이 산소 없이 3분 후에 괴사하기 시작한다고 언급했습니다(72쪽 참조). 그리고 우리의 신경의 가장 밀집한 부분은 뇌입니다. 그래서 혈당이 흔들리면 신경이 상하고, 신경이 다치면, 저장해 둔 기억의 물건이 망가지는 것과 같습니다. 항상 우리가 가지고 있던 기억을 꺼낼 수가 없고, 어떤 사람, 사물을 기억할 수 없으며, 이것은 바로 치매의 시작입니다.

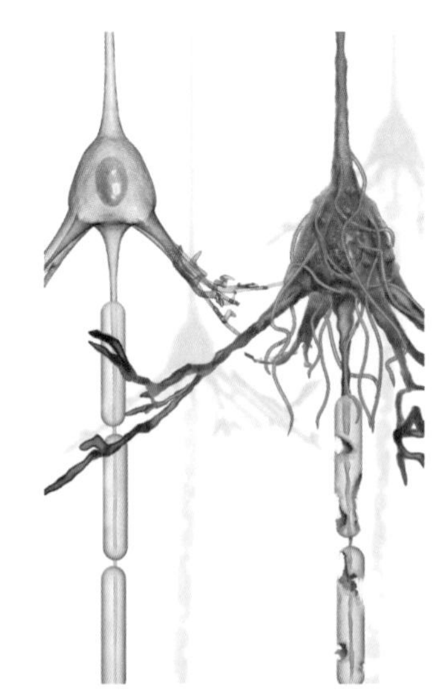

왼쪽은 정상적인 신경세포이고,
오른쪽은 치매 환자의 신경세포입니다.
(작자: Bruce Blaus, 2013)

사실, 치매에 걸리기 전에 건망증 증상이 나타나기 때문에 자꾸 생각이 나지 않거나 질문을 반복하는 사람도 조심해야 합니다. 뇌는 체중의 2%만 차지하지만 체내 에너지의 20%가 필요하며 많은 에너지가 필요한 장

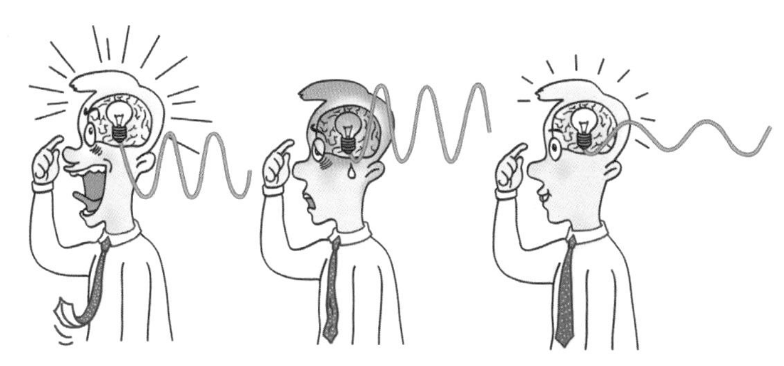

뇌는 온몸에서 에너지가 가장 필요한 기관입니다. 혈당=에너지. 따라서 혈당이 불안정하면 뇌의 작동이 불안정해집니다. 이어서, 순간적으로 생각이 나지 않거나 같은 질문을 반복하며, 이것은 모두 치매의 전조이니, 소홀히 해서는 안 됩니다.

소입니다. 뇌가 에너지를 많이 필요로 하기 때문에 에너지가 떨어졌을 때 뇌의 영향이 가장 큽니다. 에너지=혈당. 따라서 음식 조합이 잘못되어 혈당이 흔들려, 높게 올라가다가 또 매우 낮게 떨어지면, 뇌의 에너지가 부족해집니다. 에너지가 부족하면 전기가 끊어지듯 데이터를 입력하는 데 문제가 생깁니다. 아무 일도 생각나지 않고 기억도 안 납니다. 이 '작은 결함'은 실제로 경고이며 무시해서는 안 됩니다.

다른 한 가지 신경 전도에 문제가 생기는 원인은 바로 콜레스테롤 섭취 부족입니다. 우리의 신경을 한 마디 한 마디 뚱뚱한 것들로 감싸고 있어, 그것을 "수초"라고 부릅니다. 수초는 콜레스테롤로 만든 것입니다. 이것은 바로 뇌라는 신경이 가장 밀집된 기관에서 콜레스테롤이 60%나 되는 이유입니다. 수초는 무엇을 하는 겁니까? 그 역할은 전류 전도 속도를 가속화하는 것입니다.

우리의 신경은 생물학적 전류가 소식을 전하고 있는데, 전류는 콜레스테롤에 닿기만 하면 뜁니다. 그것이 뛰면 전도 속도가 빨라집니다.

사람이 수초가 부족해서 전류 전도율이 너무 느리면, 늘 생각이 떠오르지 않아, 데이터를 입력하는 데에 매우 느린 것이 아닙니까?

치매 환자는 또한 강박증이나 편집증에 걸리기 쉬운데, 그들은 항상 이로 인해 조용히 쉴 수 없고, 잘 잘 수가 없으며, 늘 다른 사람을 의심하여, 두려움에 사로잡혀 있습니다. 그래서 기억을 잃고, 사람을 몰라봤을 때, 이 병은 이미 막바지에 이른 것입니다. 기억 상실증은 결코 건강을 해칠 수 없지만, 이 병은 환자 보호자의 심신 건강을 해칠 수 있습니다. 만약 집에 치매 환자가 있다면, 보호자가 반드시 교대로 돌봐야 하며, 그렇지 않으면 아무도 버틸 수 없습니다.

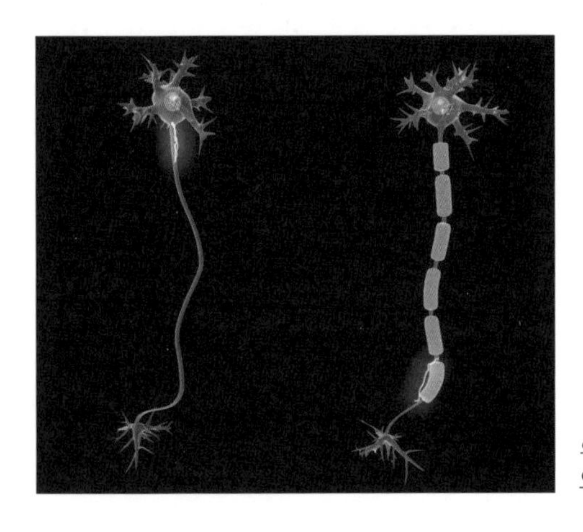

왼쪽 신경에는 수초가 없어, 메시지를 전달하는 속도가 오른쪽 신경보다 훨씬 느립니다(작자: Dr. Jana, 2016).

치매를 피하는 법?

▷ 근치음식

치매가 제3형 당뇨병인 만큼 혈당을 안정시키는 것이 치매를 멀리하는 최선의 방법입니다. 이것이 바로 제가 거듭 강조하는 이유입니다. 당신의 음식 조합이 정확한지 알고 싶다면, 추측하지 말고, 근치혈당검사법으로 검사해야 합니다. 당신이 한 끼에 전분을 얼마나 먹을 수 있는지 측정을 해야만 혈당이 안정될 수 있습니다. 만약 잘못 짚었다면 그 대가로 신경이 계속 손상될 것입니다.

저의 임상경험에서 발견한 것은, 치매를 억제하는 것은 사실 어렵지 않다는 것입니다. 그것이 제3형 당뇨병인 이상, 혈당을 안정시키면 일반적인 병환의 증상이 사라지기 시작하여, 더 이상 질문을 반복하지 않습니다. 그러나 혈당을 안정시키는 것은 이 병의 악화를 막을 뿐, 이미 다친 신경은 회복시키기 어렵습니다. 그러므로 일찍 치매를 발견하고 일찍 식단을 조정하는 것이 매우 중요합니다. 노인이 반복적으로 질문하거나, 같은 일을 반복적으로 잔소리하는 증상을 무시하지 마세요. 그가 자꾸 반복해서 귀찮게 군다면 벌써부터 치매를 앓고 있을 가능성이 큽니다.

▷ 좋은 기름을 충분히 먹는다

신경을 빠르게 전도하는 것은 콜레스테롤에 의지하는데, 콜레스테롤은 기름으로 만들어진 것이기 때문에, 좋은 기름을 먹는 것은 정말 중요합니다. 좋은 기름을 먹을 때 목적에 따라 조리 기름을 선택하는 것이 가장 좋습니다(42~43쪽 참조). 또는 직접 고기에서 기름을 섭취하는 방식은 콜레스테롤을 흡수하는 효능이 가장 높습니다.

특히 주의해야 할 것은 따로 기름을 마시지 말라는 것입니다. 기름으로 요리하고, 직접 고기에서 기름을 먹어, 충분해지면 자연히 싫증이 나고 배가 부르며 신체가 우리에게 멈추라고 알려줍니다. 하지만 만약 기름을 마셔서 양을 초과하면, 몸은 당신에게 알려줄 겨를이 없습니다. 기름의 양을 초과하면 설탕의 양을 초과한 것과 마찬가지로, 산 중독이 생길 수 있습니다.

약물 작용에 주의하다

우리는 어떤 약물이나 건강보조식품을 복용할 때에는 그것의 특성을 충분히 숙지해야 맹목적으로 사용하지 않습니다. 뇌에는 콜레스테롤이 60% 있기 때문에 신체가 콜레스테롤을 합성하지 않을 때는 반드시 뇌에 영향을 미칩니다. 그런데 콜레스테롤을 낮추는 약의 작용은 콜레스테롤이 합성되지 않도록 하는 것입니다. 미국 식품의약국(FDA) 홈페이지에는 불면증, 현기증, 감각이상(화끈거림, 따끔거림, 온몸이 개미를 뒤덮은 느낌) 잠자기 좋아하고 악몽을 꾸고, 성욕이 감퇴하고, 정서가 불안정하고, 동작이 조화롭지 못하며, 말초 신경병, 사경, 안면 신경 마비, 경련, 우울증, 감각 지연, 근육 강직 등의 부작용이 나열돼 있습니다.(48)

미국의 우주인이자 의사인 그라베린(Duane Graveline)은 자신이 콜레스테롤을 낮추는 약을 사용한 후 기억상실 증세가 나타나자 이 약의 부작용에 대해 연구하기 시작했으며 콜레스테롤을 낮추는 약이 신경을 해치는 것에 관한 책을 여러 권 썼습니다.(49)

콜레스테롤을 낮추는 약물 외에, 또 흔히 볼 수 있는 뇌의 신경 손상은 혈압을 낮추는 약제에서 온 것입니다. 제가 흔히 볼 수 있는 예는 혈압을 낮추는 약이 너무 많이 들어서 오히려 혈압이 너무 많이 눌리는 것입니다. 높은 빌딩의 수압이 낮을 때 물이 올라가지 못하는 것과 같이, 혈압이 너무 낮을 때는 혈액도 뇌까지 올라갈 수 없습니다.

오래 지속되다보면, 산소가 너무 부족해서 뇌는 손상을 입을 것입니다. 따라서 혈압을 낮추는 약을 복용하면 매일 혈압을 체크해야 합니다. 왜냐하면 우리의 혈압은 생활 스트레스와 음식, 식수에 따라 지속적으로 변하기 때문입니다. 따라서 약의 양도 혈압에 따라 수시로 조절해야 합니다.

특히 주의해야 할 것은, 모든 사람은 어떤 약물을 결정하기 전에 반드시 합당한 자격을 지닌 의사에게 자문을 구해야 합니다.

17 여성 갱년기

많은 사람들은 여성이 폐경을 겪고 나면 신체에 여성 호르몬이 더 이상 생기지 않는다고 생각합니다. 실제로, 폐경 후 여성호르몬을 생산하는 중책은 난소에서 부신으로 넘겨집니다.

이 사람의 부신이 건강하다면, 갱년기 증상은 경미할 것이고, 증상은 곧 사라질 것입니다. 만약 이 사람이 오랫동안 잘못 먹어서 혈당진동을 일으켜서 부신 선생을 다치게 하고 난소가 임무수행을 마치고 부신 선생에게 일을 넘기면, 부신 선생이 뜨거운 감자를 받은 것처럼 받아들일 수 없을 것입니다. 이때 호르몬을 생산하는 작업이 제대로 이뤄지지 않아 여러 가지 증상이 나타납니다. 예를 들어, 원래는 군데군데 윤활할 곳이 있었는데 지금은 피부, 질, 눈, 머리카락이 바짝 마르거나 빠지기 시작합니다.

여성이 갱년기에 접어든 이후, 부신 선생의 업무량이 크게 증가하면, 부상이 더 심해질 수도 있고, 그가 무너지면, 그와 연결된 시상하부, 뇌하수체와 함께 허물어질 수도 있습니다. 시상하부는 우리의 자율 신경계를 지배하고 있는데, 그는 뇌수체와 같은 팀으로, 그들은 체

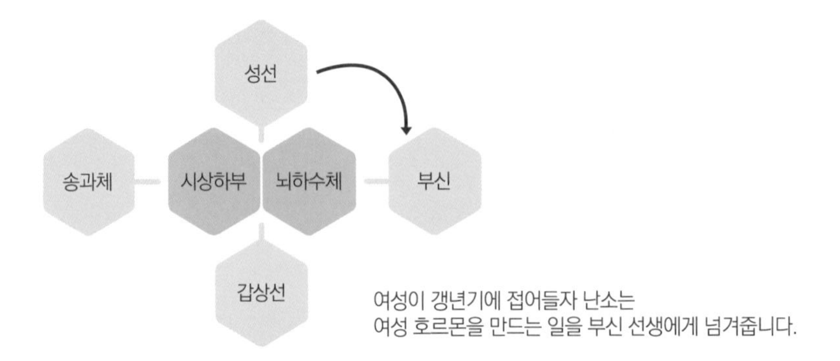

여성이 갱년기에 접어들자 난소는
여성 호르몬을 만드는 일을 부신 선생에게 넘겨줍니다.

온, 수면, 정서 등을 모니터링합니다. 현재 시상하부가 부신 선생과 함께 무너져 내리는데 이때 자율신경계가 어지러워져 체온에 문제가 생길 수 있고, 예를 들어 안면홍조, 혹은 수면 리듬이 크게 흐트러지고, 갑자기 감정기복이 있을 수도 있습니다.

많은 갱년기 여성들이 잘살고 가정 사업이 잘 되고 있는데도 아침에 눈을 뜨면 눈물이 나는 우울증을 겪는데 이 같은 골패효과의 결과로 나타나는 것입니다.

체온
수면
정서
자유신경이
덩달아
연류되다
뇌하수체가
덩달아 무너지다
부신 선생이
지쳤다
시상하부도
무너졌다
여성 호르몬

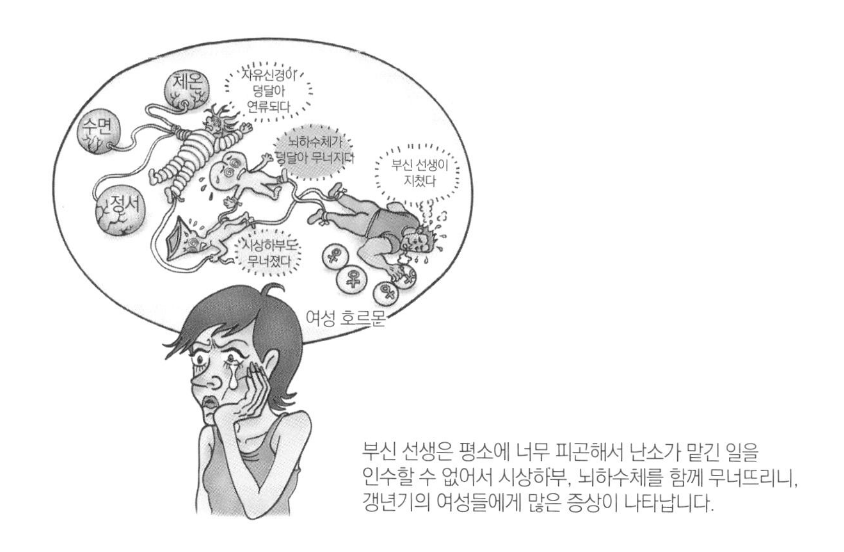

부신 선생은 평소에 너무 피곤해서 난소가 맡긴 일을 인수할 수 없어서 시상하부, 뇌하수체를 함께 무너뜨리니, 갱년기의 여성들에게 많은 증상이 나타납니다.

어떻게 여성 갱년기를 무사히 넘길 수 있을까요?

우리는 직장에서 중요한 파트너가 은퇴할 경우 다른 사람이 그 인수자를 특별히 지원할 것이며, 갱년기도 신체에서 중요한 간부인 난소 은퇴를 선언하기 때문에 '특별 지원'으로 이 중대한 시기를 잘 넘길 수 있습니다. 여성이 갱년기에 접어들었는데도, 여전히 지나치게 일하면 갱년기가 무한정 길어지고 증상이 계속 나타나 5~10년 내내 지속될 가능성이 높습니다. 결국 신체가 완전히 망가지게 될 뿐만 아니라 폐경으로 인해 기분이 변덕스러워, 주변의 인간관계 또한 손상됩니다.

젊은 세대일수록 가공식품과 설탕 함유 음료를 일찍 접하고, 전 세대보다 불균형하게 먹기 때문에 갱년기는 이전 세대보다 일찍 찾아옵니다. 폐경이 빨리 시작할수록 노화가 빨라집니다. 그래서 생리를 좀 더 오래 하고 싶거나 갱년기가 왔거나 잘 넘기려면 다음과 같은 방법으로 젊음을 유지할 수 있습니다.

조기 폐경을 피하는 법?

▷ 근치음식

부신 선생을 지원하려면 혈당이 심하게 떨어져 그에게 타격을 주지 않도록 하고, 혈당이 많이 떨어지는 것을 원치 않으면 음식 조합을 잘못하여 혈당이 빨리 올라가게 하지 말아야 합니다.

이 시기의 여성들은 종종 생활이 바쁘고, 살이 찌는 것을 두려워하며, 항상 가장 간단한 방식으로 배를 채웁니다. 그래서 빵을 집어먹거나 바나나나 사과를 닥치는 대로 집어 드는데 그 결과 혈당이 요동쳐서 부신 선생을 무너뜨립니다. 부신 선생이 무너지면, 난소가 그에게 넘긴 중책을 맡을 수 없습니다.

▷ 커피, 차와 담배를 절제한다

커피, 차, 그리고 담배는 모두 자극물을 함유하고 있는데, 그 자극을 받은 자가 바로 부신 선생입니다. 그가 막 새 일을 인수하려고 할 때, 매번 당신이 자극물로 그를 자극하면 마치 그를 차버리는 것 같습니다. 결국엔 그가 일을 인수받기 전에 이미 온 몸이 상처투성이므로 이래서야 어떻게 더 잘할 수 있습니까(「또 다른 선택은 저카페인 커피」 93쪽 참조).

▷ 외식의 전분과 디저트를 집으로 가져가기

바깥 식당은 판촉을 위하여 늘 세트 메뉴로 한 세트씩 팝니다. 세트 메뉴에 들어가는 물건들이 다양한데, 전분이랑 음료랑 디저트랑 여러 가지를 더해서, 돈 좀 더 쓸 뿐이어서 소비자들을 설레게 합니다. 사실 대부분의 세트 메뉴에 붙는 물건은 거의 다 설탕입니다. 사교 모임 때, 식사를 주문하기 편하게 하려고, 여러분들이 원하는 대로 한 세트를 주문했으면, 전분과 디저트를 다 먹지 말고, 떠날 때 포장을 하고 집에 돌아와서 다시 처리하세요. 예를 들어 감자튀김을 다 먹지 못하면 집에 돌아와 돼지고기를 볶아서 밥 대신 감자튀김을 먹고, 돼지고기를 감자튀김 위에 깔고, 다시 달걀 프라이와 샐러드를 곁들이면 바로 맛있는 균형 잡힌 식사가 됩니다(「외식 변신술 더보기」, 「28일 초간편 근치음식법」 참조).

▷ 오후 차를 즐기는 올바른 방법

나이가 든 여자들은 경제력은 물론 사교적인 시간도 비교적 많이 가질 수 있는데, 오후의 티타임은 사교의 중요한 활동입니다. 문제는 티타임은 두 끼의 중간쯤에 있어 주문할 수 있는 것이 모두 간식입니다. 고기나 단백질을 얻는 일이 적고, 먹으면 커피와 차, 디저트로 혈당이 크게 출렁거릴 수밖에 없다는 점입니다.

그래서 저는 보통 오후 모임에 가기 전에 길거리에서 치킨가스, 돈가스, 닭튀김과 같은 단백질과 기름진 음식을 먹습니다. 당신은 이렇게 묻겠죠! 튀김 먹는 게 나쁘지 않아요? 바깥 기름으로 어떻게 안심할 수 있나요? 당신 말이 맞습니다. 바깥 기름은 틀림없이 다르고 바깥 고기도 좋은 건 아니지만, '혈당 밸런스'의 우선순위는 반드시 '재료의 좋고 나쁨' 앞에 있어야 합니다.

혈당이 크게 흔들리면 아무리 잘 먹어도 영양분이 혈당을 조정하기 때문에 많이 유실됩니다. 혈당 1개는 마그네슘 28개 분자가 있어야 혈액 속에서 빠져나가게 할 수 있습니다. 만약 혈당이 균형을 유지한다면, 몸은 수시로 독소를 배출할 수 있는 능력과 시간이 있는 것입니다. 그래서 사교와 건강을 함께 갖고 싶다면 혈당을 우선적으로 고려하면 됩니다.

생활의 스트레스를 푼다

중년층의 여자들은 늘 위에 노인들이 있고 밑에는 아이들이 있는 소위 '샌드위치 세대(문지방에 끼인 세대)'이므로, 노인과 어린이를 돌보는 여자는 자신을 돌보지 않는다면 삶에 짓눌려 버릴 겁니다.

우리의 스트레스는, 거의 전부가 부신으로 처리되고 있어서 스트레스를 받으면 혈당을 여러 번 흔드는 것과 같으며 부신을 해칩니다. 그래서 여자는 이 나이에, 가정과 사업을 이끌고 관리하는 인지와 기능을 키워야 하고, 사소한 일에 휩쓸리지 않아야 합니다. 하나님은 여성의 몸으로 생명을 낳게 하는 것을 허용해주지만, 우리가 남의 생명을 소유할 수 있다는 뜻은 아닙니다. 다른 사람이 해야 할 일은 다른 사람이 하게끔 돌려주어야지, 모든 일을 자기 스스로 떠맡아서는 안 됩니다.

그 외에 우리는 삶의 관점에 따라 무엇이 스트레스가 될 수 있고, 무엇이 스트레스가 되지 않는가를 직접 결정할 수 있기 때문에 건강한 사고방식을 키우는 것이 중요합니다. 당신이 바꿀 수 없는 일에 부딪히면 걱정해도 소용없겠죠? 당신이 바꿀 수 있는 일에 대해 무엇을 걱정하고 있나요!

충분한 양의 콜레스테롤을 섭취한다

49쪽에 '호르몬의 연결표'가 있는 것을 기억하나요?

남성과 여성 호르몬의 원조는 모두 콜레스테롤입니다(이것이 바로 세계에서 가장 유명한 스태미나 음식-굴-높은콜레스테롤을 함유하는 이유입니다).

갱년기를 겪고 있는 여성은 반드시 충분한 콜레스테롤을 섭취해야 갱년기를 무사히 넘어갈 수 있습니다.

▷ 햇볕을 많이 쬔다

햇볕의 자외선이 우리 피부 아래의 콜레스테롤을 비추면 비타민 D로 전환되는데, 이것은 우리가 사용할 수 있는 가장 쉬운 비타민 D 중 하나입니다. 비타민 D는 비타민의 한 종류만이 아니라 사실 호르몬이기도 합니다. 따라서 비타민 D는 남성 호르몬과 여성 호르몬 생산에 결정적인 영향을 미칩니다.

따라서 화상을 입지 않는 상태에서 실외활동을 많이 하고 햇빛을 접하는 것은 호르몬의 균형에 중요합니다.(50)

▷ 호르몬을 사용하는 데는 반드시 조심해야 한다

난소에서 생산되는 가장 큰 호르몬은 여성 호르몬입니다. 따라서 난소가 은퇴하고 갱년기 증상이 나타날 때 우리가 여성 호르몬이 부족해서 여성 호르몬을 보충하기 시작해야 한다고 생각하기 쉽습니다.

하지만 이렇게 이유를 모르고 호르몬을 보충하는 것에는 두 가지 문제가 있습니다. 첫째로, 당신이 필요로 하는 것이 여성 호르몬이라는 것을 어떻게 알 수 있나요? 사실 난소도 황체호르몬과 남성 호르몬을 생산합니다(여성 체내에도 남성 호르몬이 있습니다). 당신이 필요로 하는 것이 황체 호르몬이나 남성 호르몬이 아니라는 것을 어떻게 알 수 있나요?

또는, 여성 호르몬이 지나치게 많이 생산되어 호르몬이 저항하는 것이 아니라는 것을 당신이 어떻게 알 수 있나요? 인슐린 저항이 인슐린 부족이 아니라 인슐린 과다함인 것처럼, 호르몬을 보충해야 할 필요가 있다면 얼마나 많은 호르몬이 필요한지 어떻게 알 수 있나요?

만약 당신이 잘못된 호르몬을 보충한다거나, 너무 적거나 과다한 호르몬을 보충한다면 뇌하수체를 따라 전체 내분비와 연결되어 있는 이 호르몬들은 내분비 계통에서 7급 이상의 대지진이 발생할 수 있습니다.

그래서 호르몬을 보충하기 전에 당신에게 부족한 것이 여성 호르몬인지, 아니면 황체 호르몬인지를 정확하게 측정해야 합니다.

혹은, 당신이 이런 것들이 부족한 것도 아니고, 다만 남성 호르몬과 여성 호르몬의 비율이 불균형할 뿐이지 않나요? 일반적으로 혈액에서 검출된 호르몬은 실제 몸에서 작동하는 호르몬이 아닌 것을 명심하세요. 진정 작동하는 호르몬은 유리 호르몬입니다. 일반적으로 유리 호르몬은 기능성 의학 클리닉에서 타액에서 검출할 수 있습니다. 호르몬을 보충할 때 가장 중요한 것은 사용하는 호르몬이 생동일성 호르몬(bio identical hormone)인지 여부입니다.

많은 시중판매 호르몬은 인공 혹은 말의 호르몬으로 만든 것입니다. 그 분자는 우리 몸의 호르몬과 다르게 생겼고 작용도 차이가 생길 수 있습니다. 따라서 호르몬을 구입할 때는 생동일성 호르몬을 사용하는 것이 가장 좋습니다.

음식에 식물성 호르몬을 사용해도 콩에 있는 이소플라본과 같이 체내에서 강력한 효용을 만들어낸다는 것을 명심하세요.

이러한 식물성 호르몬을 섭취하거나 바르지 않았다 해도, 두부, 두유와 같은 콩을 많이 먹으면 체내의 호르몬 양도 올라갈 수 있습니다. 하지만, 당신은 콩류를 먹거나 식물성 호르몬인 이소플라본을 복용할 필요가 있는지 호르몬을 먼저 측정해서 보충해야 합니다. 그렇지 않으면 호르몬의 저항으로 인해, 보충하면 할수록 증상이 더 심해집니다.

우리의 호르몬 수요는 계속 바뀔 것이기 때문에 만약 당신이 어떤 호르몬을 사용하고 있다면 반드시 정기적으로 추적검사를 해야 합니다. 약의 양을 조절할 필요가 있는지를 확인해야 합니다. 그렇지 않으면 다른 선체의 문제를 야기하기 쉽습니다.

▷ 부신, 간, 쓸개, 콩팥을 지원하는 건강 보조식품을 보충한다

현대인의 식사, 음주, 스트레스, 수면은 관리가 잘 되지 않아 종종 간을 막히게 합니다. 실제로 많은 사람들의 간, 쓸개, 콩팥의 해독 파이프 라인은 교통 체증을 겪고 있습니다. 그래서 호르몬을 보충하기 전에, 우선 간, 쓸개, 콩팥의 해독 파이프의 건강 보조식품 지원을 제안합니다.

호르몬 불균형으로 인한 많은 증상은 사실 호르몬 자체의 산출량에 관계없이 간에서 잘 분해되고 쓸개와 콩팥에서 체외로 배출될 수 있는지 여부와 관련이 있기 때문입니다. 간, 쓸개, 콩팥의 해독 파이프가 원활하면, 많은 호르몬과 관련된 증상은 종종 자동으로 사라집니다.

이미 어떤 형태의 호르몬을 사용하고 있다면(또는 콩과 같은 천연 호르몬을 함유한 식품을 추가), 저는 당신에게 간, 쓸개, 콩팥 해독 파이프 라인을 지원하는 건강보조식품을 복용할 것을 강력 추천합니다. 이렇게 하면 과도한 호르몬이 체내에 머물지 않고 원활하게 분해되고 배출될 수 있습니다. 그렇지 않고 호르몬이 체내에 머물게 되면, 유방의 부종뿐만 아니라, 다양한 자궁 증식, 낭종, 생리 장애, 생리 통증 증상을 유발할 수 있습니다.

여성의 갱년기 때는 부신이 난소의 중책을 이어받을 때이므로, 이때 부신을 지원하는 것은 지극히 중요한 일입니다. 순한 약초와 건강보조식품을 선택하여 부신의 작동을 지원합니다. 혹은 강도가 높은 부신선체 건강 보조식품을 사용하여 부신의 조직을 직접 보충합니다(「현명하게 건강보조식품을 사용하는 방법」 부록 참조).

18 남성 갱년기

많은 사람들은 여성만 갱년기가 있는 줄 알고 있는데 사실 남성도 갱년기가 있습니다. 여성 갱년기의 영어는 'menopause', 남성은 'andropause'입니다. 예전에 우리가 남성들에게 갱년기가 없다고 생각했던 것은 호르몬을 잘못 측정했기 때문입니다. 예전에 우리는 남성의 혈액에 있는 테스토스테론(남성 호르몬의 일종)만 보았는데, 남성이 젊었을 때와 나이 들었을 때 테스토스테론의 양은 별로 변하지 않았습니다. 하지만 앞서 언급한 몸에서 작동하는 호르몬은 사실상 유리 호르몬입니다(110쪽 참조). 우리가 남성의 유리 테스토스테론을 측정하면, 남성은 나이가 들었을 때, 유리 테스토스테론이 그렇게 많이 떨어진다는 것을 알 수 있습니다. 남성 호르몬과 여성 호르몬이 남성의 체내의 비율을 불균형하게 하면 남성에게 많은 증세가 나타나기 시작합니다.

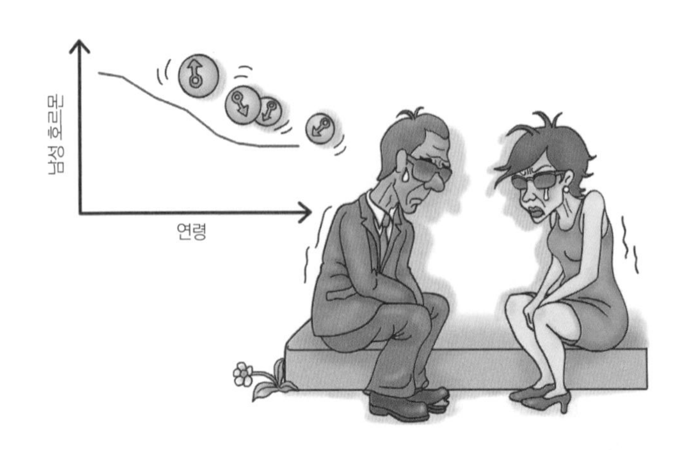

남성은 여성과 마찬가지로
나이가 들수록 성 호르몬도
점점 감소합니다.

남성 갱년기 증상은 여성 갱년기 증상과 유사한 점이 많습니다	
• 성욕이 떨어진다.	• 근육이 무력하다.
• 골다공증	• 기억력 문제
• 발기 부전	• 권태증
• 조루	• 혈당 문제
• 전립선 비대/암	• 불안
• 사정 문제	• 배가 나와 줄일 수 없다
• 피부가 얇아진다.	• 우울증
• 수면 장애	• 대머리
• 집중력이 떨어진다	• 심혈관 질환

여성 갱년기는 일반적으로 알려져 있기 때문에 여성들이 갱년기를 거치는 동안 도움을 요청하고 많은 감정과 건강관리의 지원을 받을 수 있습니다. 그러나 대부분의 사람들은 남성도 갱년기가 있다는 것을 이해하지 못합니다. 그래서 남성들은 갱년기를 경험할 때마다 흔히 단일한 증상으로 처리합니다. 이 대량의 호르몬 전환 시기를 전면적으로 지원하지는 않았습니다. 특히 이들이 불안과 우울증 등의 정성적인 증상을 겪을 때 모두들 이해하지 못하기 때문에, 감정적으로 지원하지 않았습니다.

사실 남성과 여성은 모두 갱년기를 겪게 되는데, 우리가 이런 현상을 이해 못하면, 남성과 여성이 동시에 갱년기를 겪을 때, 서로 지원을 할 줄도 모르고, 도리어 서로를 원망하고 비난하다가 설상가상으로 결혼 위기를 초래하게 됩니다.[51]

어떻게 남성 갱년기를 무사히 넘길 수 있을까?

남성과 여성은 갱년기에 접어들 때 같은 배에 탔기 때문에, 여성의 갱년기를 성공적으로 통과하는 방법에 대한 조언이 남성에게도 적용됩니다(107쪽 참조). 그밖에 또 다른 유의 사항으로는

▷ 근치음식

남성 갱년기는 특히 식사 중의 혈당 진동에 주의해야 하는데, 가장 큰 이유는 인슐린이 남성 호르몬에 미치는 영향이 크기 때문입니다. 우리가 음식 조합을 잘못하는 한, 혈당이 올라가면 긴장하는 췌장은 많은 인슐린을 분비해 혈당을 아래로 누르고 인슐린의 양이 많아져 남

성 호르몬이 남성의 몸 안에서 여성 호르몬으로 계속 전환됩니다. 여성 호르몬이 남성 호르몬보다 높은 사람이 어떻게 발기할 수 있겠습니까? 어찌 대머리가 되지 않겠습니까?(52)

특히 주의해야 할 것은 남성들에게 대머리, 성욕 저하 등의 갱년기 증상이 나타날 때 의사는 종종 남성 호르몬을 처방합니다. 그러나 이때, 남성이 음식을 개선하지 않고 혈당을 안정시키지 못하면, 인슐린의 양이 많아지면서, 남성 호르몬을 많이 첨가하면 할수록 여성 호르몬으로 전환됩니다. 불난 집에 부채질하는 격입니다. 내가 상담을 할 때 남성 호르몬을 사용하는 경우가 처음에는 조금 나아졌지만 점점 더 심각해지는 것을 보았습니다.

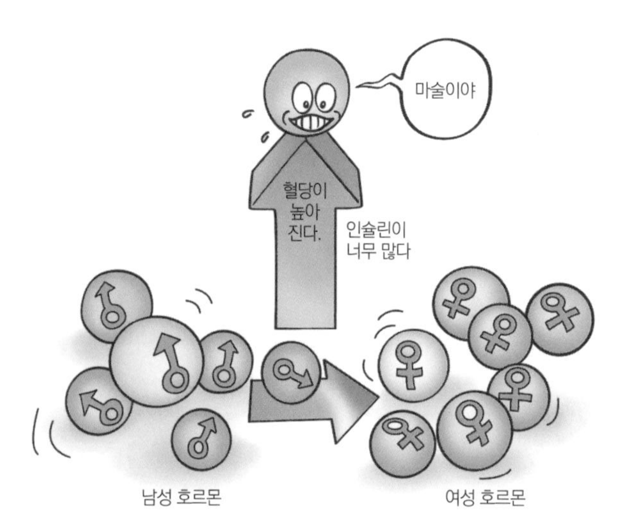

혈당이 높아지고 인슐린이 너무 많이 생산되면, 남성 호르몬은 여성 호르몬으로 전환됩니다.

남성의 몸속에서 여성 호르몬의 비율이 남성 호르몬보다 높을 때, 앞서 언급한 갱년기 증상이 많이 나타납니다. 따라서 남성이 갱년기를 겪을 때, 자신에게 맞는 음식 조합을 반드시 확보해야 혈당이 안정되고 인슐린이 많이 분비되지 않습니다.

▷ 과음하지 않기

알코올은 간에서 분해되기 때문에, 우리가 술을 많이 마실 때 간이 꾹 막힙니다. 과음하면, 간의 지수가 쉽게 폭등할 수 있는 이유이기도 합니다. 간이 꽉 막혀 있으면 다 쓴 호르몬이 배출되지 못합니다.

이 사람이 술을 마시는 것 외에 설탕도 너무 많으면, 그의 남성 호르몬은 여성 호르몬으로 계속 전환되고, 과다한 여성 호르몬은 또 간이 막혀서 나갈 수 없게 됩니다. 여성 호르몬의 큰 작업은 성장을 촉진하기 때문에 계속 빠져나가지 못하고 몸으로 돌아오면 끊임없이 증식을 자극해 전립선 부종을 일으킵니다(165~166쪽 참조).[53]

남성들이 모일 때 살이 찌는 것을 두려워 하여 술만 마시고 안주를 아끼는데, 이것은 최악입니다. 술안주는 항상 고기와 기름이 들어 있습니다. 예를 들어, 멸치와 땅콩 볶음, 외국인들은 붉은 포도주에 치즈를 곁들이는 것 등. 그것의 존재에는 그만큼 원인이 있는 것입니다.

알코올은 혈당에 영향을 주기 쉬우므로 기름진 고기를 가진 안주는 혈당을 안정시킬 수 있으며, 이것이 공복에 술을 마시면 불편한 원인입니다.

게다가, 알코올은 간에서 해독해야 하는데, 간의 해독은 단백질이 돕는 것이기 때문에, 술을 마실 때 단백질과 유지가 풍부한 안주를 곁들여야 한다는 것을 잊지 말아야 합니다. '28일 초간편한 식사법'을 참고해 주세요. 또한 알코올은 간에서 해독되어야 하기 때문에, 술을 마시기 전후에도 간, 쓸개와 콩팥을 지원하는 건강보조식품을 보충할 수 있습니다('건강보조식품을 현명하게 사용하는 방법' 부록 참조).

디톡스 파이프 라인이 원활하게 작동하면 술독이 비교적 원활하고 빨리 빠질 수 있도록 도와주며, 알코올에 의한 신체적 손상을 줄일 수 있습니다.

특히 친구들의 술 권하기를 거부하면 기껏해야 친구들한테 비웃음을 당할 뿐이지 정말 죽지 않을 것입니다. 하지만 술을 많이 마시면 여성 호르몬 비율이 남성 호르몬보다 높아져서 바로 큰 증상이 나타날 수 있습니다. 심지어 가슴까지 튀어나오면(남성 유방 발육증). 그때는 큰일이에요!

▷ 스트레스 해소

남성은 이 나이에 여성과 마찬가지로 대부분 노인과 어린이가 있고, 그들은 항상 집안의 경제적 지주이며, 모든 면에서 스트레스를 많이 받습니다. 스트레스가 있는 것은 문제가 아니지만, 스트레스가 풀리지 않으면 부신을 자극해 혈압이 올라가게 됩니다. 혈압이 높아지면 혈당이 진동하고, 혈당이 흔들리면 부신이 다치고, 다치는 것이 오래되다 보면, 부신과 함께 있는 시상하부/뇌하수체가 함께 큰 타격을 받아, 내분비 계통이 흐트러지게 됩니다. 그래서 저는 언제나 스트레스를 풀어주지 않는 것은 설탕을 많이 먹는 것처럼 몸에 똑같은 결과를 낳는다고 말합니다.

저의 상담에서 가장 어려운 사례는 감정이 있는 사람들을 만나는 것이 아닙니다. 스스로를 '감정이 없는 사람'이라고 생각하는 사람들을 가장 돕기 힘듭니다. 감정이 없다고 느끼는 사람은 그것을 이용해 감정을 소통할 줄 모르며, 타인의 정서를 더욱더 받아들일 줄 모릅니다. 그러면 스트레스는 더 커질 뿐입니다.

▷ 아연을 보충한다

아연은 남성 호르몬에 긍정적인 영향을 미칩니다.(54) 아연이 가장 많이 함유된 음식은 굴 종류의 음식이므로, 증상을 바로잡기를 바라는 남성은 적어도 일주일에 한두 번은 이런 종류의 음식을 먹을 것을 권장합니다.

나는 아연과 같은 미네랄을 건강보조식품으로 보충하는 방식을 제안하지 않습니다. 주된 이유는 미네랄 간의 관계가 복잡해서 종종 한 가지를 보충하면 다른 것을 잃게 되기 때문입니다.

예를 들어 아연의 양을 초과하면 철과 구리가 손실됩니다. 그래서 이런 종류의 미네랄을 음식으로 보충할 것을 건의합니다. 음식물의 무기질은 다양한 영양소를 가지고 있기 때문에 과식하지 않습니다. 하지만, 나는 여전히 여러분이 좋은 것을 알면, 마구 먹고, 매일 먹고, 끼니마다 먹는 것을 권하지 않습니다. 음식은 번갈아 가며 먹는 것이 가장 쉽게 균형이 잡히고, 영양소가 가장 잘 갖춰집니다.

나는 자주 장내 세균이 균형을 잃고, 피부 트러블을 일으키는 남자들이 굴의 맛을 좋아하지 않는 것을 보았습니다. 사람의 소화관이 건강하여, 장내의 균이 균형이 잡히면, 무엇이든 잘 먹게 되고, 천연 재료에 대해서는 가리거나 편식하지 않습니다. 그러므로 만약 이러한 문제가 있다면, 소화관에서 조정을 해야 합니다(32~34쪽 참조).

▷ 채식 남성은 과량의 콩을 먹어서는 안 됩니다

콩에 함유된 식물성 남성 호르몬은 함량이 높습니다. 때문에 남성이 너무 많이 섭취하면 남성과 여성의 호르몬 불균형으로 인해 증상이 나타나기 쉽습니다. 따라서 채식을 하는 남성은 콩만으로 식물성 단백질 공급원으로 삼지 않는 것이 좋습니다. 당초 승려들은 콩류 음식으로 성욕을 억제했습니다. 그것은 남성호르몬과 여성호르몬의 비율을 바꿀 수 있기 때문에 그 힘을 가지고 있습니다.

채식하는 사람은 누구나 여러 가지 식물성 단백질을 번갈아 가며 먹어야 하고, 매일 같은 종류만 먹지 않아야 불균형 문제를 일으키지 않습니다.

19 파킨슨병

보통 상담 할 때, 저는 제가 한 번 본 환자를 받지 않습니다. 이렇게 해야 끊임없이 연구하고, 새로운 지식을 배울 수 있습니다. 1시간에 걸친 영양식 상담 클리닉 후에는 평균 4시간 동안 많은 양의 독서와 연구가 이루어집니다. 그리고 제가 겪었던 가장 길고 긴 연구 시간은 Dr. Yeong이라는 파킨슨병 환자였습니다. 제가 파킨슨병에 처음 접했을 때에는 항상 신경 질환으로 생각했습니다. 모든 관련된 연구는 환자의 신경 전달 물질인 도파민이 충분히 제조되지 않은 문제가 있다고 지적했습니다. 그러나 Dr. Yeong의 검증 보고서에는 이와 같은 현상이 반영되지 않았습니다. 그의 도파민은 정상일뿐 아니라 그의 모든 신경 전달 물질은 정상이었습니다.

저는 신경 전달 물질이 파킨슨병의 진정한 원인이 아니라는 것을 깨닫기 시작했습니다. "신경 전달 물질에 문제가 없다면 신경 문제를 일으킨 것은 무엇일까요?" 어느 날 저는 Johnathan Wright의 '여성 호르몬이 신경 전달 물질의 기능에 영향을 줄 수 있다'는 책을 읽었습니다. 이 말은 마치 머리를 얻어맞고, 문득 깨달은 것 같았습니다. 그렇습니다! 우리의 호르몬은 신경 계통과 밀접하게 연결되어 있습니다.

다음의 그림에서 우리의 신경이 각 기관 선체(호르몬)에 연결되어 있음을 분명히 알 수 있습니다. 당신은 신경이 기관을 지휘해야지, 어째서 호르몬이 신경에 영향을 미치는 것이냐고 물을 것입니다. 우리의 신경은 기관을 지휘하는 것이 틀림없습니다. 예를 들면 우리가 긴장할 때 심장 박동이 빨라집니다. 그러나 호르몬은 또한 신경에 영향을 미칠 수 있습니다. 예를 들어 우리가 너무 배고플 때, 성질은 매우 나빠집니다. 감정은 신경계통에서 생산되는 것입니다.

호르몬과 신경은 사실 연결된 상호 작용 시스템인데, 즉 신경이 끝까지 갈 때는 호르몬의

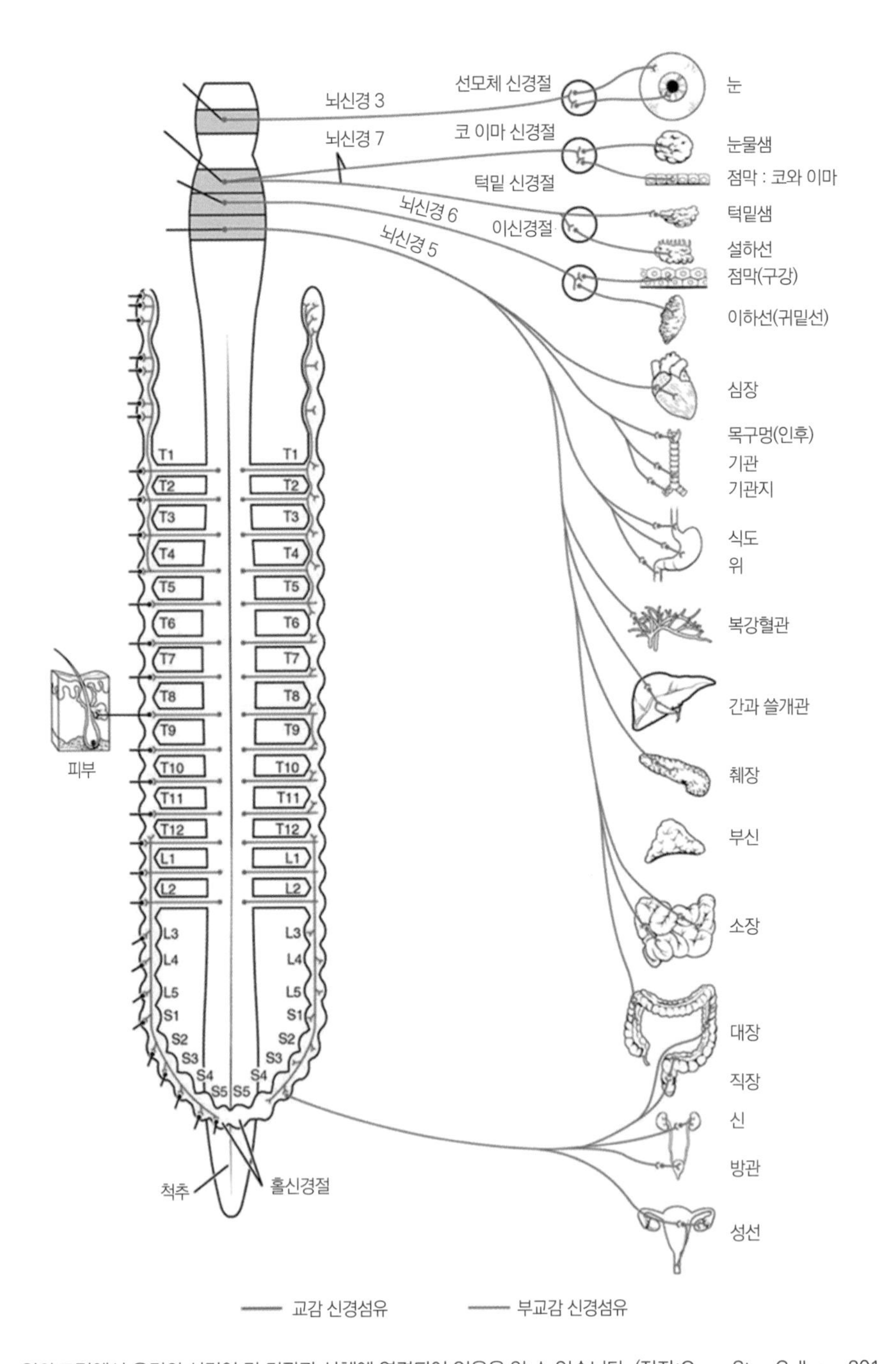

위의 그림에서 우리의 신경이 각 기관과 선체에 연결되어 있음을 알 수 있습니다. (작자:Open Stax College, 2013)

뒤를 잇는 것이고, 호르몬이 끝까지 갈 때는 신경이 연결되어 있는 것입니다. 그래서 신경이 멀쩡해도 호르몬에 문제가 생기면 우리가 뭔가를 하려고 할 수도 있는데 신경을 불러 완성을 못 시키죠. 이것은 파킨슨병이 신경 질환일뿐만 아니라 호르몬 내분비 질환의 질병일 수도 있음을 보여줍니다. 파킨슨병에 관련된 많은 연구가 이 방향으로 열심히 노력하는 이유입니다.(55)(56)(57)

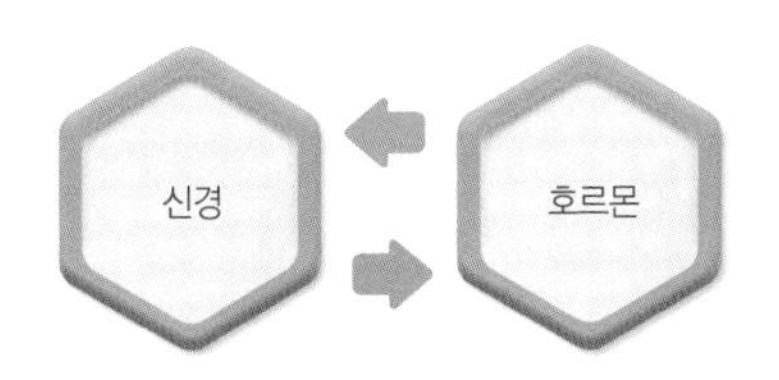

신경계와 호르몬계는 서로 영향을 줍니다.

내 환자 Dr. Yeong은 호르몬을 지원하기 시작한 후 병세가 크게 좋아졌습니다. 이제 그는 스스로 몸을 뒤집을 수 있고, 의자에서 일어나 스스로 음식을 먹고, 물을 마시면 사레가 안 걸리고, 빨대로 할 필요 없이, 스스로 물컵을 들고 물을 마실 수 있고, 발을 떨고 있는 경우가 더 이상 없었습니다. 본래 스스로 배변을 할 수 없었는데, 지금은 이 문제도 해결되었습니다.

파킨슨병을 피하는 방법?

다음은 나의 파킨슨병 증상을 치료하는 방법입니다.

▷ 근치음식

전선처럼, 전기가 한 번에 너무 강했다가 단번에 너무 약해지면 쉽게 망가집니다. 같은 맥락에서 신경은 우리의 움직임을 자유롭게 해주는 '전선'인데, 우리의 에너지가 갑자기 너무 많아졌다 적어졌다 하면, 신경이 쉽게 망가집니다.

에너지=혈당. 그래서 에너지를 안정시키려면 반드시 혈당을 안정시켜야 합니다. 혈당을 안정시키는 최선의 방법은 근치 진폭 혈당 검사법으로 자신에게 가장 적합한 근치음식 황금 조합을 찾아내는 것입니다.

혈당이 안정된 후에는 에너지를 안정시킬 수 있으며, 부신도 지속적인 혈당 쇼크로 인해 손상되지 않을 것입니다. 부신이 손상을 입지 않으며, 내분비 시스템에서 가장 중요한 '시상하부-뇌하수체-부신' 축이 균형을 잃지 않습니다. 내분비가 균형을 잃지 않으면, 호르몬의 생산은 딱 맞게 될 것입니다.

▷ 소화도 생태 건강을 확보한다

Dr. Yeong은 물을 마시면 사레가 들리고, 스스로 변을 못 보는 것 외에 다른 소화 증상은 없었습니다. 그런데 어느 날 그가 보낸 사진에 찍힌 발톱 진균증이 매우 심각한 것을 발견했는데, 그것은 장내 박테리아에 심각한 불균형이 있음을 나타낸 것입니다. 저는 그를 위해 분뇨균의 검사를 했더니, 검사 결과 역시 예측대로 나왔습니다.

그리하여 저는 그의 장균 생태를 조절하기 시작했습니다. 장내 박테리아의 생태를 조절할 때 가장 중요한 것은 위산을 바로 잡는 것입니다. 위산이 우리 소화 공장의 감독이기 때문에 일단 위산이 충분하지 않으면, 아무리 많은 유산균을 섭취해도, 전체 소화관의 생태계는 혼란스러울 것입니다.

파킨슨병의 치료는 왜 소화관의 건강을 중시하는가? 주요 원인은 두 가지입니다.

1. 충분한 위산이 있어야 미네랄을 분해하여 흡수하고, 근육을 자유자재로 운영할 수 있습니다.

위산이 충분해야 미네랄 성분을 원활하게 분해하여 흡수하는데, 만약 위산이 부족하면 미네랄을 먹어도 우리는 흡수하지 못합니다. 근육이 수축하고 긴장이 완화되는 것은 사실상 미네랄이 주도하고 있기 때문입니다. 따라서 위산이 충분한지 여부는 어떠한 근육 관련 질환에도 중요합니다.(「위산 강화」 32쪽 참조)

2. 해독 파이프 라인은 원활하고, 호르몬은 균형을 잃지 않습니다.

소화는 '간-쓸개-대변'이라는 중요한 디톡스 파이프 라인에 담겨 있어 만약 소화가 잘 안 되면, 해독에 장애가 될 것입니다. 호르몬이 분해된 후에 중요한 배출 경로 중 하나는 '간-쓸개-대변'입니다. 만약 이 길이 막히면, 호르몬이 다 쓰고 나서 나가지 못하면 반드시 균형을 잃을 것입니다.

Dr. Yeong은 근치음식을 한지 2년 후에야 녹색 대변(34쪽 참조)을 보기 시작했습니다. 그는 원래 스스로 변을 볼 수 없었는데, 녹색 대변이 생길 때부터 매일 스스로 변을 볼 수 있게 되었습니다. '간-쓸개-대변'이라는 디톡스 파이프 라인이 막힘없이 뚫렸다는 뜻입니다. 그 이후로, 그의 발 떨림 증상이 사라졌습니다. 이것은 '간-쓸개-대변' 해독 파이프 라인이 호르몬 균형에 크게 영향을 줄 수 있음을 보여줍니다. 호르몬의 균형은 신경계의 건강과 밀접한 관련이 있습니다.

▷ 물을 충분히 마신다

많은 사람들은 신경계의 작동이 원활하지 못할 때, 물을 마시면 쉽게 사레에 드는 경우가 있습니다. 주위의 사람들이 사레질을 당할까 봐, 그들에게 물을 적게 먹이는 것은 잘못된 관념입니다. 신경 계통을 원활하게 운영하려면, 의존할 것이 바로 물입니다. 이것이 탈수된 사람들이 우울증과 같은 신경계의 증상이 많은 이유입니다. 그래서 원래 사레를 앓던 사람이 물을 마시면 사레가 날까 봐 물을 못 마시게 되는데, 그 다음에는 오히려 더 사레가 들립니다.

이 밖에, 물을 마시지 않는 사람은 '간-콩팥-소변'의 디톡스 파이프 라인이 통하지 않고 호르몬 분비가 완료된 수용성 부분이 나오지 않으면 안 나가는 호르몬이 더 심한 불균형을 일으킵니다. 따라서 환자가 쉽게 사레에 들린다면 물을 주는 것을 멈추지 말고 빨대로 천천히 마시는 것을 가르쳐야 합니다. 이렇게 해야만 몸이 탈수되지 않는다는 것을 확실히 보장할 수 있습니다. '간-콩팥-소변' 디톡스 파이프 라인이 막히지 않으며, 다 사용한 호르몬도 빠져나갈 수 있는 것을 확보할 수 있습니다.

▷ '금(金)'자 편의 미네랄은 장기간 보충하지 마세요

칼슘(鈣), 칼륨(鉀), 마그네슘(鎂), 아연(鋅), 구리(銅), 철(鐵). 이 미네랄은 '금(金)'이라는 부수가 있으며 모두 중금속에 속하기 때문에 장기간 복용하면 중금속에 중독될 가능성이 있습니다. 중금속이 대부분 기름과 친숙하기 때문에, 기름기가 많은 곳에 가는 것을 가장 좋아합니다. 기름이 집중되는 곳은 신경입니다. 신경은 기름으로 둘러싸여 있습니다. 신경 위에 둘러싸여 있는 수초는 콜레스테롤로 만들어지며 콜레스테롤은 지방입니다. 이것이 바로 중금속에 중독될 때 가장 뚜렷한 증상이 모두 신경계통에서 나오는 이유입니다.

Dr. Yeong은 건강을 매우 중시하는 사람이기 때문에, 에너지 수프, 오트밀, 고구마를 많이 먹고, 건강보조식품을 즐겨 먹는 사람이었습니다. 그는 젊은 나이에 골다공증을 예방하기 위해 칼슘 정제를 오랫동안 복용해 왔습니다. 그가 이 습관을 가지고 있기 때문에, 저는 그에게 미국 Chelation Centre에 가서 검사받기를 권유했습니다. 소변에서 기준치를 초과하는 많은 원소들이 검출되어, 킬레이션 치료가 필요하다는 검사 결과가 나왔습니다.

▷ 전문인의 감독을 통해 킬레이션 치료를 한다

미네랄을 장기간 사용하는 사람들은 킬레이션 치료를 필요로 한 것 외에도, 은 분말을 사용하여 이를 때우는 사람들은 또한 수은이 축적될 가능성이 있어서, 킬레이션 치료를 필요로 합니다. 중금속을 축적했는지 여부를 파악하려면 머리카락 탐지가 가장 정확합니다. 이러한 요소는 뿌리에 누적되고 기록되기 때문입니다.

간단히 말해서, 킬레이션 치료는 중금속을 멈춘 곳에서 끌어내어 체외로 배출하는 것입니다. 내가 이 치료를 위해 반드시 전담자가 감독해야 한다고 말한 것은, 중금속이 머무는 곳에서 끌려나와 혈액이 들어와 배출이 원활하지 않으면 중금속 함량이 혈액에서 너무 높아져 중독을 일으키고 생명을 위태롭게 할 수 있기 때문입니다.

이외에는 킬레이션 치료 과정에서 중요한 많은 영양소가 손실되고, 수시로 고용량 영양원소를 투여해야 합니다. 따라서 치료하기 전에 전면적인 검사와 평가를 해야 합니다. 킬레이션 치료에서도 매번 지표적인 검사를 해야 하며, 효과가 있는지 검사하고 보충해야 할 원소를 이해합니다. 보충해야 할 원소를 파악한 후에, 충분한 분량의 보충이 있어야, 킬레이션 치료 도중에 중금속 2차 중독 현상이 나타나지 않습니다. 또한 오존 치료법을 함께 사용하는 것이 가장 좋습니다. 오존은 지구를 보호하는 가스층입니다. 당신은 그것을 높은 산소라고 생각할 수 있습니다. 산소는 생명을 가져다줍니다. 그런 높은 산소가 치유에 많은 도움이 됩니다. 대다수의 킬레이트 센터는 주사식의 오존 치료를 사용합니다.(58)

Dr. Yeong은 영양 치료 및 오존 치료를 포함하여 총 33회의 킬레이트 치료를 수행했습니다. 체내의 중금속이 안전 범위에 다다를 때 킬레이션 치료를 중지시켰습니다.

▷ 전문인이 호르몬의 지원이나 보충을 감독한다

호르몬을 지원할 때는 선체로부터 시작하는 것이 좋습니다. 왜냐하면 신체는 바로 호르몬을 생산하는 곳이기 때문입니다. 선체가 재가동되면 생산성 회복이 가능해져 호르몬이 균형을 이룹니다.

선체를 지원하는 가장 효과적인 것은 '시상하부−뇌하수체−부신'축을 지원하는 것입니다.

이 축 전체의 건강보조식품을 못 찾을 경우, 우선 부신을 지원하는 건강보조식품을 시도해 볼 수 있습니다(「건강보조식품을 현명하게 사용하는 방법」 부록 참조).

이미 선체를 지원했는데, 신경계가 호전되지 않고 있다면 바로 호르몬을 보충해야 합니다. 호르몬을 보충하기 전에 타액 호르몬 검사를 하는 것이 가장 좋습니다. 신체의 호르몬 양을 먼저 이해해야, 우리가 보완해야 할 것이 무엇인지, 얼마만큼 얼마동안 보충해야 하는지 신중하게 판단할 수 있습니다.

호르몬은 조금만 사용해도 효력이 매우 강합니다. 외용 호르몬인 경우에는 표준을 초과하기 쉬우므로 절대로 장기간 사용할 수 없습니다. 사용하기 전에, 사용 중, 사용 이후, 현재 상황을 이해하기 위해 테스트를 해야 합니다. 이것이 제가 특정한 사람에게 호르몬의 지원과 보충을 감시하도록 권유하는 이유입니다.

충분한 체지방을 확보한다

연구에 따르면, 지방은 폐기물이 아닌 우리 내분비 계통의 일원으로 많은 중요한 호르몬을 생산합니다. 그래서 아무리 먹어도 체지방이 자라지 않은 사람이거나, 체지방을 줄이려고 하루 종일 궁리하고 있는 사람들은 호르몬의 균형을 잃기 쉽습니다. 근육이 자라지 않는다는 점도 파킨슨병 환자에게 더욱 심각합니다. 파킨슨병 환자의 근육 작동은 본질적으로 문제가 있기 때문에 근육 합성에 문제가 생겼다 하면, 뼈가 근육이 받쳐 주지 않아 부상을 당하기 쉽습니다.

많은 사람들이 살이 많이 찌고 싶을 때, 과일, 밥, 전분 같은 음식을 많이 먹는데, 밥을 많이 먹으면 살이 찐다는 것은 잘못된 개념입니다. 앞에서 언급했듯이, 우리의 몸무게가 얼마나 될 것인지는 완전히 췌장과 부신의 씨름 결과에 달려 있다는 것을 기억하시나요?(55~57쪽 참조) 만약 근육이 자라지 않고 지방이 나지 않는다면, 이는 부신 선생이 패배한 것입니다. 이때, 근육과 지방을 키우고 싶으면, 부신을 지원해야 합니다. 즉, 당신에게 적합한 근치음식 황금조합을 찾아내서, 더 이상 혈당을 요동치게 하지 않는 것입니다.

둘째는 생활 스트레스를 해소합니다. 마지막으로 당신은 부신 기능을 보충할 수 있는 건강보조식품을 보충할 수 있습니다(「건강 식품을 현명하게 사용하는 방법」 부록 참조).

Dr. Yeong은 근치음식법을 실행한 후, 췌장의 회복 속도가 부신보다 훨씬 빠르기 때문에, 원래 바싹 마른 그는 콩팥을 지원하는 건강보조식품을 복용한 뒤 체중이 늘자 다른 신체 기능의 회복도 빨라지고 있습니다.

올바른 재활을 알아보기

Dr. Yeong은 많은 신체 기능을 회복한 후, 나는 그가 어떤 동작들을 할 수 없다는 것을 알았습니다. 그가 결코 할 수 없는 것이 아니라, 너무 오랫동안 하지 않았기 때문에 못하게 되었습니다. 나는 재활 교정사에게 찾아갈 것을 권유했습니다. 일반적인 파킨슨병의 회복 동작은, 주요 목적은 모두 병세를 늦추는 것인데, 즉 환자의 '이미 터득한' 동작을 반복적으로 연습하는 것이지만 사실 Dr. Yeong은 이때 '할 수 없다'는 동작을 연습해야 맞는 것이었습니다.

그에게 비교적 효과적인 재활 교육은 중풍환자에 대한 기능 치료에 적합합니다. 그러니 교정사를 찾을 때 자신에게 맞는 재활프로그램을 찾을 수 있는 다른 선택이 있다는 것을 잊지 마세요.

▷ 긴장을 풀 줄 안다

저는 신경계에 문제가 생긴 사람들은 모두 긴장하기 쉽다는 것을 발견했습니다.

Dr. Yeong 역시 자신과 타인에 대해 매우 엄격한 사람입니다. 매우 엄격하기 때문에, 그는 무엇이든 아주 심각하게 여기며, 다른 사람들이 어떻게 자기를 보는지 신경을 많이 씁니다. 그는 아주 쉽게 긴장합니다. 왜냐하면 끊임없이 자신에게 점수를 매겼고 자신이 설정한 기준이 너무 높아 언제나 스스로 불합격이라고 생각했기 때문입니다.

우리의 스트레스는 부신 선생이 처리하고 있는 것인데, 스트레스가 풀리지 않으면 부신 선생이 피로해서 망가지게 됩니다. 부신이 쓰러지면 전체 내분비 계통이 무너지고 호르몬이 혼란스러울 것입니다. 따라서 신체의 기능을 조정하는 것 외에도 환자는 자기 자신이 세상을 보는 방법에 대해 이해해야 합니다. 만약 당신이 항상 '호랑이'가 당신을 쫓고 있는 것을 본다면, 당신을 쫓고 있는 저 호랑이에 대처하는 방법을 배워야 합니다.

질 염증 (질 건조증, 질의 가려움증, 질 냄새)

질에 염증이 생기는 것은 생활기능에 심각한 영향을 주지 않습니다. 그럼에도 극도로 짜증을 내는 것은 질에 염증이 생길 때 마르고 가려울 뿐 아니라 생선 비린내가 나기 때문입니다. 질염은 또한 성생활을 방해할 수 있고 가려울 때 매우 괴롭고 종종 한밤 중에 발생하여 수면에 영향을 줍니다. 일단 질에 염증이 생기면 생선 비린내가 진동하고, 여성이 짧은 치마를 입을 때는 남도 냄새를 맡는 게 아닌가 하는 걱정이 듭니다.

질 염증은 다음과 같은 유형으로 나눌 수 있습니다.

1. 위축성 질 염증

이런 질염은 대부분 호르몬 불균형에서 비롯되는데, 이런 경우는 여성이 갱년기에 접어들 때 흔히 발생하며, 그때는 호르몬의 대규모 변동으로 인해 불균형이 생기기 쉽습니다. 호르몬은 질을 촉촉하게 하는 주원인으로 호르몬이 불균형해지면 질이 매우 말라서 성행위를 했을 때 가장 쉽게 느낄 수 있습니다.

질이 촉촉할 때, 액체가 밖으로 계속 흘러나와 세균이 쉽게 침입하지 않습니다. 그러나 질이 충분히 촉촉하지 않으면 액체가 움직이지 않으며, 움직이지 않는 물은 세균이 번식하기 쉽고 세균이 번식하면 염증이 생기기 쉽습니다. 염증이 생기자, 면역 세포는 외래 세균과 싸우고, 이때 전사한 세포와 세균은 모두 단백질입니다. 그들은 죽어서도 충분한 액체를 흘려보내지 못한 채 질에 남아 부패한 뒤 시체 냄새를 풍깁니다.[59]

이것이 질염으로 인한 생선 비린내의 발원지이며, 코에 콧물이 들어간 듯 오랫동안 풀리지 않은 냄새입니다.

2. 세균성 질 염증

사실 우리는 온몸에 균이 가득하고, 이 균들은 우리와 기생하는 관계에 있는데, 그것들은 보통 해롭지 않은 것들입니다. 그러나 세균이 과다하게 번식할 때에는 메뚜기가 과다하게 번식한 것처럼, 기생의 생태에 심각한 손상을 입기 시작합니다. 가드 넬라, 칸디다, 트리코모나스(기생충)가 우리의 질 속에 삽니다. 양을 초과하지 않으면, 증상이 없지만, 이런 균들이 과다하게 번식하면, 질에 염증이 생기기 시작합니다.

세균이 질에서 과다하게 번식하는 두 가지 원인이 있습니다.

> 음식이 맞지 않다

내가 먹는 것과 내 몸에 있는 균이 무슨 상관이 있는지 당신은 분명히 생각할 것입니다. 잊지 마세요, 박테리아는 우리와 기생 관계입니다. 그것이 우리의 몸에 기생하는 이유는, 우리가 먹고 남긴 것을 먹으려는 것입니다. 그리고 다른 종류의 박테리아에는 다른 주식이 있습니다. 그래서 우리의 식생활이 균형 잡히고, 즉, 골고루 먹고, 적당히 먹으면, 생태가 균형을 이루기 쉽습니다. 그러나 우리의 음식이 어느 한쪽으로 치우친다면, 예를 들어, 고기만 먹고 야채는 먹지 않고 야채만 먹고 고기를 먹지 않거나, 설탕을 다량 함유한 음식을 많이 먹거나, 과음하거나, 단백질 가루만을 먹거나, 교체하는 음식의 종류가 너무 적으면 몸속에 있는 박테리아의 생태는 균형을 잃게 됩니다. 균이 균형을 잃으면 어떤 균은 지나치게 번식할 수 있습니다.[60][61]

박테리아들의 불균형이 가려움증을 일으키는 가장 좋은 예는 비듬인데 비듬은 두피 박테리아들의 불균형의 결과입니다. 우리는 호르몬이 불균형해서 두피의 지방을 지나치게 분비할 때, 주식이 기름인 말라 세지아균이 음식이 남아돌기 때문에 대량 번식을 시작합니다. 과다한 말라 세지아균이 두피를 자극해 붉은 염증을 일으켜 비듬이 생기고 가렵습니다.

여성들이 흔히 볼 수 있는 것은 간디다균입니다. 간디다균의 주식은 설탕인데, 이것이 여성들이 단 음식을 먹고 나면, 질이 가렵기 시작하는 이유입니다.

> 질내 산과 알칼리가 잘못되었다

여성의 질은 원래 산성이며, 산성은 나쁜 박테리아의 성장을 억제합니다. 하지만 음식조합이 잘못된 경우, 질의 산과 알칼리도 잘못되기 시작합니다. 그러나 정자는 사실 산을 매우 두려워합니다. 정자를 호송하는 정액은 보통 약알칼리입니다. 그래야 정자가 질 속의 산을 만나 도중에 죽지 않을 수 있습니다.

게다가 여성은 나이가 들면서 질 속의 산알칼리와 균종이 변하기 때문에 이때 남성이 성교 후 정액을 여성의 질에 남겨두면 질 속의 산알칼리 환경은 더욱 불균형을 일으켜 세균이 생기기 쉽습니다.[62]

3. 자극성, 알레르기 성 질 염증

질의 염증이 외래 물질의 자극을 받아 야기될 수 있으며, 세제, 의류 유연제, 비누, 의류 재료, 콘돔, 생리대(스트립) 또는 기타 청결 용품일 가능성이 있습니다. 이 물건들은 모두 화학 물질이 함유되어 있어 오랫동안 사용하면 알레르기가 생길 수 있으므로, 염증을 일으켜 따갑고 가려움증을 느낄 수 있습니다.

화학 물질의 자극뿐만 아니라 남성의 정액과 여성 자신의 질 분비물도 질 알레르기 반응을 일으킬 수 있습니다. 질에 염증이 있거나 긁거나 폐경이나 호르몬 불균형이 있는 경우, 스테로이드 함유 연고를 사용하여 질 및 음순 벽을 더 얇게 만듭니다. 벽이 얇아지면 원래 들어올 수 없었던 것들이 이제 들어올 수 있을 것입니다. 정자와 질 분비물의 단백질은 얇은 벽을 통해 혈액에 들어갈 수 있으며, 혈액의 면역 대군은 이 단백질을 알아보지 못하고, 그것을 외래의 적으로 간주하여, 이곳에서 염증을 일으키기 시작합니다. 오래되면 면역대군은 이것들에 대해 항체를 만들기 시작합니다.

항체는 외침하는 적을 위해 만든 군대라 할 수 있는데, 적을 노렸기 때문에 앞으로 이 적과 접촉하면 항체가 반응해 즉시 전투를 시작합니다.

항체는 혈액 안에서만 순찰하는 것이 아니라 몸 표면에서도 순찰합니다. 그러므로 정액과 질 분비물을 만나자마자 즉시 염증이 생깁니다. 염증이 생기자, 부어오르고 벽은 더욱 얇아지고, 혈액에 들어가지 말아야 하는 것들이 더 많이 들어왔습니다. 이때, 우리는 정액과 질 분비물에 알레르기가 더 심해지고 성행위 후 또는 기쁨과 흥분으로 분비물이 증가할 때 매우 간지럽습니다.

질 염증을 피하는 법?

▷ 근치음식, 음식물을 번갈아 먹는다

장균의 생태 균형은 다원적인 음식으로 지원하는 것입니다. 이것이 근치음식에서 음식물을 번갈아 먹을 것을 강조하는 이유입니다, 다시 말해, 매일 똑같은 음식을 먹지 말고 야채와 고기는 제철에 따라 먹는 것이 좋다는 것입니다. 다양한 종류의 음식이 있다면 어떤 종류의 균이 특별히 빨리 자라거나 특별히 많이 자라지는 않을 것입니다. 균은 쉽게 평형을 잃지 않고, 세균성 질의 염증을 일으키는 문제는 별로 없을 것입니다.

▷ 소화관 환경을 바로잡고, 유산균을 보충한다

소화 환경이 잘못되면 장에 사는 균의 종류가 반드시 균형을 잃습니다.

질 속의 균도 창자에 있는 균종이 있기 때문에 장균이 불균형을 일으킬 때도 질의 균종 불균형을 일으킵니다. 따라서 여성들은 질의 건강을 위해서는 반드시 소화기(30~32쪽 참조)를 잘 돌봐야 합니다. 소화가 조절되기 전에 유산균이나 천연 발효 식품을 보충할 수 있습니다. 예를 들어 김치, 요구르트, 낫토 등으로 체내 균종의 균형을 맞춰 줍니다.[63][64]

▷ 성 행위 후 배수법

성행위를 할 때 남성이 콘돔을 착용하지 않고 정자를 여성에게 남겨 두어 여성이 불편하게 느끼면, 다음과 같은 도구를 사용하여 질 속에 '끓인 물'을 붓고 질의 산과 알칼리가 영향을 받지 않도록 정액을 씻어낼 것을 권합니다, 하지만 만약 당신이 임신을 하고 싶다면, 그렇게 하지 말아야 한다는 것을 명심하세요. 이렇게 해서 피임이 가능하다는 것도 아닌 것을 기억해야 합니다. 시중에서 판매하는 질 세정 제품에는 화학 성분과 방부제가 포함되어 있기 때문에 시판되는 질 세정 제품 대신 끓인 물을 사용해야 합니다. 끓인 물에는 첨가물이 없고, 중성적인 성질이 있기 때문에, 단지 정자만을 씻어낼 뿐, 질 안의 산과 알카리에 영향을 주지는 않습니다. 이런 기구는 끓는 물에 소독하는 것이 가장 좋습니다. 알코올을 쓰지 마세요. 알코올은 나쁜 균을 죽일 뿐만 아니라, 좋은 균도 죽이기 때문입니다.

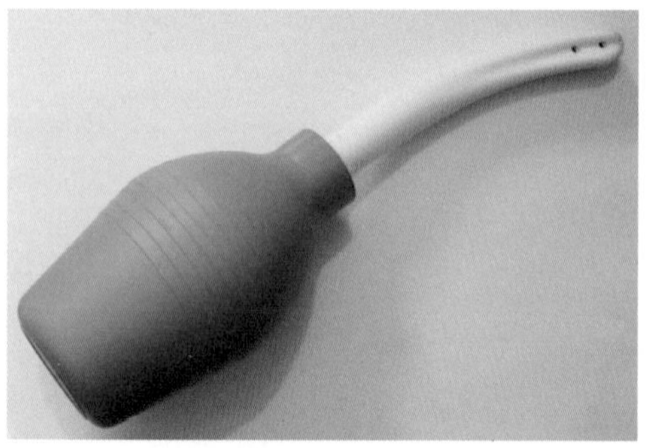

반복 사용 가능한 질 헹굼(그림 출처: 위키피디아 https://goo.gl/i8oXi4)

▷ 스트레스 해소

스트레스가 커지자, 부신이 코티솔이라고 불리는 호르몬을 분비합니다. 코티솔의 주된 역할은 혈당을 조절하거나 스트레스에 저항하는 것입니다. 코티솔의 양이 적당 할 때, 스트레스에 매우 강하며 혈당이 너무 떨어지지 않습니다. 그러나 코티솔이 너무 많으면 면역력이 떨어지고, 일단 면역력이 저하되면 염증을 일으키기 쉽습니다.[65] 따라서 너무 많은 스트레스는 쉽게 질 염증을 일으킬 수 있습니다. 따라서 스트레스를 조절하는 것은 질 염증 예방에 중요한 작업을 하는 것입니다.

▷ 알레르기 처리하면 가려움증이 더 이상 없다

만약 당신의 음순이 이미 질 분비물이나 정액에 의하여 알레르기를 일으켜서 가렵다면 자신의 분비물이나 정액에 닿지 않도록 보호하기 위해, 음순을 맑은 물로 씻어 낸 후 종이나 수건으로 닦아 낸 다음 바셀린을 바르세요. 바셀린은 유성이고 원래 음순이 손상되었거나 염증이 있던 부분을 격리하는 데 도움이 됩니다. 바를 때는 질에 있는 방향으로 바릅니다. 분비물이나 정액은 피부에 닿지 않으면, 면역 반응과 가려움증을 일으키지 않습니다. 우리가 코코넛 오일이나 다른 천연 오일을 사용하지 않는 주된 이유는 이 좋은 기름들이 얇아진 벽으로부터 혈액으로 들어오고 또한 이러한 좋은 기름에 대한 우리 몸의 알레르기를 일으킬 수 있기 때문입니다. 따라서 처음에는 바세린을 사용하는 것이 안전하므로 더 이상 상처가 없어지고, 염증이 없을 때, 윤활을 돕기 위해 천연 오일을 사용할 수도 있습니다. 면봉을 사용하여 분비물이 음순에 닿지 않도록 할 수도 있습니다.

그러나 일반적인 아토피 피부염은 이러한 방법으로 가려움증을 멈추게 할 수 없습니다. 왜냐하면 그것은 알레르기가 피부 밖에서 접촉하는 것이 아니라 장과 몸에서 접촉하는 것이기 때문입니다.

▷ 약물의 영향을 조심하세요

일부 가려움 연고에는 스테로이드가 포함되어 있으며 스테로이드는 피부를 더 얇게 만들고 얇아진 피부는 정액과 질 분비에 알레르기를 일으킬 가능성이 더 높습니다. 따라서 어떤 약물을 사용하기 전에는 약물의 성분을 충분히 숙지해야 합니다.[66]

21 갑상선 기능 항진증/ 갑상선 기능 저하증

갑상선은 날개 돋친 나비처럼 우리 목의 양옆을 감싸안으며, 그것이 생산하는 호르몬이 전신에 영향을 줄 수 있기 때문에 갑상선은 우리 몸의 총 관리인과 같습니다. 호흡, 심장 박동, 신경, 체중, 근육, 생리, 콜레스테롤 수치 등에 영향을 미칠 수 있습니다.

우리가 음식을 잘못 먹거나 갑자기 스트레스를 많이 받을 때, 부신이 무너질 것입니다. 부신이 무너지면 시상하부, 뇌하수체 기능도 떨어집니다. 시상하부와 뇌하수체가 망가지면, 갑상선도 피할 수 없습니다.

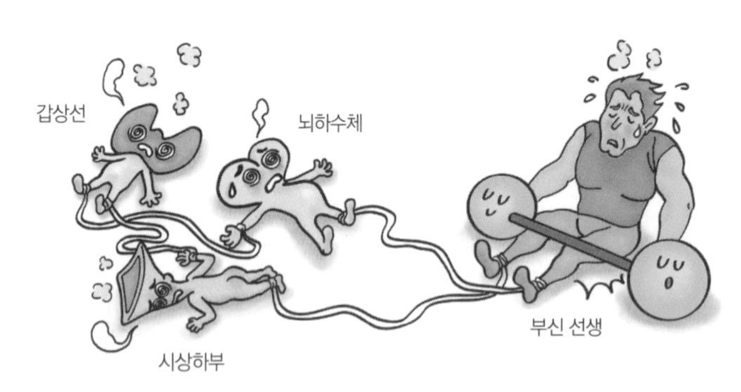

시상하부와 뇌하수체는 부신이 손상되면 영향을 받게 되며, 연결되는 갑상선을 함께 망가뜨릴 수 있습니다.

신체검사를 할 때 갑상선 지수는 보통 TSH, T3, T4가 있습니다. 실제로 TSH는 뇌하수체에서 만들어진 것입니다. 그가 하는 일은 갑상선에게 얼마나 많은 T4를 생산해야 하는지를 말해주고, T4는 다시 T3로 전환하여 몸속에서 작동합니다. 뇌하수체와 갑상선 사이의 의사소통에는 피드백 메커니즘을 채택합니다.

피드백은 우리가 평소에 소통할 때 다른 사람이 피드백을 준다는 의미와 같습니다. 小明이 小琪에게 말했습니다. "네가 말을 너무 크게 해서 내가 공부를 제대로 할 수 없게 되었다. 너 좀 작은 소리로 말하는 게 어때!" 이것은 小明이 小琪에게 보낸 피드백입니다. 小琪는 이 피드백을 받아들여 목소리를 줄였습니다. 小琪는 또한 小明에게 피드백으로 돌아갈 수 있습니다. 그녀는 "네가 나중에 다른 사람에게 부탁할 때는 명령조로 하지 말고, 좀 예의를 갖출 수 없어?" 小明은 小琪의 피드백을 받아 들여 다음과 같이 대답했습니다. "미안해, 다음 번에 고칠게. 목소리를 낮춰줘서 고마워."

성공적인 피드백 메커니즘이 관계의 균형을 유지할 수 있음을 알 수 있습니다. 마찬가지로 성공적인 피드백 메커니즘도 호르몬의 균형을 맞출 수 있습니다. 뇌하수체와 갑상선의 피드백에 대해서도 마찬가지입니다. 그들은 서로 의사소통을 합니다. 말하자면, 네가 많아지면, 내가 적어지고, 네가 적어지면, 내가 많아진다. 이런 식으로 균형을 이루는 것입니다. 이것이 TSH와 T4의 관계가 항상 시소와 같은 이유입니다. TSH가 높으면, T4가 낮고, TSH가 낮으면 T4가 높습니다.

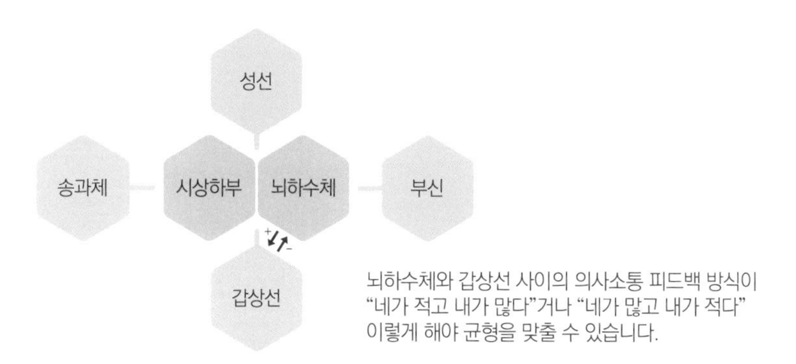

뇌하수체와 갑상선 사이의 의사소통 피드백 방식이
"네가 적고 내가 많다"거나 "네가 많고 내가 적다"
이렇게 해야 균형을 맞출 수 있습니다.

TSH 감소의 원인은 무엇입니까? TSH 감소의 가장 큰 가능성 중 하나는 글루코 코르티코이드가 증가하고 있다는 것입니다. 혈당이 요동치거나 떨어졌을 때, 글루코 코르티코이드는 부신이 혈당을 높이기 위해 사용하기 때문에 상승하고 TSH는 감소합니다. TSH가 감소하면 T4가 높습니다. 이때 의사는 갑상선 기능 항진증이 있다고 진단합니다. 부신 선생은 혈당 조절 외에 스트레스 처리를 담당하고 있습니다. 갑작스러운 스트레스, 예를 들어, 갑자기 가족을 잃거나, 갑작스러운 업무 스트레스가 커지거나, 결혼 변화, 결혼 준비, 이혼 처리 중, 소

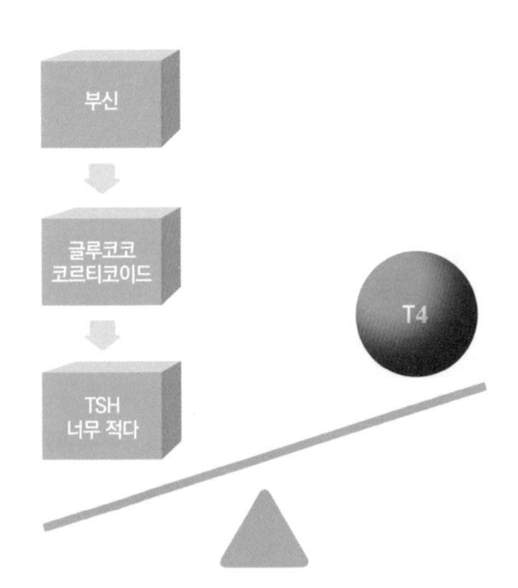

T-SH와 T4는 시소의 관계이고 하나는 많으면 하나는 적습니다. 부신에서 글루코 코르티코이드를 지나치게 많이 생산하면 TSH는 많이 감소하게 되며, 이때 그에 상응하는 T4는 너무 높아져 갑상선 항진이 형성됩니다.

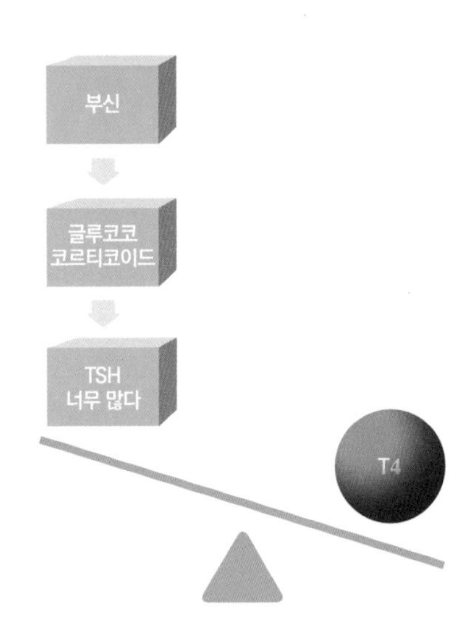

T-ST와 T4는 시소의 관계이고 하나는 많으면 하나는 적습니다. 부신에서 글루코 코르티코이드를 지나치게 적게 생산하면 TSH는 과량하게 되며, 이때 그에 상응하는 T4는 너무 낮아져 갑상선 기능이 감퇴합니다.

갑상선 기능 항진증의 일반적인 증상

- 음식의 양은 변하지 않았지만 갑자기 몸무게가 줄어든다
- 배변 규칙 변경, 특히 횟수 증가
- 심계 항진, 부정맥, 심장 박동이 매우 세다
- 목이 붓는다
- 식욕이 증가하거나 감소한다
- 지치고, 근육의 힘이 없다
- 긴장하고, 초조해 하고, 짜증난다
- 잠들 수 없다
- 손이나 손가락이 쉴 새 없이 떨린다
- 피부가 엷어진다
- 생리가 불규칙하다
- 머리카락이 얇아지고 쉽게 부러진다
- 열에 대해 매우 민감하다
- 눈이 툭 튀어나온다

갑상선 기능 감퇴의 일반적인 증상

- 쉽게 피로하다
- 콜레스테롤 상승
- 추위에 특히 민감하다
- 근육이 아프고, 쑤시고 뻣뻣하다
- 손발이 얼음같이 차다
- 관절이 딱딱하고 통증이 심하다. 붓는다
- 변비
- 월경 주기나 수량이 정상적이지 않다
- 피부가 건조하고, 눈이 건조하고, 입이 마른다
- 머리카락이 얇아지고, 눈썹이 적어지고 짧아진다
- 체중이 늘어난다
- 심장 박동이 느려진다
- 얼굴이 붓는다
- 우울증
- 목소리가 쉰다
- 건망증
- 근육이 무력하다

송 등, 또한 글루코 코르티코이드가 단기간에 다량으로 증가하여 갑상선 기능 항진증을 유발합니다.

잘못된 음식 조합이 계속 개선되지 않으면 장기적으로 혈당이 요동치게 되고 부신 선생은 끝내 쓰러지고 맙니다. 더 이상 글루코 코르티코이드를 만들 수 없습니다. 이때 글루코 코르티코이드가 부족하여, TSH가 과다하게 됩니다. TSH가 많아지면, T4가 적어집니다. 그러면 의사가 갑상선 기능 저하증을 진단합니다.

부신은 혈당을 조절할 뿐만 아니라 스트레스도 조절합니다. 그래서 우리가 삶에서 스트레스의 지속적인 근원을 가지고 있을 때, 예를 들어, 서로 아주 가까운 사람과의 관계가 항상 나쁘거나, 누군가가 늘 당신에게 잔소리하거나, 늘 무슨 일을 두려워하거나, 업무 스트레스가 날마다 많거나, 늘 잠을 잘못 자는 등은 갑상선 기능 저하증을 일으키기 일쑤입니다.

음식물과 스트레스 외에도 중금속과 미네랄 불균형이 갑상선에 직접적인 영향을 미칩니다. 갑상선 호르몬 T3, T4 모두 요오드라는 미네랄을 원료로 직접 사용했고, 따라서 우리의 미네랄의 균형이 맞지 않거나 신체의 요오드 함유량이 충분하지 않으면 종종 갑상선을 작동시키기 힘들게 됩니다. 또한 중금속(특히 수은)이 체내 선체 속에 축적될 때 축적되는 가장 높은 곳 중 하나는 갑상선에 있습니다. 수은 함량이 중독 수준에 도달하면 갑상선 질환을 유발할 수 있습니다.[67][68] 그 중 치아 은 분말과 백신의 방부제가 우리에게 가장 큰 영향을 줍니다. 치아 은 분말의 증기가 직접 체내로 들어오고, 백신의 방부제는 수은으로 만든 것으로 몸속으로 직접 주사하여 몸 안에 들어가기 때문입니다.

모든 호르몬은 언제든지 제자리에 있지 않을 것이며, 호르몬은 계속 변동되는 것을 잊지 말아야 합니다. 그러니까 당신이 자꾸 항진하거나 기능이 저하되는 것을 가정하지 마세요. 어쩌면 이번에 항진으로 측정이 되고, 다음에는 기능 감퇴로 측정될 수 있습니다. 따라서 증상에 복합 현상이 있을 수도 있습니다. 즉, 갑상선 기능 항진증이 있지만 갑상선 기능 저하증의 증상도 있을 수 있습니다.

잊지 마세요. 호르몬이 조절되면, 균형점으로 돌아갑니다. 그 시점에서 당신은 질병으로부터 자유로워집니다.

"내 갑상선 수치가 정상 범위로 떨어졌는데, 왜 이런 증상들이 많이 있는지?" 당신은 질문을 할 것입니다. 이것이 바로 우리가 말한 최적의 표준상태에 이르지 못했다는 것입니다. 비록 당신의 지수는 정상이지만, 당신의 현재의 상황은 최상의 몸 컨디션이 아니므로 증상이 나타날 수도 있습니다.

어떻게 갑상선 항진/기능 저하를 피할 수 있나?

▷ 근치음식

갑상선은 내분비 계통에서 시상하부, 뇌하수체와 부신의 발걸음을 따릅니다. 만약 시상하부, 뇌하수체와 부신이 어지럽게 흩어져 있다면, 그 갑상선의 발걸음은 반드시 혼란스러울 것입니다. 따라서 근치 혈당 검사법으로 자신의 근치음식 황금조합을 찾아내는 것이 매우 중요합니다. 당신이 자기 자신의 황금조합을 이해하면, 매끼 식사할 때, 알맞게 조절할 수 있게 될 것입니다. 이렇게 되면 부신이 다치지 않고, 갑상선에서 균형 잡힌 T3, T4를 분비할 수 있습니다.

▷ 스트레스 해소

실생활에서 스트레스는 예고 없이 닥치거나 항상 우리 곁에 있을 수 있습니다. 그것이 어디에나 있기 때문에 스트레스는 사실 정상적인 삶의 상태입니다. 이런 상시적인 상황에 직면하면서 우리는 오히려 종종 그것을 무시합니다.

만약 스트레스가 항상 있기 때문에 스스로 인지하고도 전혀 처리하지 않으면, 그 스트레스는 오랫동안 몸속으로 파고들어 오장육부에 영향을 미치게 되는데 갑상선이 그 중 하나입니다.

하지만 당신이 취하는 태도가 스트레스를 항상 있게 만들기 때문에 그것을 인지하고 맞서 해결하는 방법을 더 배워야 합니다. 우리가 마주하고 분석하여 해결하는 태도를 취한다면 스트레스는 발전의 동력이 될 것이고, 몸과 마음의 균형이 무너지는 주요인은 아닙니다.

삶의 많은 스트레스는 드러나지 않는데 특히 사람들과 어울리는 스트레스가 그렇습니다. 이런 종류의 스트레스를 가장 잘 푸는 방법은 바로 의사소통입니다. 왜냐하면 오직 의사소통을 해야만 당신은 자신의 경계선을 지킬 수 있기 때문입니다. 그래서 사람들과 어울리는 압박감에 직면했을 때 입을 열고 소통하고 또 소통하는 것이 최선의 해독 방법입니다(「당신의 정서 경계선을 지켜라」를 참조).

▷ 요오드를 올바르게 보충한다

갑상선 호르몬의 기본 원료가 요오드인 이상 갑상선 증상이 있는 사람은 요오드를 보충하는 것이 중요합니다. 요오드가 가장 풍부한 음식은 해조류, 다시마, 녹조류로 일반 음식보다 평균 400배나 많습니다.

나는 요오드를 음식으로부터 섭취하는 것이 가장 안전하다고 생각합니다. 왜냐하면 음식에 있는 미네랄은 많은 다른 미네랄을 동반하여 매우 포괄적이고 함께 보충될 수 있기 때문입니다. 단순히 한 가지 미네랄을 보충하는 것(요오드가 소금에 첨가되는 것과 같이)은 다른 미네랄의 불균형을 초래할 수 있습니다.

음식 이외에 해조류 분말(정제), 녹색 조류 분말(정제), 스피 룰 리나 분말(정제)을 보충할 수 있습니다. 현대의 환경으로 인해 우리는 종종 요오드가 손실되는 요소를 먹습니다. 예를 들어 밀가루의 브로민, 혹은 일부 지역의 수돗물의 불소, 또는 정수의 염소, 따라서 갑상선 증상이 있는 사람들이 너무 많습니다. 요오드 보충은 모든 사람에게 필요합니다. 한 달에 적어도 세 번 조류나 미역을 먹거나 다시마 육수를 먹으면 요오드를 보충할 수 있습니다.

해초 식품 이외에도 다음 식품은 요오드가 풍부하며 교대로 먹을 수 있습니다.

- 유제품(유제품의 적절한 섭취에 대해서는 164~165쪽 참조)
- 달걀
- 그랜벨리
- 흰 강남콩(navybean)
- 딸기

건강 Tips

갑상선 보양용 코코넛 밀크 쉐이크

- 머그잔 1잔의 코코넛 밀크(저는 얼음을 약간 넣는 것을 좋아합니다. 따뜻한 것도 됩니다.)
- 2~3 큰 스푼 참깨가루(반드시 신선한 것으로 냉장 또는 냉동을 해야 하며, 참기름은 빛에 약하고 산소에 약합니다.)
- 1 티스푼~1 스푼의 녹조가루

위 식재료는 믹서로 골고루 갈면 됩니다. 코코넛 밀크의 온도는 이 음료를 별미로 만들 것입니다. 얼음을 넣지 않거나 진한 맛을 내기 싫으면 약간의 물을 넣어도 됩니다.
코코넛 밀크를 구입할 때, 원료, 성분을 자세히 읽어야 하며, 코코넛 밀크는 100%이고, 첨가물이 없는 것이 좋습니다. 스피루리나 가루가 없으면 다시마 가루나 다른 조류의 가루(정제)로 대체할 수도 있습니다.
이 음료는 조미료가 전혀 필요 없는 풍미로, 그 맛은 바로 조류와 참깨, 그리고 코코넛 밀크에서 나오는 풍부한 영양에서 나옵니다.
그것은 영양이 충분하고 포만감이 있기 때문에 식사대용으로 할 수 있으며 채식자에게도 적합합니다.

건강 Tips

하시모토 갑상선염은 요오드로 보충해야 할까요?

요오드 보충의 가장 큰 논란은 하시모토 갑상선염이 요오드를 보충해야 하는지 여부입니다. 하시모토 갑상선염 환자의 갑상선은 염증을 일으키는데 자가 면역체계가 자신의 갑상선 조직을 공격하기 때문입니다. 그래서 많은 이런 환자들이 요오드를 보충할 때, 병든 갑상선의 작업량이 갑자기 많아져 병이 더 심해집니다. 따라서 하시모토의 갑상선염은 단독으로는 요오드로 보충할 수 없습니다.

갑상선 염증이 생긴 만큼, 우선 염증 인자를 없애는 게 급선무입니다. 하시모토 갑상선 환자는 우선, 혈당을 안정시키고, 산성피가 체계적인 염증을 일으키지 않도록 해야 합니다. 자연 의학 연구자들의 일반적으로 하시모토 갑상선염에 대한 공동적인 인식은 "요오드를 단독으로 보충할 수 없으니, 요오드를 보충하려면, 전면적으로 보충해야 한다"는 것입니다. 요오드는 혼자서 운행하는 것이 아닙니다. 그것과 공동으로 운영하는 것은 셀레늄과 마그네슘도 있습니다. 그래서 나는 하시모토 갑상선염이 일반인과 마찬가지로 조류를 음식으로 교대로 먹으면 되는데, 특별히 피할 필요도 없고, 특별히 양을 늘릴 필요도 없지만, 혈당을 반드시 안정시켜야 한다고 생각합니다. 조류에는 요오드 이외에도 셀레늄과 마그네슘이 많이 함유되어 있어서 매우 포괄적입니다.

그리고 식이요법을 할 때 이 음식이 당신에게 영향을 미치는 것을 느껴보아야 합니다. 만약 당신이 먹으면 먹을수록 증상이 심해진다면, 그것을 더 이상 건드리지 마세요. 만약 먹으면 먹을수록 더 좋아질 것이라면, 그것을 계속할 것입니다.

건강 Tips

요오드가 부족하거나 갑상선 환자는 수은 함량이 높은 경우가 많습니다, 요오드 자체가 수은의 킬레이트 물질이기 때문에 요오드는 수은 해독에 도움이 됩니다.

22 안구 건조증/안구 돌출증

갑상선 안질환이라 불리는 질환의 흔한 증상은 다음과 같습니다.

갑상선 안질환의 일반적인 증상

- 아침에 눈 뒤쪽에 통증, 특히 내려다보거나, 올려다보거나, 옆을 바라 볼 때
- 공막(흰자위막 sclera)이 벌겋게 달아오른다
- 눈이 매우 건조하다
- 눈이 튀어나와서 다른 사람이 당신이 그를 노려보고 있다고 생각하게 한다
- 복시가 나타나, 하나의 물건이 두 개로 보인다
- 심한 경우에는 시력이 흐려지고 색이 선명하지 않다
- 빛을 약간 두려워한다
- 눈꺼풀 밑에 충혈이 되어 빨갛게 붓는다
- 안구 동작이 곤란하다

이런 증상들이 나타나는 이유는 안구 주위가 염증을 일으키기 때문입니다.

당신은 눈과 갑상선이 무슨 관계가 있느냐고 물을 것입니다.

안구가 염증을 일으키는 곳은 혈관인데, 혈관에 염증이 생겨 빨갛게 부어올라 눈이 충혈되고 눈꺼풀이 붓고, 눈 뒤쪽의 혈관이 비대해져서 눈동자를 밖으로 밀어내기 때문입니다. 눈 위에는 눈물샘이 있는데 눈물샘이 염증을 일으키면, 눈이 마르거나, 끊임없이 눈물을 흘리게 됩니다.

혈관에 염증이 생기는 문제인 만큼 눈, 눈물샘의 혈관이 어디로 가는지 살펴보겠습니다(이곳은 정맥의 예를 들어 보겠습니다).

아래 그림에서 보듯이, 갑상선 상정맥, 중정맥을 따라 나오면서, 내경정맥으로 들어갑니다. 내경정맥에서 곧장 올라가고, 오른쪽으로 돌며, 안구 정맥에 들어가고 안구 정맥은 눈물샘에 직접 연결됩니다. 따라서 잘못된 음식조합으로 인해 혈당 상승이 되어, 혈액이 혈관을 갉아 먹어 염증을 일으킬 수 있습니다. 갑상선에 염증이 생길 때, 이 연결된 혈관 전체가 눈과 눈물샘과 함께 염증을 일으킬 가능성이 매우 높습니다.[69]

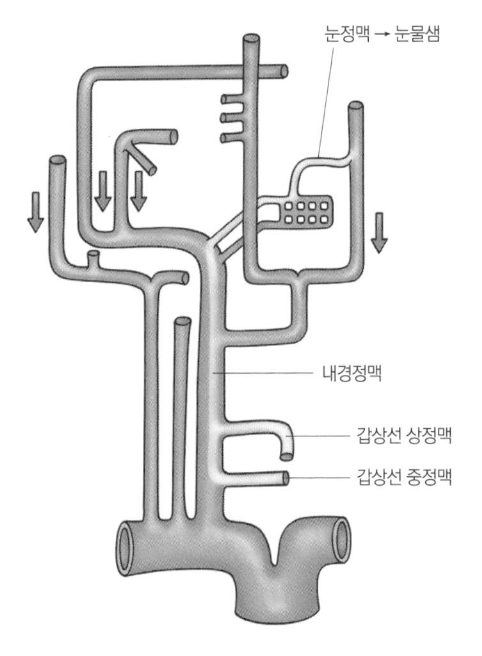

머리와 목정맥의 혈관 표시도

갑상선 안질환을 피하는 법?

갑상선 안질환은 갑상선 건강과 관련이 있기 때문에 「갑상선 기능 항진증/기능 감퇴를 피하는 방법」(134~135쪽 참조)을 따르면 갑상선 안질환을 효과적으로 개선할 수 있습니다.

건강보조식품 권고에서 다양한 해조류 가루(정제) 외에(135쪽 참조), 안구건조증이 있을 때는 알파파(보라색 새싹 채소가루 또는 정제)를 첨가하여 동시에 복용해야 합니다.

23 골다공증/충치/손톱, 머리카락 쉽게 끊어짐/부정맥/경련

우리의 음식 조합이 잘못되면 혈당이 요동치고, 요동치는 혈당은 부신을 다치게 합니다. 부신이 붕괴되면, 시상하부, 뇌하수체를 통해, 다른 선체도 무너뜨릴 수 있습니다. 선체 중 하나는 부갑상선입니다. 부갑상선의 역할은 혈액의 칼슘을 조절하는 것인데, 칼슘이 너무 적으면 부갑상선은 비교적 많은 칼슘을 방출하고, 칼슘이 너무 많으면 부갑상선은 칼슘의 방출을 멈춥니다. 내분비의 불균형이 있을 때, 어떤 호르몬은 과다 분비되고, 어떤 호르몬은 과소 분비되는 것이 바로 선체의 항진과 기능 저하입니다. 마치 일부 사람들이 갑상선 항진이나 갑상선 기능 감퇴를 겪는 것처럼 부갑상선에서도 항진과 기능 저하 현상이 나타날 수 있습니다. 이때 뼈, 치아, 손톱, 머리카락의 칼슘이 손실되기 시작하여 골다공증, 치아의 구조적 문제 및 손톱/머리카락의 끊어짐이 발생하기 쉽습니다.[70]

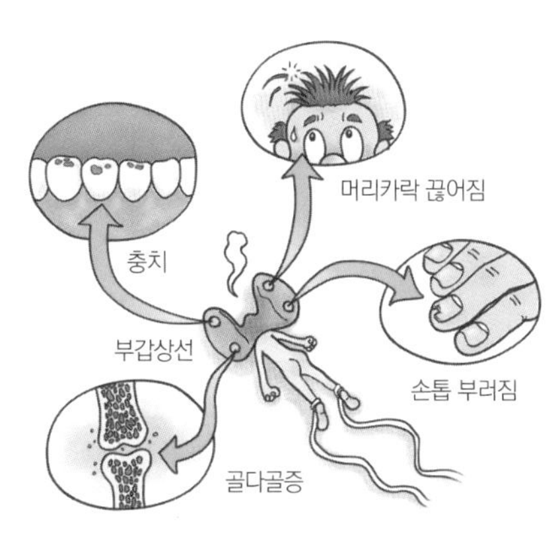

부신의 부상은 부갑상선을 무너뜨려 부갑상선의 항진이나 기능을 감소시켜 뼈, 치아, 손톱, 머리카락, 근육의 작동에 영향을 줍니다.

일단 골다공증이라면, 어떠한 가벼운 충돌도 뼈의 절단이나 퇴행성 관절염을 초래할 수 있습니다. 뼈가 부러지면 단지 행동에 방해가 되는 것이 아니라, 뼈가 부러진 후에 환자가 휴식을 취하고, 움직이지 않아야 회복할 수 있습니다. 사람이 움직이지 않을 때 햇볕을 쬐지 않으면 비타민 D가 부족하며, 활동을 하지 않올 때 소화기관이 잘 꿈틀거리지 않고, 다른 질병이 더 많이 생길 수 있습니다. 치아의 칼슘이 너무 빨리 빠져나갈 때, 치아 구조가 손상되는 것과 마찬가집니다. 충치가 생기기 쉬우므로 이가 쉽게 흔들리고 잇몸이 염증을 일으키기 쉽습니다.

칼슘은 뼈, 치아, 손톱 및 모발의 중요한 구조적 요소 이외에, 또한 근육 기능에 있어 가장 중요한 미네랄 중 하나입니다. 따라서 부갑상선이 제대로 작동하지 않을 때, 칼슘의 불균형을 초래하고 근육의 작동에 차질이 생길 수 있습니다. 이때, 우리는 아주 쉽게 경련을 일으킬 수 있는데, 예를 들어 눈꺼풀이 경련을 일으키고 다리 근육이 경련을 일으키는 것은 근육이 수축할 때 이완할 수 없어서 생기는 것입니다. 우리 몸의 가장 큰 근육은 심장입니다. 그러므로 칼슘이 균형을 잃을 때는 심장 박동이 불안정해지므로 너무 빨라졌다가 느려졌다가, 부정맥을 일으킵니다. 제가 흔히 볼 수 있는 환자의 쥐가 나는 부위는 몸의 주변 외곽에서 심장으로 점점 더 내려가는데, 예를 들어 처음에는 발에 쥐가 잘 나고 눈꺼풀이 뛰다가 종아리로 옮겨진 다음 등, 배가 됩니다. 심장 근육이 경련을 일으켜 수축할 수 있으나 이완할 수 없는 상황에서 심장병이 발작할 수 있으므로 생명이 위태롭습니다. 이런 상황은 반드시 직시해야 합니다.

골다공증/부정맥을 멀리하는 방법?

▷ 근치음식

내가 예전에 학교에서 상담사로 일했을 때, 어떤 아이가 겨울방학에 스키를 타러 갔다가 돌아오면 골절될 것인지 종종 예언할 수 있었습니다. 내가 예측하는 방식은 그들이 평소에 무엇을 먹는지를 보는 것이었습니다. 아침 식사는 시리얼, 에너지 스프, 고당 음료, 과일, 빵을 먹는 아이들이, 달걀과 고기를 곁들여 먹는 아이들보다 골절률이 많이 높습니다. 당분이 지나치게 높아 음식 조합이 잘못되면 혈당이 요동치고, 요동치는 혈당은 부신을 다치게 합니다. 부신이 넘어지면 부갑상선에도 문제가 생깁니다. 칼슘이 반드시 균형을 잃을 것입니다. 이때 뼈, 치아, 손톱, 머리카락이 닿으면 (아주 쉽게) 끊어집니다.

따라서 뼈, 치아, 손톱, 머리카락을 잘 보호하려면 확실한 근치진폭 혈당검사법으로 자신의 근치음식인 황금조합을 찾아 혈당을 안정시키고 내분비 균형을 확보해야 합니다.

실외활동을 많이 한다

햇빛이 부족할 때 비타민 D가 부족해집니다. 비타민 D가 너무 낮을 때는 아무리 먹어도 칼슘이 흡수되지 않습니다. 그래서 충분한 일조량을 위해 자외선 차단제를 너무 많이 사용하지 않는 것이 골다공증, 치아, 머리카락 건강에 중요한 일입니다. 그것이 바로 내가 항상 운동을 실외에서 하는 것이 가장 좋고 그래야 햇빛에 닿을 수 있다고 강조하는 이유입니다. 햇빛이 싫으면 나무 그늘 밑에서 햇볕을 쬐어도 되는데, 그늘 아래의 햇볕이 여전히 피하 콜레스테롤을 작동시켜 비타민 D로 전환할 수 있기 때문입니다.

특히 부갑상선에 문제가 생겼을 때 충분한 비타민 D가 있어도 소용없음을 명심하세요.

비타민 D를 활성 비타민으로 전환시키는 것은 역시 부갑상선 호르몬에 달려 있기 때문입니다. 따라서 너무 많은 단 음식을 먹으면 부갑상선 불균형이 야기됩니다. 아무리 많은 비타민 D와 칼슘제를 삼킬지라도 뼈의 유지는 여전히 도움이 되지 않습니다.

적당량의 기름과 콜레스테롤을 섭취한다

많은 사람들이 필사적으로 칼슘제를 삼키면서도 기름은 감히 먹지 못하고 결국에는 여전히 골다공증인데 왜 그럴까요? 주된 이유는 당신의 유지 섭취가 부족하면 피하조직 콜레스테롤이 합성되지 않기 때문인데, 이때 햇빛을 아무리 많이 비춰도 비타민 D로 바꿀 수 없으며, 비타민 D가 없으면, 칼슘을 아무리 많이 먹어도 흡수가 안 됩니다. 따라서 음식물에 적당량의 유분과 콜레스테롤을 흡수하는 것이 관건입니다.

음식에서 칼슘을 얻는다

영국은 전 세계 최초로 산업혁명에 돌입한 나라로, 원래 농지와 야외에서 일하던 사람들이 오랫동안 공장에 있게 되면서 일조를 접하는 시간이 크게 줄어들었습니다. 이 밖에 영국에서 가장 심한 공기오염이 햇빛을 막아 20세기 중반에 구루병의 대유행이 일어났습니다. 구루병으로 보이는 증상으로는 손발 관절의 변형, 다리가 활모양이 되거나 무릎이 뒤집히거나, 닭가슴증이나 깔때기 가슴, 이마가 튀어나오거나, 등이 굽거나 골반이 변형됩니다. 이후 이 질병을 호전시킨 것은 바로 우유의 풍부한 칼슘이었습니다.

그러나 20세기 중반에 마신 우유는 모두 가공되지 않은 전지 우유로 지나치게 소독되지 않았고 우유의 지방도 제거되지 않았습니다. 오늘날 많은 사람들이 마시는 우유는 저지방 우유입니다. 그런데 비타민 D는 기름에 친숙하기 때문에, 우유에 들어있는 기름은 제거되고, 지방의 양이 부족한 비타민 D는 우유의 칼슘을 인체에 흡수하는 것을 도와줄 수 없습니다. 이것이 미국에선 저지방 우유에 비타민 D를 꼭 첨가해야 한다고 규정하는 이유입니다. 따라서 유제품에서 칼슘을 섭취하려면 전지유제품을 선택하는 것이 가장 좋습니다. 우유로 만든 모든 식품에는 치즈, 요구르트 등과 같은 칼슘이 풍부합니다.

특히 중국인들은 성장 과정에서 우유를 접할 기회가 적기 때문에 대부분 몸에 유당과 유단백을 분해하는 효소가 없습니다. 이것이 중국인들이 유제품을 먹으면 자주 속이 더부룩하거나 방귀를 뀌거나 설사하는 까닭입니다. 이것이 바로 유당불내증입니다. 유당불내증을 가진 사람은 유제품을 먹기 전 이런 종류의 소화 효소를 보충하는 것이 좋고, 그렇지 않으면 칼슘이 흡수되지 않을 뿐만 아니라 소화를 망칠 수도 있습니다(「건강보조식품을 현명하게 사용 방법」 부록 참조).

▷ 적당한 양의 단백질을 섭취한다

단백질 섭취가 부족하면 위산이 부족하고 위산이 부족하면 미네랄의 분해 흡수가 어렵습니다. 그리고 손톱, 머리카락, 뼈의 건강을 위해 가장 중요한 원소는 칼슘입니다. 위산이 충분하지 않으면, 칼슘을 많이 먹는 것도 헛수고입니다. 따라서 나이가 많을수록 단백질(27쪽 참조)을 적당히 섭취해야 합니다.

건강 Tips

우유를 좋아하지만 소화 불량인 경우, 유당이 없는 우유를 스스로 만들 수 있습니다.

유당이 없는 우유 조리법

1. 약 1,000 ml의 우유에는 오직 하나의 락타아제 캡슐만 필요합니다.
2. 우유를 전자레인지로 데워서 목욕하는 물의 온도까지 데워 주세요.
3. 유당 효소 캅셀을 열고 우유에 넣고 저어줍니다.
4. 우유를 흔들어 냉장고에 다시 넣으십시오.
5. 24시간을 기다린 후 유당이 없는 우유를 즐기십시오!

그럼 중국인들은 오랫동안 우유를 마시지 않았는데, 뼈는 어떻게 관리해 왔습니까? 두유인가요?

아닙니다. 두유 한잔에는 61 mg의 칼슘만 들어 있는데 우유 한잔에 300 mg의 칼슘이 있습니다. 천년 동안 중국인들의 뼈를 지킨 최고의 훌륭한 무기는 뼛국이었습니다. 이것이 바로 '무엇을 먹는가에 따라 그 무엇을 보하게 된다'는 이치입니다.

그래서 정어리와 연어는 높은 칼슘을 가지고 있다고 하는데, 사실 생선뼈를 포함하여 계산한 것입니다. 정확하게 조리하는 뼛국은 아주 완전한 미네랄이 들어 있습니다. 동물의 뼈에는 칼슘뿐만 아니라 인체에 쉽게 흡수되어 사용되는 많은 다른 미네랄이 들어 있습니다(뼈국물 만드는 올바른 방법은「28일 슈퍼 편리한 근치음식법」 참조).

완화한 디톡스 파이프 라인(해독관)을 확보한다

호르몬(내분비 시스템)과 관련이 있는 한, 해독 파이프 라인의 막힘 문제를 고려해야 합니다. 디톡스 파이프가 막히면 호르몬 분해와 배출에 문제가 있는데도 새로운 호르몬을 끊임없이 만들어, 체내 호르몬의 양이 금방 균형을 잃게 됩니다. 따라서 호르몬 관련 문제가 있는 경우 간, 쓸개, 콩팥을 막히게 하는 음식이나 음료가 있는지 스스로에게 물어야 합니다. 예를 들어 요리용 기름을 잘못 사용하거나, 술을 너무 많이 마시거나, 물을 마시지 않거나, 오줌을 넣지 않거나, 너무 많은 탈수 음료를 마시거나, 또는 자주 변비에 걸리거나 소변이 누렇게 된 경우는, 간과 쓸개와 콩팥이 막힌 경우(41~44쪽 참조)가 될 수 있습니다.이러한 문제가 해결되면 간과 쓸개와 콩팥을 지원하는 건강 기능 식품을 섭취할 수 있습니다.

칼슘을 보충하다가 다른 미네랄이 유실되는 염려가 있다

골다공증은 뼈의 칼슘 결핍으로 인한 것입니다. 당신은 이렇게 생각할 수 있습니다. "그러면 칼슘을 보충하면 되겠습니다." 그러나 그렇게 간단하지는 않습니다. 칼슘만 있고 위산이 없고, 비타민 D와 부갑상선 호르몬이 없으면, 칼슘도 흡수되지 않는다는 것을 당신은 지금도 알고 있습니다. 뿐만 아니라 미네랄 사이에 적대적인 것과 우호적인 관계가 있기 때문에 어떤 미네랄이 많아지면 그에 우호적인 미네랄이 덩달아 많아지지만, 그에 적대적인 미네랄은 오히려 유실될 수 있습니다. 칼슘과 마그네슘은 적대 관계이므로 칼슘이 많이 늘어나면 마그네슘이 쉽게 빠져나갑니다. 칼슘은 근육을 수축시키는 역할을 하는 미네랄이고 마그네슘은 근육을 이완해 주는 것입니다. 그래서 저는 환자들이 칼슘을 보충하려다가 오히려 경련을 일으키는 것을 많이 보았습니다.[71]

24 신장 결석/담 결석

결석은 칼슘과 가장 큰 연관이 있습니다. 우리 몸에서 칼슘은 무엇과 가장 관련이 있을까요? 네, 맞아요. 칼슘이 부갑상선과 관계가 가장 크거든요. 부갑상선이 균형을 잃으면 혈중 칼슘 함량이 상승하기 시작할 수 있고, 칼슘이 막히고 결석을 할 기회가 비교적 많습니다. 이럴 때는 담 결석, 신장 결석이 속출합니다. 만약 당신이 부갑상선의 불균형 문제를 근본적으로 치료하지 않는다면, 결석이 이미 배출되었거나 안 되었거나 상관없이 새로운 결석이 나타날 것입니다.[72][73]

담 결석이 있으면 쓸개즙의 방출이 방해가 되기 때문에 쓸개즙을 만드는 간이 막힐 수 있습니다. 간과 쓸개가 막히면 '간-쓸개-대변'이라는 디톡스 파이프가 통하지 않습니다.

이 중요한 디톡스 파이프가 통하지 않아 호르몬의 분해 배출도 순조롭지 못하고, 이때 호르몬의 균형을 잃게 됩니다. 그래서 작은 담결석으로 몸 안의 작동이 크게 어지러워질 수 있습니다.

담 결석일 때 많은 증상이 있는데, 염증이 생기거나, 염증이 붓고 신경이 눌려 통증이 생깁니다. 그렇지 않으면 빌리루빈이 배출되지 않아서 피부와 눈흰자위가 누르스름하게 됩니다. 그 외에, 쓸개가 큰 소화 공장의 구성원이기 때문에 담석이 있을 때 소화기 증상이 나타날 수도 있습니다. 따라서 당신이 이미 음식을 조절했으나(32~34쪽 참조), 여전히 식사 도중에, 식사 후 트림을 멈추지 않고, 식후 속이 더부룩하고, 소화 불량, 특히 기름진 고기를 많이 먹었을 때 더 불편하다면, 병원에 가서 철저히 건강 검진을 받으시기 바랍니다.

신장 결석이 있다고 해서 반드시 증상이 있는 것은 아닙니다. 보통 증상이 있는 것은 콩팥 안에서 결석이 이동을 시작하거나 신장 결석을 밖으로 배출할 때, 통증, 오줌에 피가 섞여 있거나, 혹은 소변이 탁하고 냄새가 나고, 열이 나고, 오한이 생기고, 소변이 나오지 않고,

담 결석의 일반적인 증상

- 고열
- 눈흰자위가 누르스름하다
- 구토
- 갈비 뼈 밑에 통증이 있다
- 오른쪽 어깨 통증(바로 담 가까이에 있는 위치)
- 상복부 통증
- 어깨뼈 아래 통증
- 차멀미, 뱃멀미를 잘한다
- 피부가 누르스름하다
- 소하불량, 트림이나 속이 더부룩하다

자주 오줌을 누거나 토하고 싶을 것입니다. 신장 결석은 콩팥 기능을 손상시킬 수 있습니다.

신장 결석/담 결석을 피하는 법?

담 결석과 신장 결석은 부갑상선의 불균형과 관련이 있기 때문에 다음 요점에 대해서는 골다공증/충치/손톱, 머리카락이 쉽게 끊어짐/부정맥/경련의 예방 및 개선을 참고하세요. (140~143쪽 참조)

▷ 근치음식

▷ 실외활동을 많이 한다

▷ 완화한 디톡스 파이프 라인 확보

▷ 칼슘을 보충하다가 다른 미네랄이 유실되는 염려가 있다

▷ 탈수를 피한다

우리는 씻어낼 곳이 있으면 쌓이기 쉽지 않고, 쌓이지 않으면 결정, 결석을 하기가 쉽지 않다는 것을 압니다. 씻어내는 데 필요한 것은 바로 물입니다. 만약 우리가 물을 충분히 마시지 못하면, 혈액량이 부족하고, 혈액량이 부족하면, 물의 양이 부족하듯이, 정체를 일으키기 쉽습니다.

그러므로 결석을 피하려면 탈수를 피해야 합니다(20~21쪽 참조). 또 자세 불량이나 음식 불균형에 의해 골조가 삐뚤어지거나 자리가 옮겨지거나(183~184쪽 참조) 또는 나이가 들어서 활동이 부족해 혈액순환이 안 되는 경우도 있습니다.

▷ 스트레스를 해소한다

보통 내가 본 환자의 결석 공식은:

생활 스트레스가 크면 → 마구 먹게 되고 → 담배, 커피, 알코올로 압력을 저항하여 신경을 진정시켜 → 눈이 튀어나와 → 결석이 나타납니다.

생활의 스트레스가 크기 때문에, 자신의 음식을 돌볼 시간이 없어, 혈압이 늘 출렁이고, 부신이 부상을 당합니다.

스트레스가 심하고 바쁘다 보니, 먹은 것도 매우 부실하며, 의사소통을 통해 인간관계에서의 갈등이나 업무 스트레스를 해결할 시간이 없습니다. 따라서 많은 담배, 커피, 술로 스트레스를 풉니다. 이렇게 되면 혈당이 요동치고 탈수 현상도 생깁니다. 오랫동안 지속하다 보면, 갑상선과 부갑상선이 함께 피해를 입어, 눈이 튀어나옵니다. 부갑상선이 거의 다 죽어, 비슷한 시기에 결석 증세가 나타나기 시작합니다.

이 모든 것의 근원은 삶의 스트레스에서 온 것입니다. 삶의 스트레스는 도피한다고 줄일 수 없습니다. 도피는 단지 당신에게 더 많은 위기와 재앙을 줄 수 있습니다. 삶의 스트레스가 있다면, 그것을 직시하거나 해결책을 찾아야 하며, 단지 피한다고 되는 것이 아닙니다. 유의해야 할 것은, 설령 당신이 균형있게 먹고 혈당을 흔들지 않더라도, 갑작스러운 스트레스(업무상 스트레스, 결혼, 이혼, 이사, 새로운 가족과 함께 지내거나, 가족이나 사랑하는 사람을 잃거나, 가까운 사람들과 다투는 등) 또한 부갑상선 불균형을 일으킬 수 있습니다.

▷ 약물에 영향을 미치는 호르몬 치료에 주의한다.

연구에 따르면 과도한 여성 호르몬이 쓸개즙을 변화시켜서 결석에 걸리기 쉽습니다.(74)

그래서 호르몬 대체 요법을 하거나 피임약을 먹거나 어떤 천연 여성 호르몬을 이용하는 사람이, 과도한 경우에는 담 결석 또는 신장 결석이 생길 수 있습니다.

따라서 호르몬의 사용은 신중해야 하고, 사용하기 전, 사용 중, 사용 후에 타액 호르몬을 반드시 측정하여 조재량과 사용 기간을 조절해야 합니다. 호르몬을 사용하는 동시에 간, 담낭, 콩팥의 디톡스 파이프 라인이 막힘없이 잘 통하도록 확보해야 합니다.(75)(76)(77)(78)

▷ 담낭을 제거하기 전에(곰곰이 생각한 후 행동한다)

돌다리도 두드려 보고 건너세요.

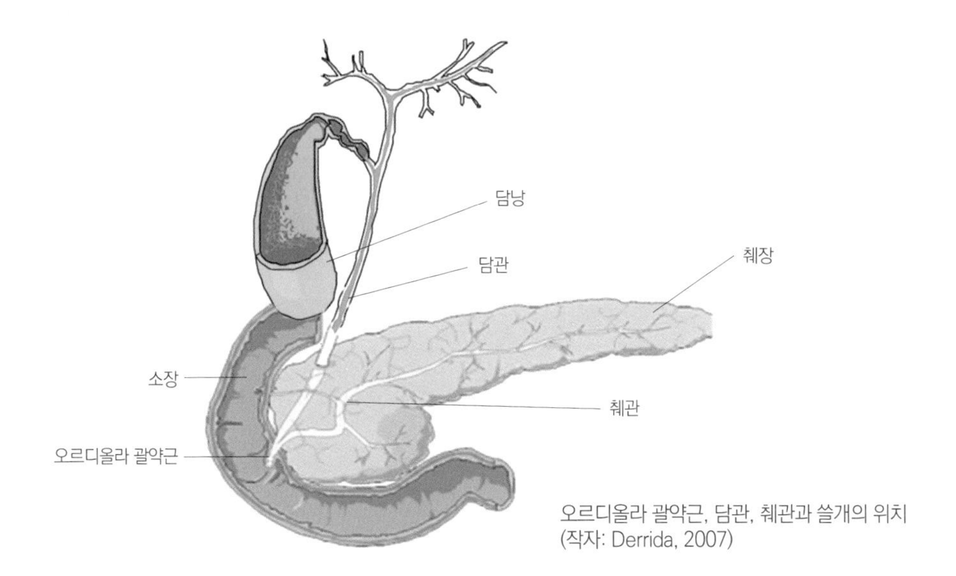

오르디올라 괄약근, 담관, 췌관과 쓸개의 위치
(작자: Derrida, 2007)

우리가 수술을 해서 담낭을 제거할 수 있는 것은, 쓸개가 필요 없기 때문이 아니라, 쓸개가 없어도 생명이 위험하지 않기 때문입니다. 쓸개를 꺼낸 것은 눈을 파낸 것과 마찬가지로, 눈이 없어도 생명의 위험이 없기 때문입니다. 하지만 눈이 없으면, 생명이 반드시 변해버리고, 쓸개가 빠진 것처럼 몸이 달라질 수밖에 없는 것입니다. 우리는 눈을 파내기 전에 반드시 심사숙고하고 난 후에 행동한 것과 같이 담낭을 꺼내기 전에도 좀 더 많이 고려해야 합니다.

사실, 대부분의 사람들은 담낭 절제술 후 증후군을 경험하게 되는데 아마 다양한 증상들을 경험할 것입니다. 담낭이 없는 대부분의 사람들은 설사, 변비, 소화 불량, 대변이 물에 뜨고 장균이 균형을 잃은 것과 같은 소화 장애가 있습니다. 쓸개즙은 지방 분해의 가장 큰 공신이기 때문에, 쓸개즙을 담낭에서 수집할 수 없을 때, 우리가 먹은 기름은 대부분 분해되지 않고, 분해되지 않은 기름은 결국 소모되고, 몸에 필요한 영양분이 되지 않습니다. 분해되지 않은 기름은 소실되었기 때문에, 이 때 사람의 피부는 매우 건조할 뿐만 아니라 친지성 비타민 A, D, E, K도 따라서 부족할 것입니다,

그림의 붉은 동그라미에서 볼 때, 담관과 췌관이 동일한 파이프를 사용하여 쓸개즙과 췌장즙을 소장으로 보내고 있는데, 담낭이 제거될 때 두 가지 문제가 발생할 수 있습니다. 첫 번째는 쓸개즙이 담낭에 저장되지 않고 계속 소장에 들어가 장 바이러스 전체의 환경 변화를 일으키며, 이것이 담낭을 제거하는 사람이 대장암에 걸릴 확률이 크게 높아진 이유입니다.[79][80]

두 번째 문제는 쓸개즙이 담낭에 저장되지 못하여, 쓸개와 췌장을 함께 사용하는 관에서 역류하여 췌장을 자극한다는 것입니다. 이것이 쓸개를 제거한 사람의 췌장암의 확률을 크게 증가하는 이유입니다.[81]

담낭 제거 수술 중 다른 조직에 상처를 입힐 수 있으며 담낭관의 잔류나 수술 후 묻어나는 문제가 발생할 수 있으며, 가장 심한 것은 오르디올라 괄약근 부상입니다.

그림에서 보듯이, 오르디올라 괄약근은 담낭관과 췌장관이 소장에 들어가는 문입니다. 수술 중 괄약근이 손상되면 쓸개즙이나 췌장액의 흐름을 조절할 수 없으므로 역류 시 통증을 유발할 수 있습니다.

건강 Tips

담낭을 제거 후 음식의 주의 사항

▷ 적게 먹고 여러 끼 먹기

쓸개가 없음으로, 간, 췌장은 동시에 영향을 받아, 많이 먹으면 쉽게 불편해집니다.
하지만 쓸개가 없는 사람은 먹지 않을 때도 쓸개즙이 계속 떨어지고 설사나 창자가 불편해지기 때문에 불편합니다. 따라서 쓸개가 없는 사람은 하루에 적게 여러 끼를 먹는 것이 좋습니다.

▷ 음식을 좀 더 오래 씹는다.

쓸개즙은 소화 공장의 일원이므로, 그것을 떼어낸다면, 공장에서는 종업원이 한명이 더 줄었다는 것과 마찬가지고 이때 다른 멤버들은 더 많은 책임을 져야 합니다. 그 중 하나는 모두의 부담을 덜어줄 수 있는 멤버가 바로 치아입니다. 쓸개 빠진 사람이 음식을 먹을 때 더 많이 씹으면, 그 다음에는 전체적인 소화가 한결 쉬워집니다. 따라서 쓸개가 없는 사람은 더 많은 시간을 들여 음식을 씹어 삼키는 것이 좋습니다.

▷ 쓸개즙산(또는 쓸개즙산염)을 보충한다.

쓸개가 없는 사람은 기름 분해가 잘 되지 않기 때문에 식사할 때 쓸개즙산을 보충하는 것이 좋습니다.
만약 이번 식사에 기름기가 비교적 많다면 몇 알을 더 복용하고, 기름기가 비교적 적으면 몇 알을 덜 먹으면 됩니다. 쓸개즙산을 보충하는 것이 충분한지, 가장 좋은 판단 방법은 설사 증세가 없어지는지 혹은 대변이 더 이상 물 위에 뜨지 않는지를 보는 것입니다.(「건강보조식품을 현명하게 사용하는 방법」 부록 참조)

25 우울증

나이가 많은 사람은 우울증의 비율이 매우 높지만, 확진검사를 받는 사람은 매우 적습니다.

사실 현재 우울증 진단 방법은 대개 리스트식 증상으로 판단하는 것입니다. 예를 들어, 10가지 증상 중 8가지 증상이 있다면 우울증으로 판단됩니다. 심리적인 질환은 생화학 측정 지표를 사용하는 경우가 드뭅니다.

우울증의 일반적인 증상

- 지속적으로 슬픔, 초조, 공허감을 느낀다
- 집중하기 어렵고, 일이 생각나지 않거나, 결정을 내리기가 어렵다
- 가망이 없다고 느낀다, 비관적이다
- 잠을 잘 못 자거나, 일찍 깨서 더 이상 잠들지 못하거나, 일어날 수 없다
- 초조하고 짜증난다
- 죄악감, 가치가 없고, 무력감을 느낀다
- 식욕, 또는 체중 변화
- 좋아하던 활동에 흥미를 잃거나 즐길 수 없다
- 자살할 생각이 있거나 자살 시도를 시도한다
- 피곤하거나 기운이 없다
- 통증, 두통, 경련, 소화 장애, 치료 후에도 개선이 없다
- 활동과 말하는 속도가 모두 느려진다
- 기분이 들떠 있어서, 편안히 앉아 있을 수가 없다

만약 이상의 증상이 매일, 또는 2주일 이상 지속되면, 아마 당신은 우울증이 있을 것입니다.[82]

우리는 늘 기분이 좋지 않은 사람들은 긍정적으로 생각할 줄 모르기 때문이라고 생각합니다. 사실 기분이 안 좋다는 감정은 우리가 상상해서 나온 것이 아니라 몸으로 만든 것입니다. 정신 질환은 실제로 신체와 밀접한 관련이 있습니다. 그러므로 신체적인 문제를 먼저 다루지 않으면 우울증의 문제를 해결하는 것이 불가능합니다.

흔히 볼 수 있는 노인 우울의 근원

1. 소화 장애

우리의 정서는 신경 계통이 관리하고 있는 것인데 신경계통의 작동은 공기에만 의존해서는 안 되고 진실한 영양 공급에 의존해야 합니다. 예를 들어, 신경에 메시지를 전하는 신경 전달 물질은 단백질로 만들어진 것입니다.

제가 흔히 볼 수 있는 사례는 다음과 같습니다. 노인들은 나이를 먹은 후 치아가 좋지 않아 소화를 잘 시키지 못하거나 모두들 담백한 음식을 먹어야 한다고 해서, 육식을 적게 먹기 시작합니다. 고기를 적게 먹으면 위산 공장장이 파업에 들어갑니다(27~31쪽 참조). 일단 파업하면, 먹는 고기는 분해할 수 없고, 흡수할 수도 없어서, 신경은 중요한 영양소를 얻지 못합니다. 신경 전달 물질이 없으면 신경 증상이 나타나기 시작합니다.

2. 혈당 진동

나이 든 사람은 고기를 덜 먹고, 채소의 섬유질도 씹히지 않아서 섬유가 적거나 비교적 연한 근경류 채소나 과일을 많이 먹습니다.

뿌리채소와 과일은 당분이 많고 반찬도 배불리 먹을 수 없으니, 모두들 건강식이라고 생각한 오곡 잡곡을 필사적으로 보충합니다. 오곡 잡곡에는 소수의 미네랄과 단백질이 있고 이를 제외한 대부분이 당분입니다. 이런 음식 조합은 매 끼니마다 혈당을 뒤흔들어 놓습니다.

방금 식사를 마치고 혈당이 오를 때는 기분이 아주 좋습니다. 혈당이 많이 떨어질 때, 땀을 흘리고 손도 떨리고 눈에서 불꽃이 튀어, 머리가 계속 어질어질해집니다. 하지만 대부분의 사람들은 “내가 잘못 먹어서 이런 증상이 생긴 것이 아닐까?”라고 생각하지 않습니다. 의사에게 진찰을 받고, 약을 타 먹고, 집에 들어가, 여전히 이런 식으로 식사를 합니다. 끝내, 혈당이 요동치고, 부신 선생이 고장이 납니다. 시상하부와 뇌하수체를 무너뜨리고 마침내 내분비계 전체를 덩달아 침몰시킵니다.

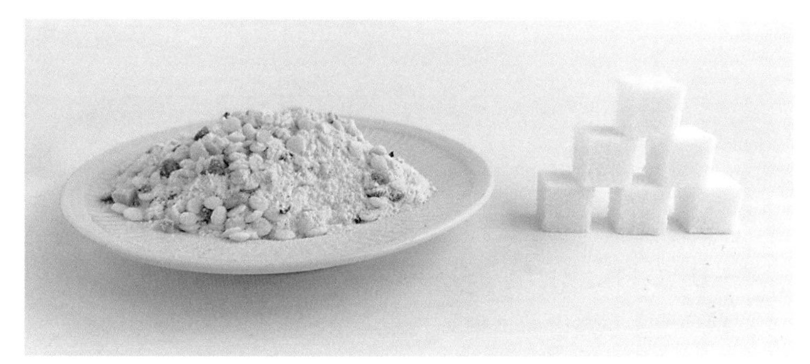

한 봉에 35 g의 오곡잡곡은 물에 타서 마시는 음료와 달리 설탕을 첨가하지 않고,
천연전분의 당분이 6개 각설탕과 맞먹습니다. (작자 제공)

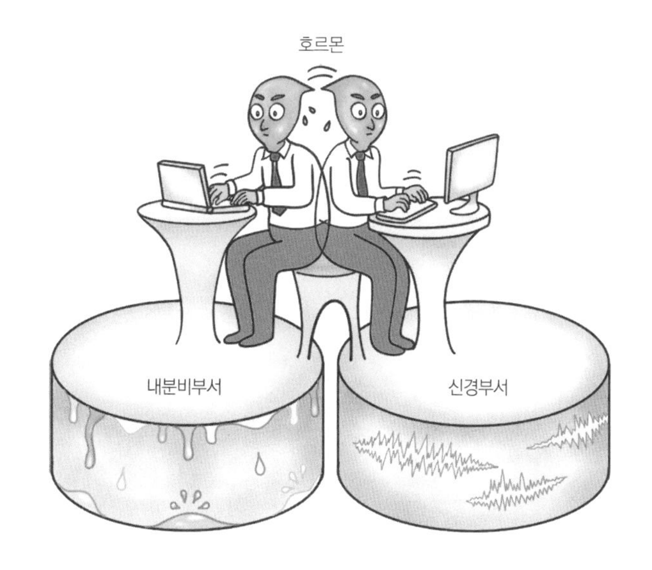

우리의 내분비 부문은 신경과 직결되기 때문에
호르몬이 균형을 맞추지 않으면 신경계에도 증상이 나타납니다.

내분비 부문은 호르몬을 생산하는 곳이고, 몸 안에 있는 호르몬은 신경 부문에서도 파트타임으로 일하는 경우가 많은데, 이것이 바로 호르몬이 조금이라도 달라지면 우리 모두 세상을 보는 관점이 크게 바뀔 수 있는 이유입니다.

그래서 노인이 고집불통이 될 수 있는데, 그들의 개성이 원래 그런 게 아닌 경우가 많습니다. 많은 노인들은 잘못 먹어서 호르몬의 불균형을 일으키고 개성의 변화를 초래합니다.

3. 수면의 질이 좋지 않다

전쟁 포로가 가장 자주 형을 받는 방식은 수면을 박탈하는 것인데, 왜 수면을 박탈하는 것이 형벌인가요? 수면이 부족하여, 잘 못 자는 사람들이 시간이 오래가면, 강한 의지를 잃게 됩니다. 굳센 의지가 없다면, 생존의 동력이 없어져, 우울증이 생기기 쉽습니다. 노인의 수면 상태가 좋지 않은 근본 원인은 주로 호르몬 불균형 때문입니다(156~159쪽 참조). 그런데 일부는 비뇨기 계통의 질환이기도 합니다. 예를 들어, 밤에 소변이 자주 마렵거나, 오줌을 눕고 싶은데 소변이 나오지 않은 등등. 그래서 수면의 질 문제에 영향을 미치는 근원을 찾는 것이 중요합니다.

4. 실외 활동을 하지 않는다

'항 우울증 신경 전달 물질'로 알려진 세로토닌의 양은 햇빛의 강도에 따라 분비된 것입니다. 만약 나이 든 사람이 햇볕을 쬐는 것을 두려워하여 집을 나서지 않거나, 외출하자마자 우산을 쓰고 다니거나, 온몸을 감싸면, 햇빛에 닿지 않습니다. 일조량이 부족하면 세로토닌이 부족해지고, 세로토닌이 부족하면 사람이 비관적이고 우울합니다. 그래서 나이 드신 분들은 매일 실외 활동을 해서 햇볕을 쬐기를 권유합니다.

5. 자신을 받아들이지 않는 수동적인 소통 습관

중국식 교육은 어려서부터 감정이 무서운 것이라고 쾌락을 제외한 정서를 억눌러 없애는 것이 좋다고 가르쳤습니다. 이것이 남들이 우리를 불쾌하게 만들고 한계를 건드려도 정서적인 경보를 듣지 않고 끊임없이 억누른 이유입니다.

이런 사람들은 다른 사람들과 어울릴 때, 언짢은 기분이 있으나 말하지 않는 것이 수동적 의사소통이라고 합니다. 수동적인 의사소통을 하는 사람, 즉 "나는 말하지 않는다, 나는 그것이 빨리 지나가기를 바란다."

문제는, 당신의 마음 속 경계선은 보이지도 않고 냄새도 없습니다. 타인이 당신의 경계선을 넘었지만, 당신은 말해주지 않습니다. 만약 사람들이 당신의 경계를 넘어섰음에도 당신이 말하지 않는다면, 다음에 다른 사람이 경계선이 거기에 있는지도 모르고 밟게 될 것입니다. 이 문제는 결코 지나가지 않을 것이며, 끊임없이 반복될 뿐입니다. 억압이 오래되면 그 '수동'은 "나는 어떤 일도 제어하고 해결할 수 없다"라고 느끼는 것으로 이어집니다. 그 느낌이 들면 우울증을 피하기 어렵습니다(「감정적인 경계를 지키기」 참조).

6. 인생의 의미를 잃는다

이상생리와 의사소통 요인 외에, 사람들이 우울하고, 삶의 원동력을 잃게 되는 것은 생명에 대한 소망이 변했기 때문입니다. 대부분의 사람들은, 전반생에 적극적으로 자기 목표를 설정해, 업무상, 정서적으로, 전진하고 싶은 방향을 분명히 하고 있습니다. 하지만 50대가 넘으면 아이들이 많이 자랐고 직업도 안정됩니다. 그 먼 곳의 목표는 갑자기 자신의 뒤를 이었고, 갑자기 전진의 방향을 잃게 됩니다. 누구를 위해 요리하고, 누구를 위해 돈을 벌고, 누구를 위해 아침에 일어나는지 모릅니다. 삶의 의미를 잃고 삶의 방향을 잃고 삶의 정취를 잃습니다. 밥을 대충대충 먹고, 일하는 것도 정진할 동기가 없습니다. 이런 느낌으로 삶이 의미를 잃을 때, 반드시 느끼는 것이 우울함입니다.

어떻게 우울함을 멀리합니까?

▷ 소화를 돌보기

내가 본 노년의 우울증 사례는 대다수가 소화 문제에서 비롯된 것입니다, 우리의 위산은 나이가 들면서 줄어듭니다. 위산 공장이 제대로 작동하지 않을 때 소화 공장 전체가 음식물을 제대로 분해할 수 없습니다. 완전히 분해되지 않은 음식은 영양이 아니라, 독입니다. 시간이 지남에 따라 사람들은 필요한 영양소를 얻지 못할 뿐만 아니라 중독될 수도 있습니다.

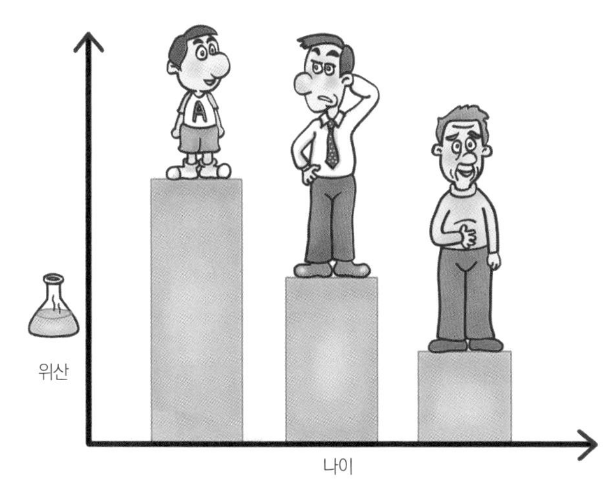

우리가 나이가 들수록 위산은 적어지고 소화는 더 힘들어지며, 몸이 필요로 하는 영양분을 더 많이 얻지 못합니다.

충분한 영양이 없으면 신경 부문의 활동이 힘들어질 것입니다. 그러므로 우울증이 있는 사람들은 우선 자신의 소화를 돌봐야 합니다(32~34쪽 참조).

▷근치음식

많은 노인들이 본래의 음식 조합을 바꾸는 것은 그들이 그것을 좋아하지 않기 때문이 아니라 그들이 씹지 못하거나 소화할 수 없기 때문입니다. 그리고 이것을 먹지 않고 저것을 먹지 않으면 음식이 과격하고 불균형하게 되며, 치아가 더 많이 흔들리고, 소화가 약해지고, 악순환이 시작됩니다. 이런 상황이라면 자신에게 맞는 음식 조합을 바꾸는 것이 아니라 씹거나 소화할 수 없는 문제를 처리해야 합니다.

이를테면 마우스피스(치아교정기)가 맞지 않으면 빨리 의사에게 수정과 조정을 요청하거나 마우스피스가 다시 입에 맞도록 적절한 제품을 찾아야 합니다. 예를 들어 소화가 잘 안 되면 소화를 지원하는 건강보조식품을 추가해 소화를 돕는 것입니다. 이미 균형잡힌 식단을 바꾸기는커녕 오히려 상황이 더 나빠졌습니다.

호르몬의 균형이 맞아야 신경부문이 균형을 이룰 수 있다는 걸 잊지 마세요.

호르몬이 균형을 이루려면, 첫 번째 요건은 혈당의 균형입니다. 그래서 근치진폭혈당검사법으로 식사 후 혈당 측정을 해야 자신의 근치음식 황금조합을 찾을 수 있고, 혈당을 안정시켜 혈당을 흔들지 않게 됩니다.

▷자신의 정서를 받아들이고, 긍정적인 의사소통을 한다

우리가 자신의 정서를 받아들이지 않으면, 자신의 정서를 효과적으로 사용할 방법이 없습니다. 정서의 영문은 'emotion'이라고 합니다. 'motion'은 동작이라는 뜻이고 감정의 본의는 단지 당신의 환경에 무슨 일이 잘못되었는지를 경고하기 위해서 "환경을 바꾸도록 움직여야 합니다." 그래서, 언짢은 기분이 생길 때, 우선 그것이 당신에게 무엇을 말하려는지, 그리고 당신의 환경을 바꾸기 위해 무엇을 할 수 있는지에 대해 마음을 가라앉히고 차분히 생각해야 합니다.

많은 사람들이 수동적 의사소통을 선택한 주요 이유는 소통이 우리의 기억 속에서 무섭기 때문입니다. 우리가 어릴 때부터 보아온 의사소통은, 모두 폭력과 눈물, 고함으로 가득 차 있었습니다. 사실, 그것은 정서적인 잘못도 아니고 의사소통의 잘못도 아니며, 그것은 잘못된 정서적 표현방식 때문입니다.

화가 나면 반드시 고함을 질러야 한다고 말한 사람은 아무도 없으며 화가 난 사람들도 화가 난 이유를 설명할 수 있습니다. 다른 사람이 다음에 어떻게 해야 하는지를 분명하게 말하는 이러한 의사소통 방식을 긍정식 의사소통이라고 부릅니다. 긍정적인 소통이 잘 된다면 긴장을 조성하지 않을 뿐 아니라, 그것은 또한 일반적으로 관계의 연결성과 친밀감을 가져옵니다. 긍정적인 의사소통이 잘 이루어지고 감정이 있는 환경이 개선될 것입니다. 다음번에는 그 언짢은 기분이 다시는 나타나지 않을 것입니다. 당신은 자신의 삶을 통제할 수 없을 것이라고 생각하지 않을 것이며, 우울함은 자연히 멀어집니다.

생명의 보람을 되찾으세요

만약 당신의 우울한 근본 원인이 생명이 의미를 잃었기 때문이라면, 당신은 그것의 의미를 되찾아야 합니다. 삶이 다시 의미를 가지려면 새로운 목표가 필요합니다.

예를 들어, 당신이 자신의 파트너와 더 친밀한 관계를 가지고 싶다면, 어떻게 해야만 이 목표를 달성할 수 있을까요? 예를 들어, 당신은 항상 새로운 것을 배우고 싶어 하는데, 어떻게 해야 이 목표를 달성할 수 있을까요? 만약, 당신 자신에게 목표가 없다면, 다른 사람들을 위해 목표를 찾아주고, 다른 사람이 꿈을 이룰 수 있도록 도와줄 수 있습니다, 예를 들어, 어느 단체에 가서 자원봉사를 하는 것 등이 있습니다.

세인트 존 풀을 보충하세요

독일에서 가장 많은 사람들이 우울증에 맞서는 데 사용하는 것은 양약이 아니라 세인트 존 풀(St. John's Wort)입니다. 이 약초는 수세기 동안 우울증과 싸우기 위해 각국에서 사용해 왔습니다. 우울증 증상이 있으면 세인트 존 풀 건강보조식품을 섭취할 수 있습니다.

26 수면 장애/수면무호흡증

수면은 얼마나 중요한 일인가요! 사람이 잠을 제대로 못 자면 해독이 안 되고 정신이 약해서, 회복이 안 됩니다. 사람이 잠을 이루지 못하거나 충분히 자지 못한다면, 만사가 엉망이 됩니다. 잠을 제대로 자지 못하면 세 가지 문제가 자주 생깁니다. 혈당이 불안정하고 부신선생이 지쳐 있고, 호흡이 정지되는 것입니다.

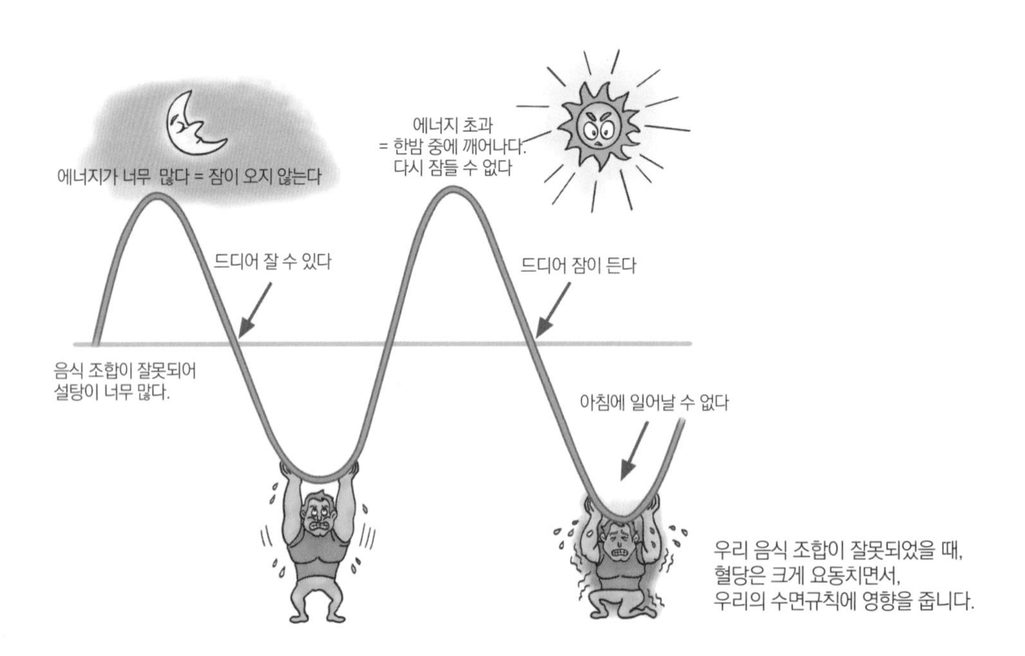

만약 당신이 끼니마다 당분이 가득 차있고 기름과 단백질이 부족한 균형이 맞지 않는 음식 조합을 먹는다면 당신은 저녁 식사 후에 혈당이 한동안 높게 올라갈 것입니다.

혈당=에너지. 혈당이 너무 높을 때 에너지가 넘칩니다. 우리가 젊었을 때, 에너지가 충분해 원기가 매우 왕성하고, 흥분하기도 했지만 나이가 들어 책임이 많고, 에너지가 넘치면 우리는 이리저리 생각하며 잠을 청하기 어렵습니다.

나중에 혈당이 서서히 떨어져, 마침내 잠을 잘 수 있었습니다. 하지만, 이전에는 혈당이 너무 많이 올랐기 때문에, 지금은 계속 낮아져 혈당의 밑바닥까지 떨어지게 됩니다. 그러자 부신이 불려와서 혈당을 번쩍 들어 올립니다. 혈당=에너지이기 때문에 혈당이 일정 수준까지 올라가면 우리는 자연스럽게 깨어납니다. 그러나 그 당시 너무 많은 에너지가 있었기 때문에, 잠에서 깨어난 후에 다시 이것 저것을 생각하다가 더 이상 잠들 수 없었습니다. 결국 한밤중에 한참을 들볶다가 마침내 혈당이 떨어지고 나서야 우리는 잠을 잘 수 있었습니다.

날이 밝을 무렵에 우리의 부신은 감광 후에 혈당을 들어올리기 시작해야 하고 혈당이 잘 들어올려지면 우리는 자연히 깨어있을 것이고 에너지가 충분하기 때문에 기분도 좋습니다. 하지만, 만약 부신 선생이 밤에 이미 불려와서 일을 했으면, 그는 피곤하고 혈당을 들어올릴 수 없고 혈당이 없으면 에너지가 없어서 이 사람은 일어날 수 없습니다. 이리하여 이 사람의 생리 시계는 혼란스러워집니다. 이렇게 혈당이 오래 흔들리면, 부신 선생이 하루만 피곤한 게 아니라 매일 피곤합니다. 부신이 지쳐서 무너지면, 그는 뇌하수체, 시상하부, 그리고 송과체라는 내분비 부문을 모두 무너뜨립니다.

송과체는 바로 멜라토닌 호르몬의 가장 큰 생산지이며, 멜라토닌은 우리가 잠들 수 있게 해주는 신경 전달 물질입니다. 송과체가 무너지면 멜라토닌의 제조가 불균형해지므로 수면 문제가 발생합니다.

수면에 영향을 주기 쉬운 마지막 것은, 코골이입니다. 코골이는 타인의 잠을 방해할 수 있을 뿐 아니라, 발생하는 진동과 주파수로 자신을 깨울 수 있습니다. 수면에 가장 심각한 영향을 미치는 것은 수면무호흡증입니다. 어떤 사람은 코를 골기 시작하자마자, 숨이 막혀 숨을 쉬지 못합니다. 몸이 숨을 쉬지 않으면, 산소가 없기 때문에, 잠을 깨워 자세를 바꾸게 해서 호흡을 시작하고 산소를 얻을 수 있게 하

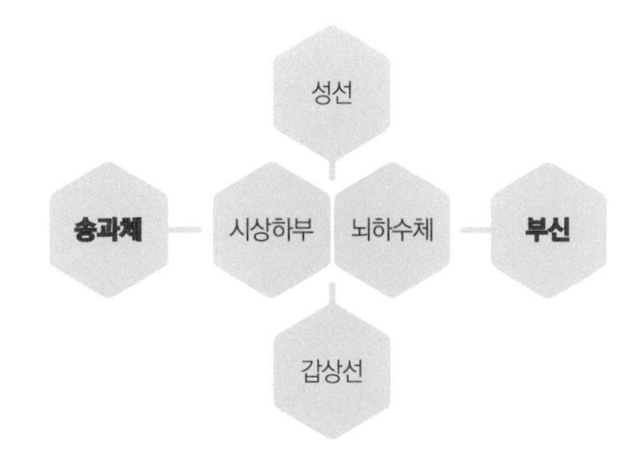

부신이 무너지면, 뇌하수체, 시상하부에 영향을 줄 수 있고, 그것들은 송과체에 직접적인 영향을 줄 수 있습니다.

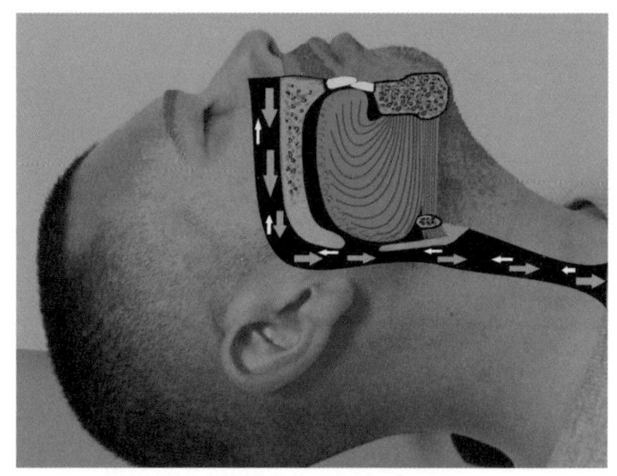

잘 때 정상적인 호흡기(작자 : Drcamachoent, 2015)

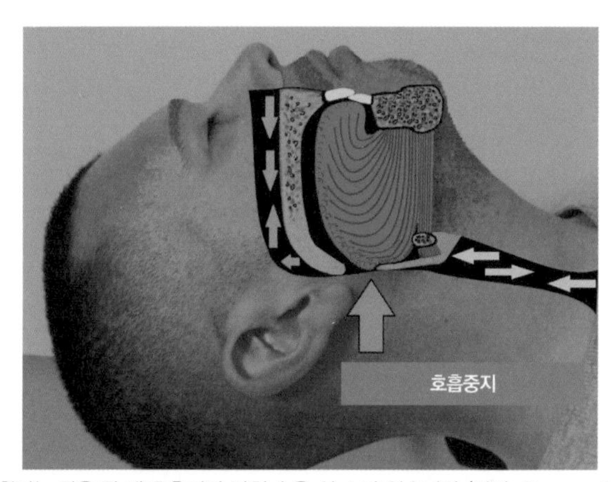

호흡중지증 환자는 잠을 잘 때 호흡기가 막혀 숨을 쉴 수가 없습니다.(작자: Drcamachoent, 2015)

는 수밖에 없습니다. 사람을 이렇게 반복적으로 깨우면 수면 품질은 떨어집니다.

현재 관련 연구에서는, 일반적으로 수면무호흡증의 근원은 혈관에 염증이 생기는 것이라고 보고 있습니다. 우리 혈관에 염증이 생길 때 조직이 붓고, 나중에는 위의 그림과 같이 위 호흡기 조직이 크게 부어있어서 헐거워질 것입니다. 잠을 잘 때는 원래의 위치를 유지할 수 없기 때문에 누워서 호흡기를 막습니다.(84)

우리 혈관이 멀쩡한데 왜 염증이 생기는지 물어보실 겁니다.

앞에서 언급한 음식을 잘못 먹어서 혈당이 올라가고 피가 산성으로 변해 혈관이 혈관벽을 부식시키는 것을 기억하시나요? 혈관벽이 침식되면 염증이 생기고 부어오릅니다. 이것은 대부분의 사람들이 설탕을 많이 함유한 음식을 많이 섭취하면, 코골이 소리가 커지는 원인입니다. 설탕을 많이 먹으면 혈관이 염증을 일으키기 때문입니다.

혈관에 염증이 생기는 것 외에도 알코올은 근육을 마비시키고 호흡기 조직을 막아주기 때문에 술을 많이 마시면 쉽게 코를 골아 수면에 영향을 주는 경우가 많습니다.

수면 문제/수면무호흡증에서 벗어나는 방법?

▷ 규칙적인 수면 습관을 기른다

수면은 매우 중요하지만 수면 습관이 매우 나쁜 경우가 많습니다. 나이 든 사람들, 특히 은퇴한 사람들은 아침에 출근할 필요가 없기 때문에 밤에 졸릴 때는 많이 버티려고 합니다. 어차피 다음날 일찍 일어날 필요가 없으니까요. 매번 당신이 졸릴 때에도 버틸 수 있는 그 시간, 당신을 지원하는 것이 바로 부신 선생입니다. 그래서 잠이 불규칙해서 제때 잠을 자지 않고, 오랜 시간이 지나면, 부신이 무너집니다. 당신은 잠이 와도 버티고 자지 않는 버릇으로 인해서 피곤해도 잠을 청할 수 없게 됩니다.

▷ 자극물 카페인, 니코틴은 절제되어야 합니다

환자가 잠을 잘 못 잔다고 불평해서 물어보면 그는 낮에 20여 개의 담배를 피웠거나 아니면 3, 4잔의 아주 진한 커피를 마셨다는 것이었습니다. 카페인과 니코틴은 모두 자극제로 부신을 자극합니다. 부신은 오랫동안 자극을 받으면, '뇌하수체-시상하부-송과체' 전체가 무너질 것입니다. 이 선이 무너지면 생리 시계는 전체가 엉망이 될 것입니다.

▷ 근치음식

음식으로 근치하는 것은 식사의 균형으로, 당신의 저녁 식사 혈당의 균형을 확보할 수 있어, 혈당 진동을 초래하지 않는 것입니다.

혈당이 진동하지 않으면 그 여파가 수면 시간에 영향을 미치지 않고, 잠을 이루지 못하거나, 자다 깨거나, 잠을 설치게 하지 않습니다.

▷ 충분한 일광욕

우리의 생리 시계는 결코 내부 환경만이 영향을 미칠 수 있는 것이 아니라, 외부 환경 또한 생리적 시계에 영향을 줄 수 있으므로 재훈련될 수 있습니다. 생리적 시계에 가장 큰 영향을 미치는 것은 햇빛입니다.

햇빛이 안구를 비추고, 안구가 시상하부에 메시지를 보낸 다음 송과체에 연결합니다. 송과체는 밤에 얼마나 많은 멜라토닌이 분비되는지를 결정하고, 멜라토닌은 우리가 잠들 수 있도록 도와줍니다. 우리가 햇볕을 흠뻑 쬐면 밤에 멜라토닌이 아주 잘 만들어져, 더욱 쉽게 잠을 잘 수 있습니다. 반면 햇볕이 부족하면 밤에 멜라토닌이 모자라 잠을 이루지 못 합니다.

그래서 나이든 사람들은 특히 매일 실외에서 약간의 활동을 하고 햇빛을 보아야 합니다.

당신이 실외에 있을 때 항상 선글라스를 착용한다면, 생리 시계의 작동에 영향을 줄 수 있으니 주의하세요. 몸 전체의 생리 시계 작동은 햇빛이 눈에 비치는 감광 장치에 의해 작동됩니다. 눈이 빛에 닿지 않으면 멜라토닌의 분비가 감소하여 숙면을 방해합니다. 이것이 바로 많은 시각 장애인들이 생리 시계에 문제가 있는 까닭입니다.

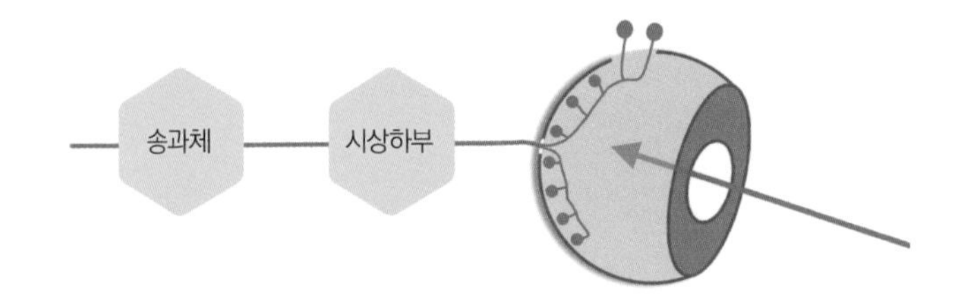

햇빛이 안구에 들어오자,
안구는 시상하부에 소식을 전하고,
다시 송과체를 받아서,
송과체는 멜라토닌을 분비하여
수면에 영향을 줍니다.

▷ 부신을 지원하는 건강보조식품, 멜라토닌의 보충

당신이 수면 문제를 가지고 있다면, 첫 번째로 바로 잡아야 할 것은 부신 선생일 것입니다. 그를 바로 세우면 '뇌하수체-시상하부-송과체'도 함께 정정됩니다.

따라서 수면 장애가 있는 경우 내분비 시스템을 지원하는 건강보조식품을 섭취할 수 있습니다(「현명하게 건강보조식품을 사용하는 방법」 부록 참조).

하지만 조정의 과도기에 멜라토닌을 함께 복용해 숙면을 도울 수도 있습니다.

▷ 수면제의 금단 현상은 바로 불면증임을 이해하기

수면제는 신경 약제로, 부족한 영양소를 보충하거나 손상을 입은 선체를 교정하는 역할을 하지 않습니다. 단지 몸을 속이고 몸이 충분한 신경 전달 물질을 가지고 있다고 생각하게 합니다. 그러나 어떠한 거짓도 영원할 수 없고 따라서 몸이 실제로 신경전도 물질이 부족한 것을 발견하면, 이 약물은 효력을 상실하기 시작합니다. 이때, 당신은 반드시 약을 추가하거나 바꾸거나, 두 종류의 약을 함께 먹어야 합니다.

이런 약물은 3~4주 이상 복용하여 당신이 사용을 중단하면 금단 반응이 나타납니다. 커피를 마시는 사람이 중독에 빠지는 것처럼 그는 마시지 않는 한 두통, 정신없는 금단반응을 보입니다. 수면제는 중독되기 쉬운 약이지만, 수면제를 사용하는 사람의 수는 매우 많으며 또한 오랫동안 사용되어 왔습니다.

일반 약물의 부작용은 대부분 그것이 원래 치료해야 할 증상입니다. 분명히 수면제도 이와 비슷하고, 우리는 수면제의 부작용 중 하나가 불면증이라는 것을 알 수 있습니다.

벤조디아제핀, 이런 종류 수면제의 금단 증상(85)

- 두통
- 정신 착란
- 건망증
- 시력 문제
- 근육 경직
- 설사
- 떨림
- 구역질
- 곤혹스럽고, 혼란스럽다
- 잠을 깊이 자지 못한다
- 감각 기관 이상
- 불안, 공황
- 거식증
- 땀을 흘린다
- 간질
- 우울증
- 짜증이 나서 초조해 한다
- 머리가 무겁고 발이 가볍다
- 악몽
- 심계 항진
- 환각, 환청
- 금속 맛을 맛봤다
- 어지러움
- 불면증
- 근육통

GABA를 보충하다

GABA는 하나의 신경전달물질입니다. 로스 엔젤리스(Los Angeles)의 UCLA (University of California at Los Angeles)가 최근 연구한 결과 수면무호흡증이 있는 사람은 이 물질의 양이 불충분하다는 것을 발견했습니다. 이것은 또한 수면제의 작용은 왜 GABA 수신기에 영향을 미치는가에 대한 의문을 불러 일으켰습니다. 이것은 내 환자들이 GABA를 복용하고 나서, 코골이 증상이 완화되고, 잠들 수 있도록 도와 줄 수 있는 것을 설명할 수 있습니다. 그리고 제 경험 중에서 가장 효과가 뛰어난 GABA는 파우더 유형입니다.[86][87]

27 야뇨증

야뇨증을 특별히 언급해야 하는 이유는 고령자가 잠을 제대로 자지 못하는 가장 큰 원인 중 하나이기 때문입니다. 밤에는 항이뇨 호르몬의 양이 특히 많기 때문에 우리가 밤에 소변을 보는 횟수는 낮보다 적어야 합니다. 이름에서 알 수 있듯이, 이 호르몬의 주된 역할은 이뇨에 저항하는 것입니다(배뇨를 피하다). 이 호르몬의 양이 높아질 때 우리는 화장실에 가고 싶어하지 않는 편입니다.

항이뇨 호르몬은 시상하부에서 만들어 뇌하수체에서 방출됩니다. 아래 그림에서 볼 수 있듯이, 이 두 정거장을 끌어당기는 것이 바로 부신 선생입니다. 그래서 우리가 스트레스를 많이 받거나 장기간의 음식 불균형이 혈당진동을 야기할 때, 항이뇨 호르몬은 불균형이 되고, 항이뇨 호르몬이 불균형하면 우리는 밤에 빈뇨를 겪게 됩니다.

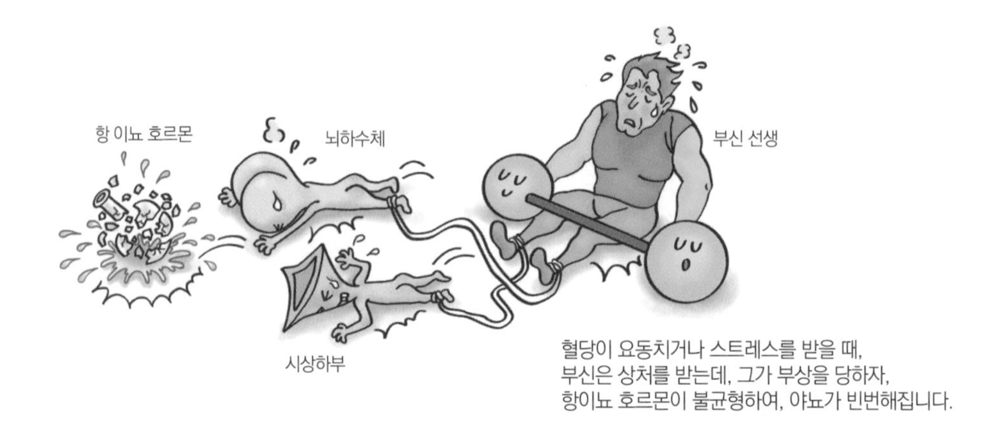

혈당이 요동치거나 스트레스를 받을 때,
부신은 상처를 받는데, 그가 부상을 당하자,
항이뇨 호르몬이 불균형하여, 야뇨가 빈번해집니다.

야간 빈뇨를 피하는 법?

▷ 근치음식

근치음식으로 하면 혈당 균형을 가장 잘 확보할 수 있고, 혈당이 요동치지 않는 한, 부신이 부상당하지 않습니다. 부신이 손상되지 않으면, 시상하부 뇌하수체는 안정적입니다. 이렇게 되면 항이뇨소가 제대로 분비돼 밤에는 자연히 양이 많아져서 밤에 자주 소변을 보지 않게 됩니다.

▷ 스트레스를 줄인다

혈당진동 외에도, 생활 스트레스는 부신을 망가뜨릴 수 있습니다. 따라서 우리가 삶에서 스트레스를 많이 받을 때 많은 증상이 나타나기 때문에 야간 빈뇨를 하는 것은 그 중 하나입니다. 그래서 자신의 생활 스트레스를 직시하여 적당한 조절을 할 줄 알아야 하며, 또는 정면 돌파로, 문제를 해결하려면 부신의 건강을 확보하는 것이 중요한 과제입니다. 부신 선생이 건강해지면 항이뇨 호르몬의 생산에 문제가 생기지 않고, 야간 빈뇨의 문제가 없어질 것입니다.

▷ 시상하부, 뇌하수체, 부신의 건강보조식품을 보충하여 지원한다

항이뇨 호르몬은 시상하부에서 만들어지고 뇌하수체에서 방출되기 때문에, 이 두 선체를 지원하는 것은 항이뇨 호르몬에 매우 중요합니다. 호르몬 불균형의 근본 원인이 혈당의 요동 또는 과도한 스트레스에서 오는 경우 부신을 지원하는 건강보조식품을 보충할 수도 있습니다(「건강보조식품을 현명하게 사용하는 방법」 부록 참조).

28 전립선 비대증

전립선은 남성의 관심이 많은 부위로, 정자의 호위를 받는 액체가 분비되기 때문만이 아니라 나이 든 남성이 제대로 배뇨를 할 수 있는가와도 밀접한 관련이 있습니다.

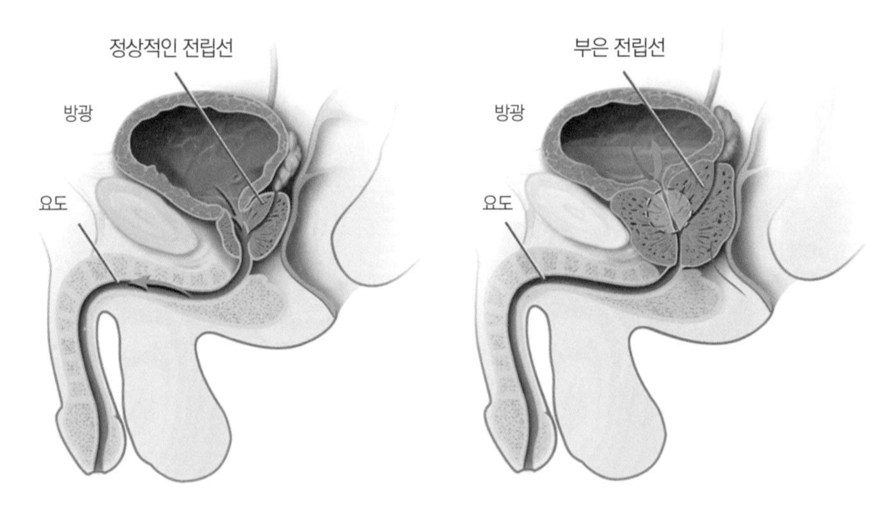

왼쪽은 정상적인 전립선, 오른쪽은 부은 전립선. 부은 전립선이 방광을 압박하고 요도를 압착합니다.(그림 출처: 위키피디아)

전립선은 요도의 양측 방광 아래에 있고, 부어오르면 증상이 매우 분명합니다. 이런 멀쩡한 곳이 왜 부어오르는지 당신은 궁금해 할 것입니다. 붓기는 자궁 내막의 증식과 마찬가지로 증식(hyperplasia)이며, 이는 호르몬 불균형에 기인합니다. 어떤 호르몬 불균형이 원인이었을까요?

전립선 비대증의 일반적인 증상

- 빈뇨, 늘 오줌이 마렵다
- 야뇨증이 잦다
- 소변 배출하기가 어렵다
- 오줌 흐름이 작고 흐름이 멎지 않는다
- 오줌을 본 후, 오줌을 뚝뚝 떨어뜨리다
- 오줌을 눌 때에는 힘을 써야 한다
- 방광을 완전히 비워버릴 방법이 없다

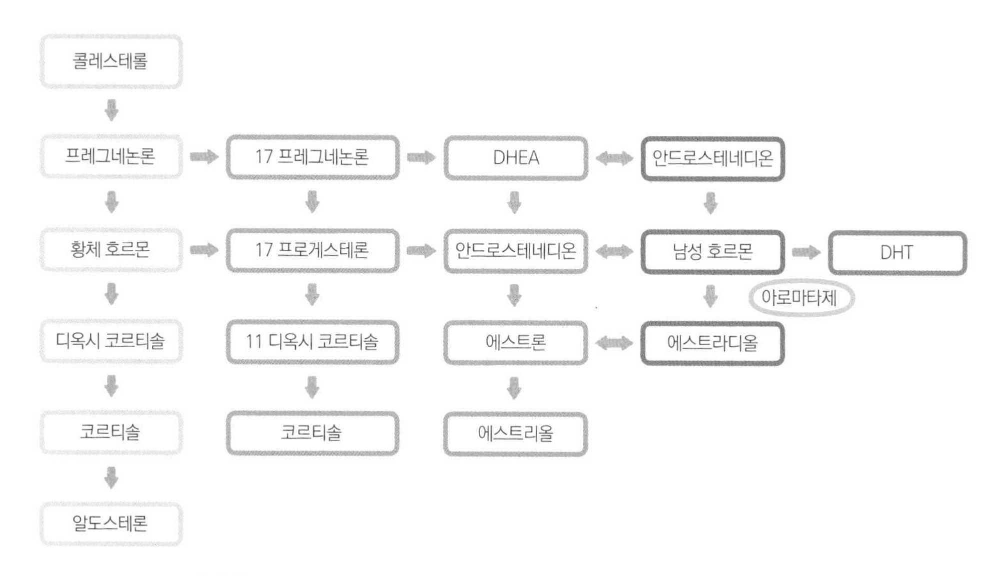

호르몬의 연계 과정에서, 아로마타제는 남성호르몬을 여성호르몬으로 바꿀 수 있는 효소입니다.

사실 남성과 여성의 몸에는 모두 남성호르몬과 여성호르몬이 함께 있지만 남성은 여성보다 남성호르몬이 더 많아 여성과 반대입니다. 남성 호르몬이 어떻게 해서 여성 호르몬으로 변했을까요? 남성 호르몬을 여성 호르몬으로 바꿀 수 있는 그 마술사는 바로 아로마타제라는 효소입니다. 아로마타제가 정상 속도로 작용하면 남성 호르몬과 여성 호르몬의 양은 딱 맞을 것입니다. 하지만 아로마타제 움직임이 빨라지기 시작하면 남성 호르몬은 여성 호르몬으로의 전환을 가속화합니다.

당신은 아로마타제 동작을 빨리 할 수 있게 하는 것이 무엇인가요? 라고 물을 것입니다.

답은 인슐린의 양이 너무 많다는 것입니다. 인슐린은 바로 긴장해 있는 췌장 아가씨가 혈당을 낮추는데 사용하는 것입니다. 인슐린의 양이 너무 많은 것은, 혈당이 계속 높아지기 때문에, 췌장 아가씨가 많은 인슐린을 생산하여 혈당을 내리눌러야 합니다.(88)

공교롭게도, 전립선에도 여성 호르몬을 받는 수신기가 있어서 여성 호르몬의 양이 너무 많으면, 그 수신기에 때때로 꽂힙니다. 여성 호르몬에 한 가지 중요한 일이 있는데, 그것은 바로 증식입니다. 그녀가 전립선에 이리저리 끼어들면서 오래되면 전립선이 자라기 시작합니다.(89)(90)(91)

이 사람이 음식 조합을 개선하지 않고, 혈당이 여전히 높게 올라가고, 췌장 아가씨가 너무 높은 인슐린을 분비하도록 만들고, 전립선이 여성호르몬을 너무 많이 받으면 붓고 염증이 나기 시작합니다. 염증이 오래되어, 원래 침략적이지 않았던 증식 세포가 침략적인 암세포로 바뀔 수 있습니다.

전립선 비대증에서 벗어나는 방법?

내가 한 상담 중에서 음식 개선이나 약초 지원으로 전립선을 축소할 수 있는 사례는 단 한 건도 없었습니다. 따라서 전립선이 붓는 것을 멀리하려면 예방하는 일만 할 수 있습니다.

아래 방법은 인슐린이 저항하지 않고 호르몬 불균형을 일으키지 않도록 확보할 수 있습니다.

▷ 근치음식

근치음식에서 가장 강조하는 것은 바로 혈당의 안정입니다. 혈당이 안정되면 인슐린의 양이 초과하지 않고, 아로마타제는 남성호르몬을 여성호르몬으로 빠르게 바꿔주지 않습니다. 따라서 전립선 비대증의 원인을 철저히 예방하려면, 근치진폭혈당검사법을 한번 제대로 해 보고, 자신이 도대체 균형 잡힌 식사를 하고 있는지, 혈당의 요동이 있는지 확실히 알아봐야 합니다.

▷ 술을 적당히 마신다

나는 많은 남성들이 균형있게 먹는 것을 보았습니다. 대부분 남성들은 고기를 싫어하지 않기 때문에, 혈당이 그리 흔들리지 않습니다. 하지만 남성들은 술을 많이 마셔서 간을 상하게 만듭니다. 술로 인해 간이 막히는 주원인은 알코올 독이고, 이 독은 간이 분해하고 배출해야 합니다. 그렇지 않으면 알코올 중독이 됩니다. 그래서 술을 많이 마시면 간이 막히기 쉽고, 과다한 호르몬을 분해하여 배출하는 책임을 다하지 못하고 체내에 누적시켜 호르몬의 불균형을 초래합니다.

간, 쓸개, 콩팥 해독 파이프 라인을 지원하는 건강보조식품을 복용한다

'간-쓸개-콩팥' 디톡스 파이프 라인이 잘 통해야 과다한 호르몬 배출을 원활하게 할 수 있습니다. 따라서 호르몬을 균형있게 하려면 '간-쓸개-콩팥' 디톡스 파이프를 지원하는 것이 관건입니다. 건강보조식품으로 지원할 수 있습니다(『건강보조식품을 현명하게 사용하는 방법』 부록 참조).

건강 Tips

전립선 비대증 환자는 반드시 정기적으로 소변 세균 지수를 검사해야 하고, 그리고 소변 세균 지수가 상승하지 않도록 주의해야 합니다. 전립선 비대로 인해 소변을 방광에서 깨끗이 비울 수 없어, 세균이 자라기 쉬우며, 세균이 번식을 너무 많이 하면 방광에 염증이 생기고 방광에 염증이 생기면 병이 나기가 쉽습니다. 만일 소변에 세균이 증식하는 현상이 나타나면, 장기간 크랜베리 알약을 복용할 수 있습니다(『건강보조식품을 현명하게 사용하는 방법』 부록 참조).

29 요실금

예전에 요실금은 모두 매우 늙은 노인이나 병원에 누워있는 사람들에게서 발생했습니다. 그러나 매점에서 성인용 기저귀의 선반이 늘어나고 있으며, 요실금으로 고통 받는 사람들의 수가 증가하고 있음을 알 수 있습니다.

요실금은 생명 안전에 즉각적인 해를 끼치지 않으면서도 한 사람의 생활과 정서에 전반적으로 영향을 미칩니다. 자꾸 오줌을 누고 싶어 하거나 오줌이 나올까 봐 일에 전념하거나 사교 활동을 하기가 쉽지 않습니다. 그래서 외향적이고 친구를 잘 사귀는 편이었던 요실금 환자들도 요실금 문제로 인해 사교활동을 줄이기 시작했습니다. 혹은 직장에서 회의를 할 때 불안해지고, 자신이 오래 앉아서 소변이 나오지 않을까 두려워합니다. 결국에는 개성이 괴팍해지고 초조해지기 쉽습니다.

요실금이 나타날 수 있는 증상

- 기침, 재채기를 하거나, 웃거나, 운동 또는 무거운 물건을 옮길 때는 오줌이 샌다
- 갑자기 오줌이 마려워서 오줌을 참지 못해 나온다
- 항상 오줌을 누고 싶어 하는 느낌이 들고 밤에 잠을 잘 때도 마찬가지다
- 매우 적은 오줌이 줄곧 나온다
- 오줌을 눌 때 항상 방광의 오줌을 깨끗이 비울 수 없어, 항상 힘을 써야 오줌을 눌 수 있다

요실금의 생성 원인

▷ 혈당 진동

우리의 혈당이 올라갈 때 과도한 설탕이 때로 오줌 속으로 들어가는 경우가 있는데, 이러한 현상은 침투성 이뇨라고 하는 반응을 일으킵니다. 즉, 설탕이 너무 많아, 췌장이 내려 누르지 못해, 몸속의 당분을 오줌으로 배설할 수밖에 없으며, 이 사람은 잦은 소변과 많은 소변을 보게 됩니다. 이런 상황에서, 우리 방광 안의 압력은 바뀔 수 있고, 방광 비대증이 커져서 항상 방광을 비울 수 없습니다.(92)

이것이 당뇨병에 걸린 사람들이 당뇨병성 방광 질환을 일으키는 이유입니다. 고혈당인 사람이 방광이 예민하지 않아 오줌이 갈수록 방광에서 빠져나가지 못하거나 방광을 비우게 하는 근육인 배뇨근의 수축이 안 됩니다.(93)

특별히 상기해야 할 것은, 당뇨병 환자만이 혈당 수치가 높아지는 것이 아니고, 잘못된 음식조합으로, 너무 많은 단 음식을 먹는 사람도 혈당치가 높을 수 있습니다.

▷ 호르몬 불균형

방광에 있어서 가장 중요한 호르몬은 여성 호르몬과 황체 호르몬이며, 남성 호르몬에서도 마찬가지입니다. 방광은 생식도, 예를 들면 질, 음경, 배아에서 같은 근원지이기 때문에, 여성 호르몬과 황체 호르몬을 접수하는 수신기는, 생식도뿐만 아니라 방광과 요도에도 있습니다. 그래서 여성 호르몬과 황체가 부족할 때, 질이 건조하고 얇아질 뿐만 아니라, 요도와 방광의 구조도 바뀌므로 빈뇨와 요실금이 자주 발생합니다.(94)

여성이 갱년기를 겪을 때, 부신이 너무 피곤하면, 난소에서 물려받은 여성 호르몬과 황체 호르몬을 생산하는 임무를 맡을 수 없으며, 이때 여성 호르몬과 황체 호르몬이 부족합니다. 이것이 여성들이 남성보다 요실금이 많은 이유입니다.(95) 그러나 남성 갱년기로 인해 남성 호르몬이 감소하면, 남성에게 남성호르몬이 충분하지 않을 때 아로마타제는 여성호르몬으로 변할 수 있는 것이 없고, 이럴 때 남성은 체내의 남녀 호르몬 비율이 불균형해 요실금이 생길 수도 있습니다.(96) 호르몬 불균형이 꼭 갱년기에만 일어나는 것은 아니며, 장기간 혈당이 요동치는 것도 부신을 쓰러뜨릴 수 있습니다.(96)

부신이 망가졌으니 전체 호르몬 체계가 교란될 것입니다.

▷ 수술 영향

전립선(전립선 절제술)과 자궁(자궁 절제술)을 제거하면, 배뇨가 반사되는 신경계통을 손

상시킬 수 있습니다.[97][98]

요실금을 멀리하는 법?

▷ 근치음식

근치 진폭 혈당 측정법으로 확실히 실행하여야, 어떤 음식조합이 자기의 혈당이 요동치지 않게 할 수 있는가를 파악할 수 있습니다. 혈당이 진동하지 않으면 혈당이 상승하지 않고, 이렇게 되면 방광이나 요도의 손상과 변형이 생겨 요실금 문제가 생기지 않습니다. 따라서 요실금을 예방하려면 잘못된 음식 조합으로 인한 혈당 상승부터 예방해야 합니다.

▷ 충분한 단백질을 섭취한다

다들 알다시피, 몸을 튼튼하게 하려면 단백질을 많이 먹어야 근육이 충분히 자랍니다. 방광이 수축할 수 있는 것은 그 밖을 감싸안고 있는 근육(배뇨근)에 의한 것입니다. 만약 이 근육이 잘 자라지 못하면 배뇨할 때 잔디밭에서 커다란 돌을 밀고 있는 것처럼 어렵게 느껴집니다. 근육이 잘 자라기를 원한다면 충분한 양질의 단백질을 섭취해야 합니다.

▷ 단백질이 소화될 수 있도록 확실히 하세요

위산이 충분하지 않으면 단백질이 완전히 소화가 안 됩니다. 소화되지 않은 단백질이 장에 오래 앉아 있으면 영양이 아니라 부패한 시체입니다. 이때 대변, 방귀에서 고약한 냄새가 납니다(대변, 방귀 냄새가 구리지 않아야 합니다). 단백질이 완전히 소화되지 않으면 신체가 근육을 합성하는 데 사용할 수 없을 뿐만 아니라, 부패한 단백질도 장내 박테리아를 불균형하게 만들 수 있습니다. 따라서 배뇨근이 잘 자라기를 원한다면 충분한 단백질 섭취 외에도 소화 시스템을 잘 관리해야 합니다(32~34쪽 참조).

▷ 디톡스 파이프가 원활하게 통하도록 확보한다

방광과 요도의 구조는 호르몬 불균형 때문에 약해질 수 있습니다. 따라서 호르몬 균형을 유지하는 것이 요실금을 멀리하는 유일한 방법입니다. 그러나 호르몬 불균형은 종종 그것의 생산량이 부족하거나 너무 많은 것이 아니라, 다 쓴 호르몬을 배출하지 못하여 발생하는 것입니다. 배출되지 못한 호르몬이 시상하부, 뇌하수체로 되돌아가, 기타 호르몬들에게 영향을 미치고 전반적인 불균형을 일으킵니다. 따라서 자신의 식사와 생활을 잘 보살피고, 디톡스

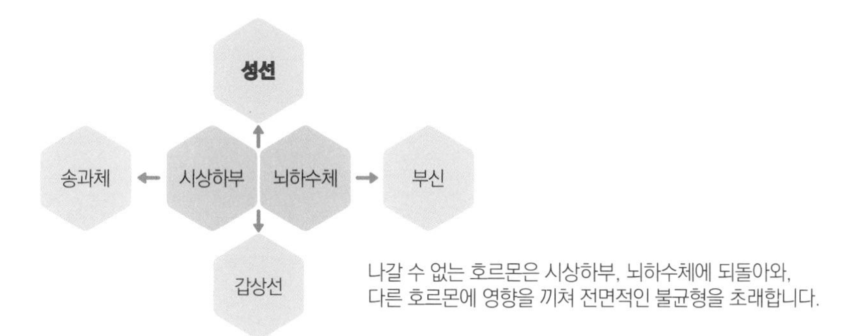

나갈 수 없는 호르몬은 시상하부, 뇌하수체에 되돌아와,
다른 호르몬에 영향을 끼쳐 전면적인 불균형을 초래합니다.

파이프가 원활하게 되는 것이 요실금 예방에 큰 도움이 됩니다(45~46쪽 참조). 이외에 스트레스가 많고 갱년기 또는 음식 불균형이 있을 때 '간-쓸개-콩팥' 디톡스 파이프를 지원하는 건강보조식품을 복용할 수 있습니다(「건강보조식품을 현명하게 사용하는 방법」 부록 참조).

골반 바닥 근육(골반저근) 수축 운동(케겔 운동)

이 운동은 케겔 박사가 설계한 것인데, 당초에는 생산 후의 요실금을 치료하는 것이었습니다. 이 운동은 실제로 요실금이 있는 모든 남성과 여성에게 적용됩니다. 케겔 운동에 사용된 근육은 골반 바닥 근육입니다. 골반 바닥 근육이 강해지면 방광, 요도, 자궁, 대장 등과 같이 그 위에 앉아있는 모든 기관의 기능이 좋아집니다.

케겔 운동은 아주 간단한데, 당신이 오줌이 급할 때 오줌을 참는 느낌을 상상하면, 그것은 골반 밑 근육을 수축시키는 것입니다. 5초 동안 수축 후 2초 동안 기다린 다음 5초 동안 수축시키고 매 라운드마다 19회 반복하고 하루에 15~30분을 합니다. 서있는 동안 할 수 있고, 앉아있을 때도 할 수 있습니다. 타자를 치고, TV를 보고, 줄을 서고, 밥을 지으면서 다 할 수 있습니다. 이 운동은 요실금을 향상시킬 뿐만 아니라 산후 골반 및 질의 이완을 예방하며, 대장의 운동을 촉진시키고, 엉덩이 라인을 더욱 아름답게 해줍니다.

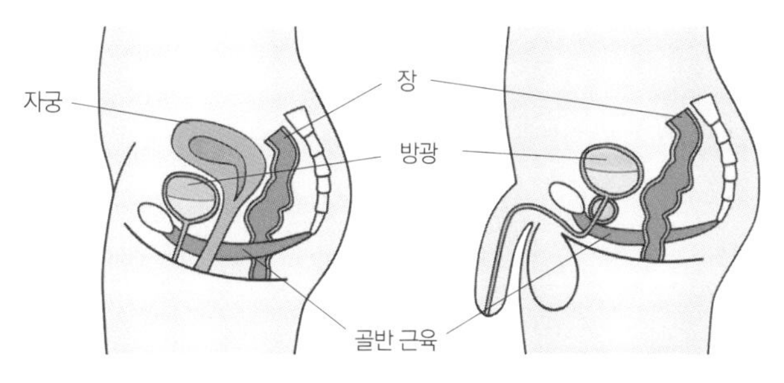

골반 바닥 근육의 강도는,
그 위에 앉을 수 있는 모든 기관에
직접적으로 영향을 주는데,
방광, 요도, 대장을 포함하여,
여성의 자궁도 포함하고 있습니다.

30 성욕 저하

성욕은 일종의 감각이므로, 그 감각이 없어졌다고 해서 병이라고 말할 수는 없습니다. 그러나 성적 욕망이 감소함에 따라 친밀감이 영향을 받게 되고, 따라서 성적 욕망 감소는 중년 이후 정서 및 결혼 위기의 가장 큰 원인 중 하나입니다. 친밀한 관계에 갈라진 틈이 있으면 사람들은 불행해져 다른 질병으로 이어질 수 있습니다.

세상에는 어떤 동물도 위험에 처할 때 사랑을 할 수 없습니다. 성은 일종의 즐거움인데, 그것은 사람이 위험하지 않다고 느끼고 긴장을 늦출 때 비로소 발생합니다. 그래서 스트레스를 받을 때 성욕이 있을 수 없습니다. 스트레스는 심리적으로만 생기는 것이 아니고, 신체적 요인에서도 생길 수 있습니다.

예를 들어, 우리가 음식 조합이 잘못되어, 혈당이 요동치게 될 때, 혈당이 급상승하다가 또 세게 떨어지면, 인위적인 기근을 일으키게 됩니다. 이어 부신 선생이 혈당을 힘껏 들어올릴 수 있게 된 것은 스트레스 호르몬(코티솔) 덕분입니다. 스트레스 호르몬이 높아지면 성욕을 지원하는 어떤 호르몬도 다 떨어질 수 있습니다. 호랑이에게 거의 먹혀들 것 같은 몸인

스트레스 호르몬이 너무 높은 증상

- 감정이 흥분되지만, 몸은 피곤하다
- 잠이 안 오거나 잠을 잘 못 잔다(잠에 자주 깬다)
- 피부에 여드름이 난다
- 매우 초조하게 생각한다
- 뱃살이 쉽게 찐다
- 생리주기가 불규칙하다
- 단음식이 땡긴다
- 혈당이 너무 높지 않으면 너무 낮다
- 고혈압
- 입안이 헐었다

데, 어떻게 사랑을 하고 대를 이을 여유가 있겠습니까? 그래서 스트레스 호르몬이 너무 높을 때 성욕을 일으키는 것은 매우 어렵습니다.

이밖에 성욕은 성 호르몬과 긴밀한 관계가 있습니다. 이 때문에 남녀 모두 갱년기에 접어들 때, 성호르몬이 낮아져 성욕이 저하되는 경우가 많습니다. 이때 성욕이 낮아지는 것은 생리적인 변화 탓이지만 친밀한 동반자는 자신이 더 이상 매력적이지 않기 때문에, 상대방이 욕구가 없다고 생각하기도 합니다. 결국은 소통의 문제, 관계의 문제를 일으킵니다.

'慾'이라는 글자의 부수는 '마음心'이므로, 신체와 관계되는 것뿐만 아니라 심리적인 것과도 관계가 있습니다. 우리의 가장 큰 성기는 사실 머리입니다. 즉, 한 사람에게 '慾'이 생기려면, 우선적으로 그의 마음속에 그 사람을 좋아하는가에 달려 있습니다. 사람은 자신이 싫어하는 사람에게 성욕을 일으키기 어렵습니다. 그래서 성욕이 떨어지면, 자신의 신체에 문제가 있는지 아닌지를 검사해야 할 뿐만 아니라, 자신의 친밀한 관계에 대해서도 돌아보아야 합니다.

당신이 친밀한 관계에서 전혀 소통을 하지 않으면, 두 사람은 친해지기 어렵습니다. 왜냐하면 친밀함의 원천은 의사소통 후 경계선에서 서로 가까이 갈 수 있는 한 서로를 뛰어넘지 않는 결과이기 때문입니다.

그래서 당신이 의사소통을 하지 않는다면, 꽃을 기르는 사람이 풀을 뽑지 않는 것과 같아 경영에 전념하지 않고서는, 정원에 잡초가 무성하게 자라 아름다움은커녕 소통이 잘 되지 않는 관계라, 친밀한 관계도 있을 수 없습니다. 따라서 두 사람의 친밀한 관계를 오래 소홀히 하면 둘 다 성욕에 영향을 받을 수 있습니다. 이때 중시해야 할 것은 친밀한 관계의 열정을 다시 불태워야 한다는 것입니다.

어떻게 성욕 저하를 멀리합니까?

근치음식

한 사람이 음식 조합이 잘못됐다면 하루에 세 끼를 먹고 혈당을 적어도 세 번 흔들어야 합니다. 매번 혈당을 진동시키고, 부신 선생이 혈당을 올릴 때마다, 스트레스 호르몬이 상승하게 됩니다. 이는 하루 종일 인위적인 기근에 스트레스 호르몬이 고공행진을 하는 결과를 초래할 수 있습니다. 스트레스 호르몬이 한번 높아지면 성욕을 일으키기 매우 어렵습니다. 따라서 확실히 근치진폭혈당검사법으로 자신에게 맞는 음식의 황금 조합을 찾게 되면 성생활에 도움이 될 수 있습니다.

▷콜레스테롤을 충분히 섭취한다

성 호르몬의 시초 원료는 바로 콜레스테롤입니다. 그래서 콜레스테롤의 섭취가 부족할 때 성호르몬의 합성 원료가 없고, 성호르몬의 양이 부족하면 성욕이 감소됩니다. 이것이 성욕을 일으키는 가장 효과적인 음식에 모두가 고콜레스테롤(109쪽 참조)이 들어 있는 이유입니다.

▷스트레스 해소

우리가 스트레스를 많이 받을 때, 단지 생존만을 바랄 뿐, 절대 즐길 여유가 없습니다. 즐기지 못하거나 긴장을 풀지 못하는 기분엔 성욕을 가질 수 없습니다. 그래서 자신의 스트레스의 근원이 어디에 있는지 알아보고, 자발적으로 스트레스를 풀어나가면, 생활의 정취에 큰 도움이 될 것입니다.

▷잠이 올 때 가서 잔다

많은 사람들은 잠이 올 때 자지 않고 그 자리에서 버티고, 휴대폰이나 메일을 보거나 소셜 네트워킹 사이트를 연결합니다. 당신이 자고 싶을 때 자지 않는 것은, 바로 부신이 스트레스 호르몬으로 당신을 버텨주고 있는 것입니다. 이런 사람은 다크서클만 생길뿐 성욕은 생길 수 없습니다. 그러니 원만한 성생활을 원하면, 자고 싶을 때 가서 자야지, 버티지 마세요!

▷차, 커피, 담배는 적당히 마신다

차, 커피, 담배 모두 자극물을 함유하는데, 자극을 받는 것이 바로 부신이며, 그가 나와 혈당을 올리면, 스트레스 호르몬이 너무 많이 높아지게 됩니다. 따라서 당신이 차, 커피, 담배를 많이 복용하여 성욕이 떨어진 것이 느껴지면, 절제해야 한다는 것을 알아야 합니다.

그러나 당신의 부신이 이미 기능적으로 감퇴했으면, 당신은 아마 차나 커피를 마시고 담배를 피워야 성욕을 느낄 것입니다. 그것은 당신이 저혈당이 있을 수 있다는 것을 의미하고, 혈당=에너지. 혈압이 지나치게 낮거나 에너지가 부족하여 어떠한 일도 할 의욕도 없거니와 사랑은 말할 필요도 없습니다. 따라서 이때는 자극물로 부신 선생을 발로 차서 혈당과 에너지를 상승시켜야 사랑을 할 수 있습니다. 만약 이런 경우가 있다면 64~65쪽을 참고하여 정확한 순서에 따라 혈당 문제를 개선하세요.

▷타액 호르몬 검사

성욕은 호르몬과 긴밀한 연관이 있기 때문에 성욕이 떨어지는 문제가 있으면 침묵으로 참지 말고 스스로 호르몬 상황을 검사해야 합니다. 호르몬을 측정할 수 있는 가장 효과적인 방법은 타액 호르몬 검사입니다.

두 사람의 관계를 살펴보기

만약 당신의 성욕문제가 생리적인 문제가 아니고 마음의 문제라면, 성 반려자와의 관계를 한번 검사해 보아야 합니다. 두 사람이 사이가 좋지 않다면 문제는 어디에 있습니까? 문제를 발견하면, 바로 입을 열어 소통해야 합니다. 만약 소통을 하지 않는다면, 상대방은 당신이 원하는 것이 무엇인지를 영원히 예측할 수 없으며, 두 사람이 점점 멀어질 뿐, 성욕이 있을 수 없습니다. 따라서 성욕이 낮아지면 친밀한 관계의 온도가 낮아지기 때문에 소통하고 또 소통해야 합니다.

약물의 영향을 주의한다

성욕과 성호르몬이 가장 직접적인 연관이 있으므로, 성호르몬에 영향을 주는 약물은 성욕에 영향을 미칠 수 있습니다. 예를 들어 콜레스테롤을 낮추는 약물은 콜레스테롤을 원료로 하는 성호르몬에 영향을 미쳐 성욕에 영향을 미칠 수 있습니다. 또 예를 들면 갑상선 호르몬은 호르몬의 일종인데 갑상선 기능이 감퇴한 사람은 흔히 갑상선 호르몬을 복용합니다. 그래서 시상하부, 뇌하수체에 가면 성호르몬을 포함한 다른 모든 호르몬에 영향을 줄 수 있습니다. 조제량이 틀릴 때 모든 호르몬이 함께 평형을 잃습니다. 따라서 약물을 복용하기 전에 호르몬이 미치는 영향에 대해 충분히 알아야 합니다.

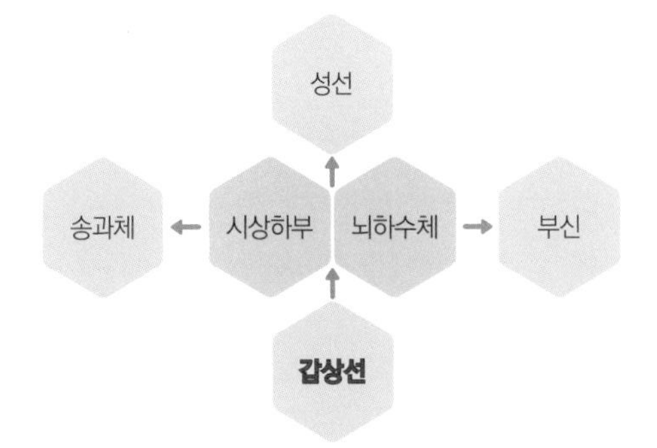

만약 복용한 갑상선 조제량을 제대로 잡지 못했다면,
그것은 갑상선 호르몬이 시상하부, 뇌하수체에 도달한 후에
다른 선체에 영향을 주어 다른 호르몬의 불균형을
야기할 수 있습니다.

▷ 아연을 보충한다

아로마타제(방향화효소)를 기억하시나요? 남성호르몬을 여성호르몬으로 전환하는 물건(165~166쪽 참조). 아로마타제가 일할 때 아연은 적절한 조절 기능을 발휘할 수 있는데, 아연이 부족할 때 너무 많은 남성 호르본이 여성 호르몬으로 바뀌게 됩니다.[99] 남성과 여성의 성욕은 모두 남성호르몬에 의해 지원되기 때문에 아연이 부족할 때 남성과 여성이 모두 성욕이 저하되는 경우가 있습니다.

아연 알약으로 보충할 것을 권장하지 않고, 더욱이 장기간에 걸쳐 어떤 미네랄을 보충하는 것도 권장하지 않습니다. 이런 보충 방식으로 보충하다가 자칫하면 다른 미네랄의 불균형을 초래하기 쉽기 때문입니다. 식이요법을 비교적 권장하는데, 즉 굴을 먹거나 조개탕을 마셔 아연을 보충하는 것입니다. 굴은 세계적으로 정욕을 돋우는 가장 유명한 최음제로 알려져 있는데, 콜레스테롤이 많고 아연 함량도 높기 때문입니다. 원형(원래 모습)음식을 먹고 영양을 공급하는 것은 전면적이고 안전합니다.

31 발기부전/조루

남성의 음경을 단단하게 세우려면 전적으로 충혈에 달려 있습니다. 그것이 충혈되지 않는다면, 들어올릴 수 없습니다. 마치 물을 가득 채운 풍선과 물을 채우지 않은 풍선처럼 말입니다. 음경이 순조롭게 충혈되어 발기하려면, 시간, 장소, 그리고 사람의 3대 조건을 갖춰야 합니다.

▷충분한 피

풍선에 물을 넣고 일어서게 하려면, 물이 반드시 넉넉해야 하며, 그렇지 않으면 물이 들어갈 양이 부족하여 풍선을 지탱할 수 없습니다. 같은 이치로, 피가 순조롭게 음경에 들어가려면, 피의 흐름이 충분해야 하며, 피가 부족하면, 발기할 수 없습니다. 따라서 혈관이 막히거나 혈류가 부족하면 모두 발기를 못할 수 있습니다.

당신은 무엇이 막힘이나 혈류 부족을 초래하는지 물을 것입니다.

우리는 혈관이 막히는 것이 음식 조합이 잘못되어 혈당이 요동치기 때문이라는 것을 잘 알고 있습니다. 혈당이 상승하면 피가 산성이 되고, 산성피가 혈관벽을 갉아먹고 혈관이 화상을 입습니다.

화상이 난 곳은 흉터가 생기기 시작하고, 마지막에 흉터가 너무 두꺼워 혈관이 막혀버립니다. 혈관이 막혀서 피의 흐름이 음경에 들어가지 못하고, 음경이 충혈되지 않으면, 발기하지 못합니다.

혈관이 막히지 않았는데도 불구하고 발기하지 못한다면, 그는 아마도 충분한 혈류가 없을 것입니다. 상처를 입지 않은 사람이 어떻게 피가 모자랄 수 있나요? 상처를 입지 않은 사람이 탈수가 되기만 하면 피가 부족하게 됩니다. 혈장의 91.4%는 물입니다. 혈류가 부족하면, 음경이 빨리 충혈되지 않고 팽창하여 뻗지 못합니다.

▷ 충분한 팽창력

사람이 성욕의 자극을 받으면, 뇌는 음경에 있는 동맥에 신호를 보내 혈관을 확장시킵니다. 혈관이 확장되어 피가 빠르게 들어와 솟구치면 음경이 곧 펴집니다. 그러나 고혈압 환자의 경우 혈관 확장이 어렵습니다. 고혈압이 있는 사람에게 고혈압이 생기는 이유는 혈관이 특히 조여 있기 때문인데, 그의 혈관이 매우 조여져 확장이 불가능하여 피가 스며들지 못할 때, 음경은 굳게 펴지지 못할 것입니다.

▷ 성욕이 충분하다

피가 음경의 혈관 속으로 들어갈 수 있는 것은, 한 사람의 성욕이 발동되기 때문에, 머리가 혈관에 메시지를 전송하여, 그를 확장하게 하는 것입니다.

그러나 이 사람에게 성욕이 없다면 뇌는 혈관에 메시지를 보내지 않으며, 혈관이 확장되지 않아, 피가 음경에 도달할 수 없어, 발기할 수 없습니다. 음경이 아직 질에 끼어들기도 전에 이미 새어 나왔다면 바로 조루입니다, 조루는 신경전도소인 세로토닌이 결핍되어 생긴 것입니다.(100)

조루의 가능한 원인

▷ 단백질의 섭취 부족

세로토닌의 원료는 바로 단백질이기 때문에, 이 사람의 단백질이 부족하면, 그의 세로토닌은 부족합니다. 세로토닌이 충분하지 않으면 조루가 일어날 수 있습니다.

▷ 단백질의 소화 불량

많은 사람들이 단백질을 충분히 먹지만, 위산이 부족하기 때문에 단백질이 소화되지 않습니다. 단백질이 완전히 소화가 되지 못하면, 몸은 흡수할 수 없습니다. 몸에 흡수되지 않는 것은 세로토닌을 제조하는 원료를 가져오지 못하는 것과 마찬가집니다. 원료가 없으면 완제품이 없고 세로토닌이 부족하면 조루하기 쉽습니다('단백질 소화 완전 확보' 32~34쪽 참조).

▷ 호르몬의 불균형

앞에서 파킨슨병의 장절에서 호르몬과 신경계통이 실제적으로 서로 연결되어 있는 것(117쪽 참조)이라고 설명했는데, 서로 영향을 미칩니다. 그래서 호르몬이 불균형할 때 신경

계통에 직접적인 영향을 주는데, 호르몬이 너무 많거나 너무 적으면 세로토닌 생성량이나 작용 방식에 영향을 줄 수 있습니다.[101]

여기서 특히 지적해야 할 것은 성행위를 연구하는 대표작인 '킨제이 보고서(Kinsey Report)'입니다. 남성의 4분의 3은 성접촉 50% 중 음경이 성 반려자의 몸속으로 들어간 후 2분 이내에 사정한다고 밝혔습니다.[102] 즉, 실생활에서의 성행위는 포르노 영화 속 스크랩된 성행위와는 완전히 다른 모습입니다. 만약 포르노 영화를 실제 생활과 비교한다면, 거의 모든 사람은 다 조루하게 되는 셈입니다.

어떻게 하면 발기부전/조루를 멀리할까?

▷근치음식

모두가 음식을 먹으면서 매우 조심하는 것은, 심혈관이 막히는 것을 두려워하기 때문입니다. 하지만 사실상 심장에만 혈관이 있는 게 아니라 온몸에 혈관이 가득 차 있습니다. 만약 음식 조합이 잘못되어 혈당이 흔들리고, 산혈이 혈관벽을 갉아먹는 곳이 음경에 있다면 음경의 혈류에 문제가 생길 것입니다. 음경의 혈류는 바로 그것이 들어올리는 중요한 요소입니다. 따라서 음경이 정상적으로 작동하려면, 반드시 근치진폭혈당검사법으로 자신에게 맞는 음식 조합을 확실히 찾아야 잘못된 음식으로 인해 지속적으로 몸을 상하게 하는 것을 피할 수 있습니다.

▷수시로 수분 공급

피 '물', 피 '물', 피와 물은 분리할 수 없고, 물이 부족하면 바로 피가 부족합니다. 음경에 피가 부족하면 발기에 영향을 줄 수 있어서, 수시로 수분을 공급하는 것도 중요합니다. 갈증이 잘 느낄 때까지 물을 자주 마셔야 평소 몸에 물이 피가 부족하지 않습니다(20쪽 참조).

▷탈수 음료를 자제한다

많은 환자들이 제게 말합니다. "나는 물을 많이 마셨습니다." 그들의 음식 기록을 보면, 물은 정말 많이 마셨는데, 탈수 음료도 역시 적지 않게 마셨습니다.

나의 한 환자가 아침에 차를 마시고, 점심에 커피를 마시고, 저녁에 술을 마십니다. 커피와 차는 탈수음료이고 알코올은 강력한 탈수음료입니다. 그는 고혈압도 있고 발기부전의 문제도 있지만, 자신이 하루 종일 물을 많이 마시는데, 왜 이런 증세가 있는지 이해하지 못한다고 합니다. 문제는 탈수음료를 과음하면, 들어가는 물의 양이 반드시 나오는 물보다 적습니다. 사람이 탈수되면 피가 빠지고, 피가 모자라서, 음경이 피를 채우지 못하여 물렁물렁하게 됩니다. 따라서 차, 커피, 알코올은 마실 수 없는 것이 아니지만, 적당히 마셔야 하고, 이미 몸에서 증세가 나타나 있다면 양을 줄이는 것을 고려해야 합니다.

▷ 충분한 수면

잠이 부족하고, 잠을 잘 자지 못하고, 오랜 시일이 지나면 세로토닌이 예민하지 않게 됩니다. 세로토닌이 예민하지 않으면, 몸이 그것이 모자란다고 착각하여 조루하기 쉽습니다.[103]

▷ 충분한 일광욕

세로토닌의 양은 햇빛의 강도에 따라 제조되기 때문에, 만약에 햇빛이 부족하면 세로토닌의 양이 부족하고, 세로토닌이 부족하면 쉽게 조루할 수 있습니다.

▷ 콩팥을 지원한다

콩팥은 물을 주관하는 것으로, 몸의 물이 나가거나 남겨 두는 것은 모두 콩팥에 의해 문을 열고 닫는 것입니다. 그러므로 콩팥에 문제가 있으면, 물의 공급에 문제가 생기게 되고, 신체 내의 물의 양이 맞지 않으면 혈액량이 균형을 잃고, 음경이 발기하지 못합니다. 콩팥에 이미 상처를 입었다면(콩팥지수가 하락) 가장 안전한 지원법은 콩팥을 먹는 것입니다. 매주 적어도 한 번 정도 콩팥 요리를 먹는 것이 좋습니다.

▷ 타액 호르몬 검사

성기능과 성호르몬이 긴밀하게 연관되어 있기 때문에, 호르몬을 검사할 수 있는 가장 효과적인 방법은 타액 호르몬 검사입니다.

▷ 천연 원소를 보충한다

성행위 전 6 g의 L-아르기닌(L-arginine)과 6 mg의 요힘빈 염산염(yohimbine Hedro-chl)을 복용하면, 성기의 발기 문제가 개선된다는 연구 결과가 나왔습니다. 음경이 충혈되어 세울 수 있는 것은 혈관이 확장되기 때문입니다. 혈관이 확장되어 대문을 열어 피가 흘러 들어오게 하는 것을 일산화질소라고 부릅니다. 일산화질소의 전신은 바로 L-아르기닌입니다. L-아르기닌은 시중에서 구입할 수 있는 아미노산입니다.[104]

특히 유의해야 할 것은 일산화질소가 혈관을 이완시킬 수 있기 때문에, 만약 당신이 지금 복용하는 양약 중에 이미 이와 유사한 종류의 약물이 있으면, 건강 보조식품의 일산화질소를 더 먹을 때 혈압을 지나치게 낮게 만들어 생명의 위험을 초래할 수 있습니다.

이상의 건강보조 식품 외에도 생마늘, 생강, 고추와 같은 혈류에 도움을 줄 수 있는 천연 약초도 있습니다. 피가 잘 흐르기만 하면, 음경이 성공적으로 충혈되기 쉽습니다.

약물의 영향을 알아보기

약물은 신체의 작동에 매우 큰 영향을 주므로, 사용하기 전에 반드시 그 부작용을 충분히 알아야 합니다.

아래의 약물은 모두 발기에 문제를 일으킬 수 있습니다.(105)(106)

- 항부정맥제
- 항불안제, 수면제
- 콜레스테롤 저하제
- 항우울제
- 항경련제
- 위산억제제
- 항히스타민제
- 전립선비대의 약물 치료제
- 근육 이완제
- 항정신병약
- 심장병 약
- 진통제
- 고혈압치료제
- 파킨슨병 치료제

32 퇴행성 관절염/추간판 퇴행성/근막염/주름/허리 디스크

당신은 퇴행성관절염/추간판퇴행성/근막염/주름/골극(뼈 가시)을 왜 같이 놓아야 하느냐고 생각할지도 모릅니다. 사실, 이러한 증상의 출현은 콜라겐과 관련이 있습니다. 우리 몸의 모든 조직을 합성하여 구성하려면 집을 짓는 것처럼 건축 원료가 있어야 합니다. 관절, 추간판, 근막염과 피부를 위한 공동 건축 원료, 모두 콜라겐입니다. 콜라겐이 노화되고, 부족하거나 손상이 있을 때, 피부는 탄력이 부족하여 주름이 생깁니다. 관절과 척추는 매트가 없어 서로 마모되어 염증을 일으키고, 통증을 일으키며, 우리는 움직일 수 없게 됩니다. 콜라겐은 관절의 연골, 척추 및 추간판의 건축재료뿐만 아니라 그것은 또한 힘줄, 인대 및 근막의 주요 건축 자재입니다.

우리의 인대, 힘줄 및 근막은 근골격 부서의 구성원이며 그들의 작업은 '연결 멤버'에 속합니다.

인대=뼈와 뼈의 연결
힘줄 =근육과 뼈의 연결
근막=근육과 근육의 연결

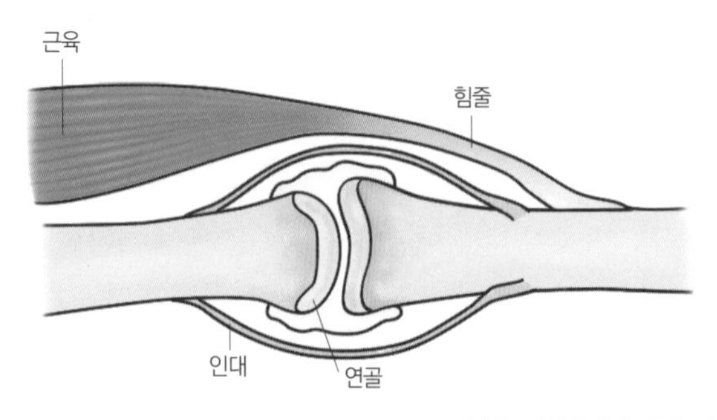

힘줄=뼈와 근육을 묶은 것
인대=뼈와 뼈를 묶는 것

생각해보세요. 이 연결 인력의 작업이 잘 수행되지 않으면, 이 부서의 사람들은 계속 싸우지 않겠어요? 뼈와 뼈가 싸우고, 근육이 뼈와 싸우고, 근육과 근육이 싸울 때 반드시 통증이 생기지 않겠습니까? 따라서 건축자재인 콜라겐이 문제가 생길 때, 힘줄, 인대 및 근막은 함께 문제가 됩니다. 이때, 그것들이 연결되어 있는 뼈대와 근육은 잘 연결되어 있지 않아서 충돌하기 시작하고 염증을 일으키며 통증과 질병을 일으킵니다.

그럼 당신은 왜 어떤 사람들은 늙어도 이러한 문제들이 없고, 어떤 사람들은 전혀 늙기 전에 이런 문제들이 있는가를 물을 수 있을 것입니다. 대답은 부신 선생에게서 나옵니다. 우리 모두는 부신 선생이 두 번에 걸쳐 가장 바쁠 수 있다는 것을 알고 있습니다, 그것은 혈당이 떨어질 때, 또는 스트레스를 많이 받을 때입니다.

우리 음식 조합이 잘못되어 혈당이 빠르게 올라가고 또 심하게 떨어질 때, 혈당이 낮아져 마치 기근이 드는 것과 같습니다.

혈당이 올라갈 때, 혈당=에너지. 에너지가 너무 많아서 그것을 빨리 저장해야 합니다. 저장된 에너지는 지방이 되고, 그것은 우리의 예비 에너지가 됩니다.

혈당이 떨어질 때, 몸은 지방이라는 예비 에너지를 꺼내서 사용합니다. 하지만 만약 혈당이 기근처럼 일어난다면, 지방이라는 예비 에너지만으론 충분하지 않을 것이고, 이때, 몸은 근육(단백질)을 빨리 꺼내서 태워야 합니다. 그런데 우리의 가장 큰 단백질 공급원은 바로 콜라겐입니다.(107)(108)

부신이 혈당을 들어올리는 헤라클라스가 될 수 있는 것은 코티솔이라는 선단을 가지고 있기 때문입니다. 코티솔이 나오자마자 우리는 혈당을 들어올리거나 압력을 견딜 수 있습니다. 그래서 혈당이 흔들릴 때나 스트레스가 많을 때 코티솔은 지나치게 많습니다. 코티솔이 너무 많을 때, 콜라겐을 계속 가져가서 태우게 되고 우리는 콜라겐 질병(또는 결합조직병)이 생깁니다.(109)

콜라겐이라는 건축재료를 가져가서 태울 때 퇴행성 관절염, 추간판 퇴행성이 모두 나타날 수 있으며, 이러한 질병들이 나타날 때, 뼈 가시는 쉽게 증식할 수 있습니다.

근막과 같이 실처럼 가는 결체 조직의 건축 재료를 가져다 태울 때, 염증을 일으키지 않기란 어렵습니다. 결국은 콜라겐은 피부에서 가장 강한 스프링이며, 그것이 있어야 피부가 탄력을 받을 수 있지만, 그것을 가져가서 태울 때, 주름이 저절로 생깁니다.

콜라겐은 또한 인대의 건축 자재이기 때문에 화상을 입을 때 사타구니 인대(서혜 인대라고도 함)가 힘이 부족할 수 있습니다. 여기에 탈장(Henia) 발생할 가능성이 매우 높거나 다리 길이 불일치 또한 골반 통증을 유발할 수 있습니다.

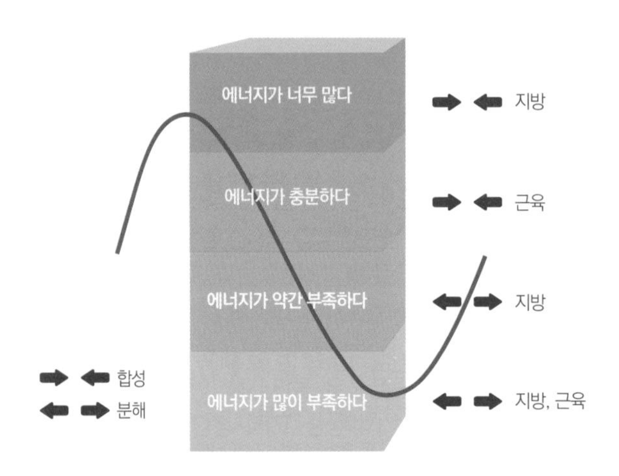

혈당이 흔들릴 때 혈당=에너지이기 때문에 올라갈 때 에너지가 너무 많고 떨어질 때 에너지가 심각하게 부족한 것입니다. 에너지가 너무 많으면 몸이 지방을 합성하여 예비 에너지로 만듭니다. 에너지가 많이 부족하면 지방과 근육을 함께 태워 에너지를 내야 합니다.

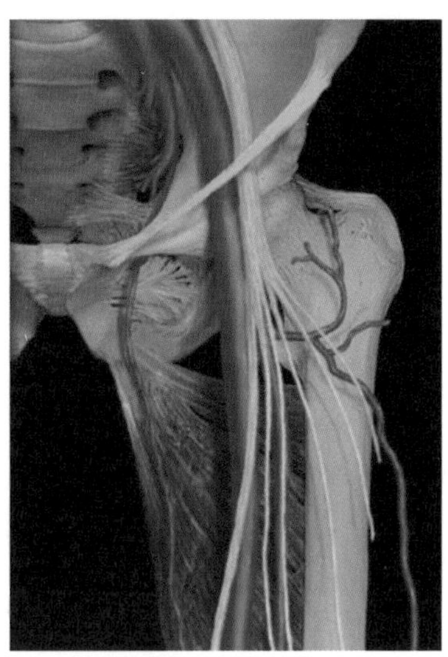

녹색 부분이 바로 사타구니 인대입니다.
(작자 : Ryan Johnson)

어떻게 퇴행성 관절염/추간판 퇴행성/근막염/주름/골극(뼈 가시)을 멀리 할 수 있는가?

▷ 근치음식

혈당을 흔들지 않는다면, 그것은 자연히 평온해집니다. 혈당이 아주 낮게 떨어지는 이유는 그동안 높게 들어 올렸기 때문입니다. 혈당이 갑자기 상승한 것은 대부분은 잘못된 음식 조합으로 인해, 설탕의 양을 초과해서, 높이 올라간 것입니다. 빠르게 치솟는 혈당이 동등한 속도로 떨어지게 되는데, 그것이 매우 낮게 떨어질 때, 마치 기근이 들었을 때와 같습니다. 저는 이런 저혈당 현상을 '인위적 기근'이라고 부릅니다.

사람이 기근이 들면 몸은 여기저기서 물건을 찾아서 태워 에너지를 만들어 내는데, 이때 콜라겐이 잡혀서 태워지게 됩니다. 이런 인외적인 기근을 피하려면 먹을 때 혈당을 빨리 올리는 것을 피해야 합니다. 이것이 근치진폭혈당검사법을 사용하여 가장 적합한 근치음식 황금 조합을 찾는 것이 아주 중요한 이유입니다.

혈당이 안정적이면 에너지가 평온합니다. 이때 혈당이 서서히 떨어지더라도, 에너지가 약간 부족하긴 하나 심각한 위기 상황이 아닙니다. 몸은 지방만을 태우고 근육(단백질, 콜라

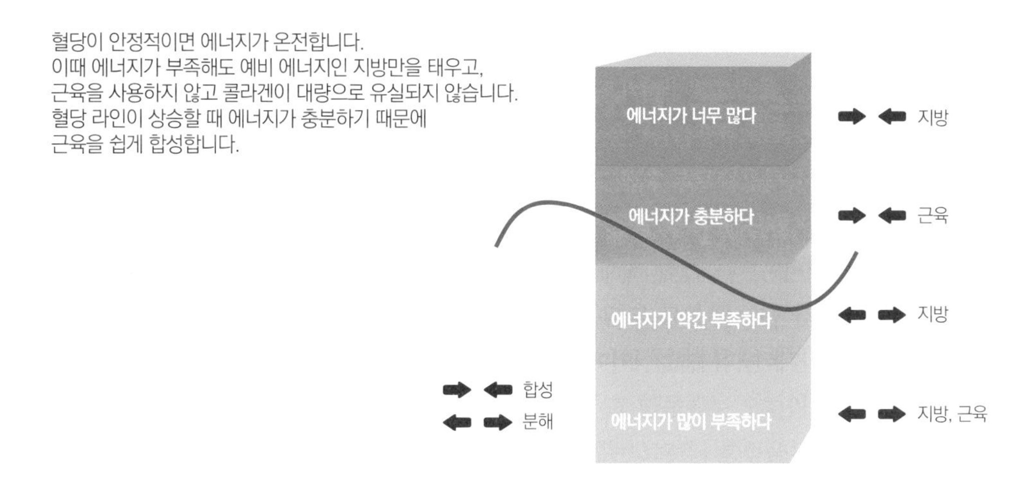

겐)까지는 사용하지 않습니다.

▷ 단백질을 충분히 섭취하며, 뼈를 먹고 뼈를 보충한다

콜라겐은 단백질로 만들기 때문에 몸이 콜라겐을 합성할 수 있게 하려면 단백질의 섭취가 충분해야 합니다. 단백질을 반드시 고기에서 섭취해야 하는 것은 아니지만, 의심할 여지없이 고기는 신체에서 가장 잘 사용될 수 있는 단백질 공급원입니다. 그 외에도 식물성 단백질도 가능합니다. 하지만, 대부분의 식물성 단백질에 전분이 풍부하고, 전분은 설탕이기 때문에 식물성 단백질을 먹었는데, 대개는 빵이나 국수, 밥, 고구마와 같은 전분을 더 이상 첨가할 수 없다는 것을 꼭 유념하세요.

'형체 보완(shape-complement)'이라는 개념으로 보아, 뼈를 만들고 싶다면 뼈를 먹어야 합니다. 뼈의 영양을 흡수하는 가장 좋은 방법은 뼈의 수프를 마시는 것입니다. 뼈 국물을 올바르게 끓이는 방법으로, 술이나 식초 같이 신 것을 첨가하면, 뼛속의 미네랄은 자동적으로 스프에 녹게 됩니다.

뼈뿐만 아니라 모든 동물 껍질에 콜라겐이 풍부합니다. 껍질째 고기를 먹거나 수프에 껍질째 마시면 콜라겐을 보충하는 좋은 방법이기도 합니다.

많은 사람들이 뼈 수프의 납 함량이 너무 높아서 마시기 꺼립니다. 사실 뼈 수프의 납 함량이 너무 높다는 연구는 과학적 원리에 부합하는 엄격한 연구가 아니었습니다. 일반 뼈 수프는 과도한 납 성분이 확인되지 않습니다. 그 외에도, 우리의 음식에는 여러 가지 종류의 금속이 많지만, 만약 신체가 평형을 이룬다면, 그 많은 금속은 저절로 분해될 수 있습니다.

▷ 나이 든 사람들은 갈증중추에 민감하지 않으니, 물을 보충하는 것을 잊지 말자

연골과 추간판의 대부분은 65~80%의 물을 함유하고 있습니다. 즉, 물이 없다면 그것은 움츠러들 것이고, 그것이 움츠러들면 뼈와 뼈 사이에는 디딜 수 있는 패드가 없어 쉽게 다칠 수 있습니다. 나이가 지긋한 사람들은 신경계가 비교적 둔해서 갈증 중추도 예민하지 않게 되기 시작하는데, 다시 말해 몸에 물이 부족할 때 신경이 즉시 이 사람에게 수분을 공급하도록 요구하지 않게 됩니다.

나이 든 사람이 갈증이 잘 나지 않으면 정기적으로 수분을 공급하도록 휴대전화를 설정해야 하는 이유입니다(20쪽 참조).

▷ 스트레스 해소

앞서 언급했듯이, 부신에서 분비되는 코티솔이 지나치게 많을 때, 몸은 콜라겐을 꺼내어 태웁니다(183쪽 참조). 코티솔은 혈당이 흔들릴 때 양을 초과한 것 외에 스트레스를 많이 받아도 코티솔을 쉽게 과량할 수 있습니다.

그 스트레스가 갑작스런 스트레스라면 그 몸은 당분간은 견딜 수 있을 것입니다. 그 스트레스가 그다지 크지는 않지만, 장기간 누적된 스트레스라면, 예를 들어 누군가와 항상 잘 지내지 못하거나, 자신의 일을 좋아하지 않는다거나, 자신이 사는 곳이 싫거나, 돈이 늘 부족하거나, 시간이 늘 부족하며, 일에 대처하기가 어렵다 등등, 이런 장기간의 스트레스는 콜라겐을 가장 잘 태울 수 있습니다.

당신은 모두가 스트레스를 받고 있는데, 왜 어떤 사람들은 병이 없지만, 어떤 사람들은 오히려 병투성이입니까? 라고 물어볼 겁니다. 장기간의 스트레스는 대부분 우리가 장악할 수 없다고 느끼는 환경으로부터 옵니다. 예를 들면, 사장은 언제나 경계선을 넘나들고, 반려자는 집안일을 전혀 분담하지 않으며, 부모와 의사소통을 할 수 없고, 자신의 일을 조금도 좋아하지 않는다는 등이 있습니다.

스트레스가 형성되는 요소는 우리가 그것을 볼 때 스스로가 해결하거나 장악할 수 없다고 느끼기 때문입니다. 그러므로 스트레스를 없애기 위해 이러한 사람들과 사물을 제거하는 것이 아니라 통제할 수 있는 방법을 찾는 것입니다. 적극적으로 방법을 연구하지 않고 통제권을 얻지 못한다면, 당신은 단지 수동적인 희생자로 남을 수 있습니다. 내 인생을 엉망으로 만들뿐만 아니라 나 자신의 콜라겐을 태워 버립니다. 같은 또래들보다 나이가 들어 보입니다. 나중에 관절통이나 근막염을 일으킬 것입니다(「자신의 정서 경계선을 지켜라」 참조).

혈액 순환을 촉진시키는 건강보조식품을 보충한다

우리의 인대, 힘줄, 그리고 근막 같은 '연결인원'들이 다 망가질 때 연골이나 추간판 같은 것들이 압착되어 손상될 수 있습니다. 우리의 연골에는 혈류의 메커니즘이 없습니다. 그래서 그것이 손상되면 신체가 그것을 고칠 수 없습니다. 그러나 인대, 힘줄 그리고 근막은 모두 혈류 수송을 가지고 있고, 피가 있으면, 복구 원료를 수송하는 도로를 가지고 있는 것과 같습니다. 그래서 우리가 혈액 순환의 속도를 촉진시킬 수 있다면, 이 연결 인원들을 복구할 수 있고, 연결 인원들이 다 복구되어 연골이나 추간판이 받는 압착이나 손상을 막을 수 있습니다.[110][111]

비록 인대, 힘줄 그리고 근막에 혈류 수송 메커니즘이 있지만, 그것을 지원하는 혈류는 매우 적습니다. 복원을 촉진시키려면 혈액 순환을 촉진하기 위해 열심히 노력해야 합니다. 혈류를 촉진시키는 자연 식품에는 생마늘, 생강, 고추 등이 있습니다. 이것이 이러한 것을 먹을 때 땀이 나는 이유입니다. 이런 이유로, 이 음식은 습기가 많고 관절염에 잘 걸린 지역의 일상 식단에서 광범위하게 사용됩니다.

혈액순환을 지원하는 건강보조식품 중 만약 당신이 집중적으로 보충하고 싶다면 설탕을 넣지 않은 생강차가 좋습니다.

건강 Tips

생강차 레시피

[만드는 법1] 생강 몇 조각을 머그잔에 넣고 물을 가득 채워서 전자레인지에 물이 끓어오르면 마실 수 있습니다. 생강이 늙을수록 효과가 좋습니다.

[만드는 법2] 머그잔 물 한 컵을 작은 냄비에 부어 넣고, 생강 몇 조각을 썰어 넣고, 센 불로 2분 동안 끓이다가 불을 끄면 바로 마실 수 있습니다.

생강차는 설탕이나 흑설탕을 넣으면 혈당을 뒤흔들 수 있다는 것을 명심하세요.
만약 당신이 단맛이 나는 생강차를 좋아한다면, 약간의 달콤한 스테비아나 나한과를 첨가하면 됩니다. 스테비아나 나한과는 혈당을 흔들지 않습니다. 또한 강황은 생강과 같은 것이 아닙니다. 그것은 생강이 가져오는 혈액 순환 작용을 일으키지 못합니다.

▷ 간유(cod-liver oil), 아마씨유를 보충한다

간유와 아마씨유는 염증을 가라앉히는 데 도움이 되며 관절에 염증이 생기는 증상을 완화시키는 효과가 있습니다.

그러나 신체에서 간유의 전환과 이용은 아마씨유보다 우수하다는 것을 잊지 마세요.

건강 Tips

글루코사민 보충이 관절에 효과가 있습니까?

글루코사민은 관절에 효과가 있는지 없는지에 대해 논란이 큽니다. 내 환자들 중 일부는 복용하면 효과가 있고, 일부는 복용하면 효과가 없습니다. 어떤 연구들은 결정 황산 글루코사민(crystalline glucosamin sulfate)이 관절의 윤활을 증진시키고 손상과 통증을 감소시킨다는 것을 증명합니다. 과거에는 의사가 처방전을 내야만 받을 수 있었으나, 지금은 살 수 있습니다. 다른 일반 시가 판매하는 글루코사민 건강보조식품(oral glucosamin)이 관절에 도움이 된다는 것을 입증하는 연구는 지금까지 없었습니다.(112)(113)

히알루론산, 증식 주사 요법이 좋습니까?

뼈와 뼈 사이에는 관절 리퀴드라고 불리는 윤활제가 있는데, 히알루론산은 이 관절액의 주요 성분 중 하나입니다. 그러므로 히알루론산을 직접 관절에 투여하는 것은 물론 효과적이지만, 효용은 일시적일 뿐, 그것은 외래적이기 때문에 신체가 스스로 만든 것이 아닙니다.(114) 마치 한 사람의 유지방 제조가 부족하면, 비록 외부 로션을 사용한다 하더라도 보습 효용은 일시적인 것과 같습니다.

증식주사요법은 해켓의사(George Hackett)가 1950년에 창안한 것으로, 주요 개념은 콜라겐의 증식을 촉진할 수 있는 용제를 관절에 주입하는 것입니다. 그것의 주사용제 중 가장 효과적인 것은 포도당이어야 합니다. 연구에서 반복적으로 주입하면 연골, 인대, 그리고 힘줄의 콜라겐의 증식을 촉진할 수 있음을 증명하였습니다.(115) 그러나 연구는 왜 이 방법이 유효한지 설명할 수 없었습니다.

나는 포도당이 이 혈액 수송이 쉽지 않은 곳에서 콜라겐을 증식시키는 데 협조할 수 있다고 생각합니다. 포도당=혈당=에너지이기 때문에 그것은 복구에 필요한 혈액을 쉽게 운반되지 않는 곳에 직접 넣는 것과 같습니다.

33 오십견

오십견은 또한 유착성관절낭염이라고 부릅니다. 이름을 보아, 50세 전후의 사람들에게 일어난다는 것을 알 수 있습니다. 왜 50세 전후의 사람들에게서 일어날까요? 그 나이의 호르몬이 대규모로 변하고 남녀 모두 폐경기를 경험하고 있기 때문입니다.

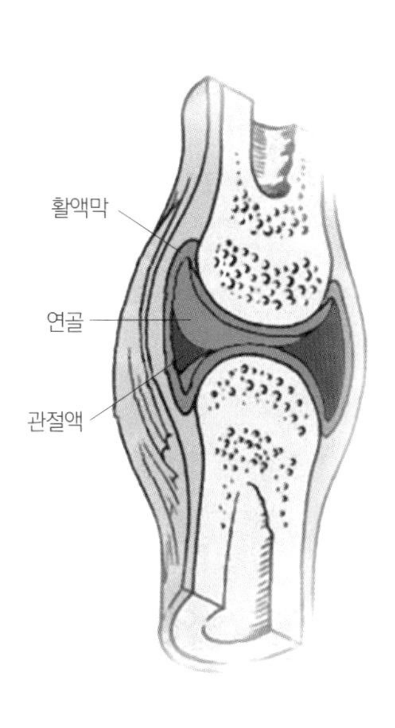

이것은 관절강, 강은 동굴 같은 것입니다.
이 동굴에서, 우리는 관절에 있는 활액막, 연골, 관절액에 해당하는 위치를 볼 수 있습니다.(그림출처: 위키피디아)

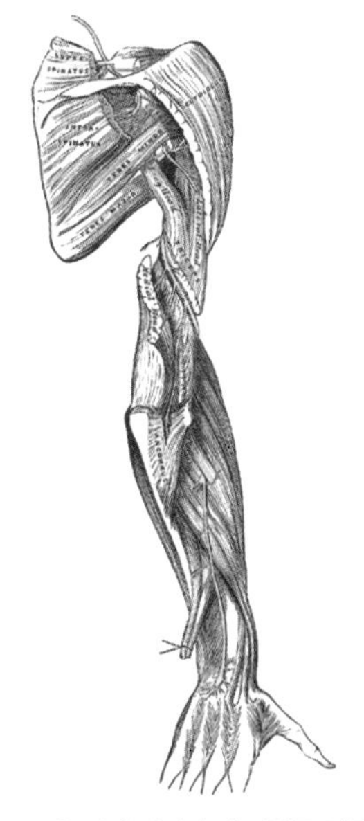

노란색 부분은 어깨 관절과 팔 전체를 관통하는 견갑신경입니다.(작자: Henry Vandyke Carter)

마치 갱년기 여성 호르몬이 감소할 때 결합 조직이 더 얇아지고, 안구 건조증이 나타난 것처럼 질이 건조합니다.[116] 관절 활액을 생성하는 활막에는 동일한 여성 호르몬 수신기가 있음으로, 여성 호르몬이 감소될 때, 활막은 동시에 더 얇아져서 활액의 생산량을 감소시킵니다.[117][118]

관절 활액의 주요 작업은 우리 차 안에서 부품이 작동할 때 엔진 오일이 필요한 것과 같이, 연골을 매끄럽게 다듬어주는 데 도움이 됩니다. 관절에 충분한 활액이 있으며, 연골과 연골이 움직이면 과도한 마찰로 부상을 입지 않습니다. 활액이 감소(비교적 건조)되면 움직일 때 연골과 연골 사이의 마찰이 매우 커지며, 마찰이 오래되어 관절 전체에 염증이 생기고 부어오릅니다. 염증이 있은 후 몸이 그것을 고치려고 흉터가 생기며, 그 흉터가 소위 끈적거림입니다.[119] 이 끈적끈적한 장소가 어깨의 두 관절에 있다면, 여기를 지나가는 신경에 눌려져 통증이 생겨 어깨 활동 범위를 제한하게 되어 오십견이 형성된 것입니다.

오십견을 피하는 법?

▷ 근치음식

오십견이 호르몬의 변화와 밀접한 관계가 있는 이상, 음식에서 가장 주의해야 할 것은 부신을 다치지 않도록 혈당을 진동시키지 않는 것입니다. 혈당진동으로 부신이 손상되면 성선을 포함하여 전체 내분비 계통이 피해를 입을 것입니다.

여성은 부신 선생이 먼저 다치면 갱년기에 더 비참해지는데, 왜냐하면 부신은 그때 여성 호르몬을 생산하는 일을 더 인수해야 하기 때문입니다. 부신이 너무 피곤하면 여성 호르몬의 생산량이 부족할 것이며 관절을 포함하여 모든 곳이 건조해질 것입니다.

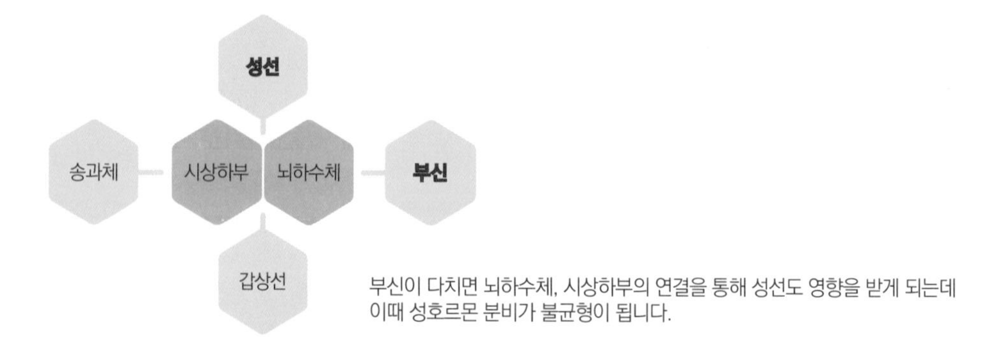

부신이 다치면 뇌하수체, 시상하부의 연결을 통해 성선도 영향을 받게 되는데
이때 성호르몬 분비가 불균형이 됩니다.

당신은 남자들은 어떻습니까? 남자들은 생리를 하지 않는데 여성 호르몬이 어떻게 부족합니까? 라고 물을 것입니다. 잊지 마세요. 남성의 몸속에 여성 호르몬도 들어 있습니다. 남성의 몸에 있는 여성 호르몬은 아로마타제 효소에 의해 여성 호르몬으로 전환된 겁니다. 남자들도 갱년기가 있다는 것을 기억하십니까? 남성 갱년기 때, 남성 호르몬이 남성 몸에 크게 감소할 것이며, 남성 호르몬이 부족할 때, 아로마타제는 충분한 여성 호르몬을 생산하지 못합니다.

간유 또는 아마씨 오일을 보충한다

간유, 아마씨 오일은 염증을 감소시키는 데 도움을 줄 수 있습니다(188쪽 참조).

적당한 운동

신체의 활동을 통해 관절의 활액을 짜낼 수 있으므로 신체 활동은 관절의 윤활에 핵심적인 역할을 합니다. 또 회전하는 운동으로 연골의 관절활액을 촉진시켜 영양을 얻을 수 있습니다.[(120)]

손 터는 운동도 이런 관절 문제에 매우 유용합니다.

우리의 활동량이 늘자 관절 통증이 오히려 줄어든 이유입니다. 많은 사람들이 컴퓨터 앞에 앉아 타자를 너무 오래 치고 어깨가 오랫동안 아무런 활동도 하지 않고 있는데 만약 그 부위가 염증을 일으키고 있고, 복구할 때 흉터가 생겨도 관절 부분의 활동이 부족하면 이 때 끈적거림이 생기기 쉽습니다.

그러나 활동도 적절해야 합니다. 지나치거나, 격렬한 운동은 관절을 상하게 할 수 있다는 것을 특히 유념해야 합니다. 그러니까, 운동도 밥 먹는 것과 마찬가지로 '딱 좋아'가 왕도입니다. 만약 당신이 과로하다고 생각하면 자신의 몸의 소리를 듣고, 피곤하여 멈추면 서서히 근육의 지구력이 축적됩니다.

중국 전통 침술

내 영양상담 경험에서 어떤 끈적거림 문제에 대해서 가장 효과적이고 빠르게 증상을 완화시키는 것은 바로 한의원의 침술입니다. 평소에 나는 환자들에게, 우선 좋은 한의사를 찾아, 침술을 받고, 끈적거림을 풀어보도록 조언합니다. 풀어서 움직일 수 있게 되면 음식을 근치하고 소염을 돕고 그리고 적절한 어깨 활동도 함께 시행합니다. 침을 맞는 것은 매우 아프다는 것을 각별히 유념해야 합니다.

건강 Tips

운동과 음식

유형별 운동, 식사에 따른 주의 사항 있음:

▷ 에어로빅(유산소) 운동

유산소 운동은 주로 심장 근육의 힘을 증진시키므로 이 과정에서 에너지가 비교적 빠르게 빠져나갈 수 있습니다. 따라서 유산소 운동하기 전후에, 개인의 근치음식 황금조합으로 혈당의 안정을 확보해야 합니다.

▷ 중력 운동

중력운동은 주로 사지의 근육의 힘을 훈련시키기 때문에, 근육이 부러질 때까지 근육 섬유를 먼저 훈련시키고, 그것이 재건되어야 강해집니다. 그래서 중력 훈련 과정에서 근육이 손상되는 경우가 많기 때문에 음식에서 단백질 섭취에 중점을 두고 고기와 달걀을 많이 섭취해야 합니다. 두 운동을 하기 전과 후에 30분 이내 식사를 하지 않는 것이 좋습니다. 운동하는 동안 혈류가 사지로 흘러나와 소화관에 혈류가 부족해 소화가 안 되기 때문입니다. 두 가지 운동을 하는 동안 탈수로 인해 건강에 영향을 끼치는 것을 피하기 위해 항상 수분을 공급해야 합니다.

34 근소증

근소증은 말 그대로 근육이 적어지는 것입니다. 이 질병은 나이든 사람에게 잘 생깁니다.

"근육이 적어지면 어떻게 될까?"라고 생각할 것입니다. 근육이 적어지는 것은 심각한 일입니다. 근육이 적어지면 뼈를 받쳐주는 가장 큰 구조가 없어지고 이 사람은 상처를 입기 쉽습니다. 근육이 적어지면, 근육의 작동이 잘 되지 않고, 근육이 작동되지 않으면, 하고 싶은 일을 할 수 없고 무거운 물건을 들어올릴 수 없으며 멀리 갈 수 없습니다. 그래서 근소증은 노인이 행동력을 상실하고 독립적인 삶을 살 수 없는 가장 큰 원인이라는 연구 결과가 나왔습니다.

근육이 적어지는 원인

▷ 혈당 진동

이 그림을 기억하시나요?(184쪽 참조) 우리의 혈당이 지나치게 요동친다면, 혈당이 너무 낮게 떨어져 혈당=에너지이므로 에너지가 너무 낮은 것으로 나타납니다. 에너지가 너무 낮으면 우리는 지방만 태울 수 없고, 동시에 근육을 태워야 부족한 에너지를 보충할 수 있습니다.

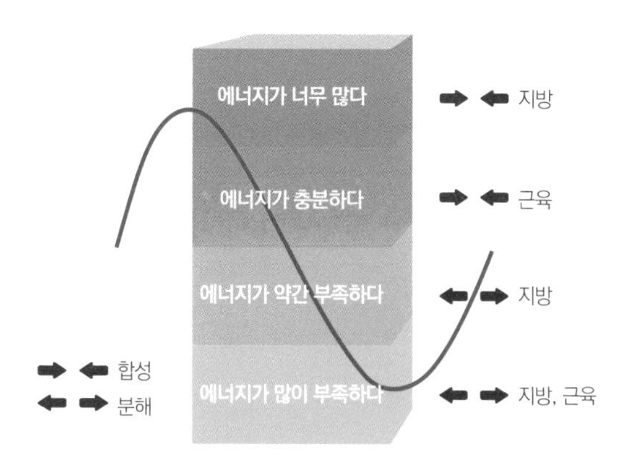

혈당이 너무 낮으면 에너지가 크게 부족해 몸에서 지방과 근육을 함께 태워 에너지를 보충해야 합니다.

노인은 양생에 신경을 써서, 종종 세

끼를 담백한 흰죽, 고구마, 토란, 오곡잡곡으로, 음식 조합을 완전히 잘못하여 하루 종일 혈당이 요동치게 합니다. 매번 혈당이 떨어질 때마다 이 사람은 머리가 어지럽고 눈이 침침해지는 것뿐만 아니라, 근육을 태워 에너지를 보충하기도 합니다.

근소증의 흔한 증상

- 전신 피로와 무기력
- 평상시엔 들 수 있는 물건을 들 수 없게 된다
- 평상시엔 쥘 수 있는 물건을 쥘 수 없게 된다
- 걸음이 느려지고, 조금만 걸으면 피곤해진다
- 너무 말라서 근육이 부족하다

▷ 소화불량

"헬스한 사람은 왜 고기와 달걀을 먹어야 합니까?" 우리의 근육은 단백질로 만들어졌기 때문입니다. 단백질이 충분하지 않으면 근육을 합성할 수 없습니다. 대부분의 노인들은 고기를 충분히 먹지 않을 뿐만 아니라 단백질을 잘 소화하지 못합니다. 단백질은 위산 공장장이 분해하는 반면, 사람의 위산은 나이가 들면서 줄어들기 때문에 노인들은 종종 위산 부족으로 단백질을 흡수하지 못합니다. 단백질 부족으로 근육이 충분하지 않습니다.

▷ 운동을 하지 않고, 활동하지 않는다

우리 몸은 매우 효율적인 큰 공장입니다. 즉, 공장에서 판매 할 수 없는 제품을 발견하면 더 이상 해당 제품을 제조하지 않습니다. 근육도 마찬가지로 근육을 사용하지 않으면 근육을 만들지 않고 아껴둔 영양분을 가지고 다른 것들을 만들어내는 것입니다. 따라서 우리가 운동이나 활동을 하지 않거나 근육을 사용하지 않으면 결국 근육을 잃게 됩니다.

우리는 흔히 '나이가 들었다'는 것을 '병들다'는 것과 같다고 오해하기 때문에, 모두들 노인들이 무거운 물건을 덜 들어야 한다고 생각하는데, 이것을 하지 말고, 저것을 하지 말고, 계단을 보면 피하고, 낮은 곳에서 일어나면 힘이 없을까봐 두려워서 무엇이든 높게 만듭니다. 이렇게 하면 노인이 스스로 쓸모없다고 느낄 뿐만 아니라 노인의 근육이 쓸모없다고 느끼게 할 수도 있습니다. 근육은 자신이 쓸모없다고 느끼면 유실되기 시작합니다. 왜냐하면 몸이 쓸모없는 것을 회수해서 다른 것을 만들도록 가져가야 하기 때문입니다.[121]

근소증을 피하는 법?

▷ 근치음식

근치 진폭 혈당 검사법으로 자기의 음식습관이 균형이 있는지, 그리고 자신에게 가장 적합한 근치음식 황금조합을 찾아내어 끼니마다 혈당을 요동치지 않도록 확보하는 것입니다. 혈당이 요동치지 않으면 낮게 떨어지지 않고, 혈당이 너무 낮지 않으면 근육이 없어지지 않습니다.

▷ 소화를 잘 보살핀다

나이든 사람들이 대부분 고기나 단백질을 적게 먹는 것은, 위산이 줄어들었기 때문에, 고기를 먹을 때마다 소화할 수 없다고 생각하기 때문입니다. 단백질 소화 및 완전 흡수를 확보해야 합니다(33쪽 참조). 나이 때문에 위산이 너무 낮으면 소화를 돕는 장기적인 건강보조식품을 섭취 할 수 있습니다(「건강보조식품을 현명하게 사용하는 방법」 부록 참조).

▷ 많이 활동하고, 적당히 운동한다

만약 집에 나이 든 사람들이 있다면, 환자를 대하는 태도로 그들을 대하지 마세요. 나이 든 것은 나이만 먹었지 '쓸데없는 것'은 아닙니다. 그러므로 나이든 사람들에게 집안일을 할 기회를 주는 것은 그들의 근육 훈련에 중요합니다.

따라서 노인들에게 가사 일을 할 수 있는 기회를 주는 것이 근육 훈련에 매우 중요합니다. 근육을 튼튼하게 하려면, 반드시 중력 훈련을 해야 하며, 즉 지구인력에 거슬러 근육을 사용하는 것입니다. 예를 들어, 무거운 물건을 들거나, 걷기, 등산, 수영 등 중력 훈련은 근육을 강화시킬 뿐만 아니라 뼈도 강화시킵니다.

활동할 때, 각각 다른 근육을 모두 사용해야 합니다.

나는 일본 노인들이 아직도 땅바닥에서 자고 있는 것을 보았는데, 땅바닥에서 일어나지 못한다고 불평하는 사람은 아무도 없었습니다.

그들은 계단이 있는 곳에 도착하면, 모든 사람이 위로 올라가고, 아무도 늙어서 비실거리는 모습을 보이지 않았습니다.

나는 중국인들이 '노인은 하지 말아야 할 활동'이라는 개념이 많다고 생각합니다.예를 들면, 사람이 늙으면 낮은 곳에서 일어나지 못하고, 사람이 늙으면 계단을 오를 수 없고, 사람이 늙으면 웅크리고 앉아 있을 수 없다는 개념들이 있기 때문에, 이러한 종류의 활동이 부족하여, 오래 되면 그 근육이 튼튼하지 않게 됩니다. 근육을 사용하지 않을수록, 잃게 되고, 결국 낮은 곳에서 일어나지 못하고 계단을 오를 수도 없습니다.

35 암

드보락 의사(Harold Dvorak)의 상처가 늘 아물지 않으면 종양이 될 수 있다는 말은 가장 적절했습니다.[122] 1863년 초, 루돌프 피르호 의사(Rudolf Virchow)는 염증이 멈추지 않는 부위에서 암이 항상 발생한다는 사실을 발견했습니다. 그래서 과거에는 암을 '염증'이라고 부른 것입니다.

염증은 실제로 정상적인 치유 과정의 일부입니다. 완쾌(치유)=염증+소염이라고 할 수 있습니다. 염증이 생겨 부어오른 것은 혈관이 확장되기 때문인데, 혈관이 확장되어야 하는 이유는 고치러 온 사람들이 혈관을 뚫고 상처 입은 곳으로 가서 수리 작업을 할 수 있도록 해야 하기 때문입니다. 고쳐지면 염증이 없어지고 부기가 가라앉습니다. 하지만, 암이 발생할 수 있는 것은 계속 염증을 일으키는 곳이 있기 때문입니다.[123]

모든 암을 관찰하면, 그것들이 매우 유사한 여정을 가지고 있다는 것을 알게 될 것입니다.

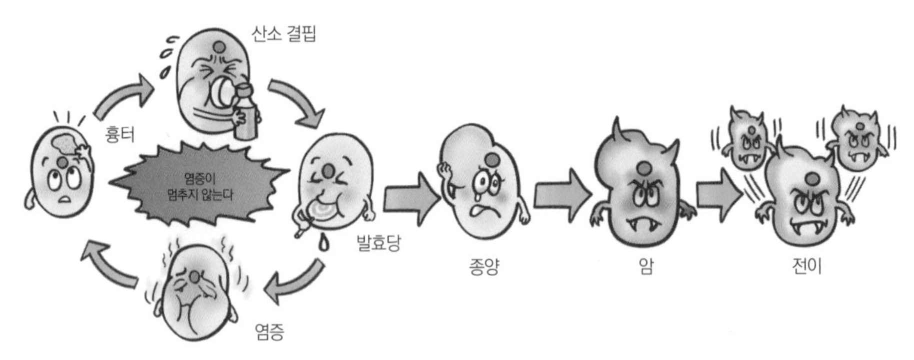

각각의 암이 모두 흡사한 여정을 갖고 있습니다.

먼저 어떤 곳을 다치면, 다친 곳에 염증이 생기고, 그 염증이 난 곳에는 흉터가 생기고, 흉터가 난 곳에는 피가 오지 않고, 그 곳에는 산소가 부족하게 됩니다. 나중에, 그 다친 곳이, 또 다시 상처를 입게 되면, 다시 염증을 일으켜서, 염증을 일으킨 후에 흉터가 생기고, 흉터가 두꺼워지면, 더욱 산소가 부족하게 됩니다.[124][125]

평상시에, 우리의 세포들은 유산소 호흡을 하는데, 산소가 부족할 때, 세포들은 단지 설탕 발효로 에너지를 얻을 수 있습니다. 이 세포들은 설탕을 먹고, 젖산을 배설합니다.[126] 그래서 모든 사람들은 산성 혈액 체질이 암에 걸릴 것이라고 말합니다.

당신은 반드시 물을 것이다. 왜 염증이 멈추지 않을까요?

몸에 염증이 그치지 않는 원인

1. 병균 감염

우리가 외래의 병균에 감염된다면, 그 감염된 곳은 C형 간염, B형 간염 등 계속 염증을 일으킬 것입니다. 어떤 감염은 우리 몸 자체의 균이지만, 그것이 너무 많이 번식하거나, 그것이 살 수 없는 곳으로 옮겨집니다.

예를 들어 헬리코박터균은 장에서 살 때는 얌전히 살지만, 유문으로 이사를 가자마자 구멍을 뚫고 난동을 부려 장기적인 염증을 일으킵니다. 혹은 주식이 설탕인 간디다균은, 우리가 설탕이 함유된 음식을 너무 많이 먹었을 때 지나치게 번식하여 질이나 자궁경부에 장기간 염증을 일으킵니다.[127]

또한, 백신에 의해 우리 몸에 들어가는 박테리아는, 사람의 면역 체계가 약하면 박테리아를 죽일 수 없으며, 이런 방식으로, 우리 몸속에 계속 살고 있는 박테리아는 또한 장기간 염증을 일으킬 수 있습니다.[128]

2. 다치고 또 다치다

우리의 부적절한 음식 조합으로 인해, 혈당이 요동치고, 피가 산성으로 변하며, 산성 혈액이 가는 곳마다 혈관벽을 갉아먹고, 전신성 염증을 일으킬 수 있습니다. 혈당이 요동칠 때 올라가면 췌장이 다치고, 내려오면 부신이 다칩니다. 그들이 다치면, 염증이 생깁니다.

위에서 언급한 생리적 부상 외에도, 마음의 상처를 입었을 때, 감정을 잘 표현하고 사용하지 않으면 밖으로 벗어나지 못합니다. 부정적인 감정이 밖으로 나가지 못하면, 몸으로 돌아와, 혈당처럼 몸의 염증을 일으킬 수 있습니다.

3. 호르몬의 불균형

호르몬의 불균형은 선체의 생성이 과도하거나 불충분하거나 호르몬이 해독 파이프 라인에서 원활하게 배출되지 않아 불균형을 초래할 수 있습니다. 호르몬의 균형이 깨지면 호르몬 수신기가 호르몬에 과도하게 삽입되어 염증을 일으킬 수 있습니다. 예를 들어, 생리 전후의 가슴부종, 자궁내막 증식, 난소 낭종 등, 이것들은 모두 염증의 징후이며 가볍게 볼 수 없습니다.

4. 균종의 불균형

우리 몸의 균종이 균형을 잃었을 때, 종종 장기적인 염증을 일으킬 수 있습니다. 예를 들어 기관지의 장기적인 염증(천식), 장내 만성 염증(조울증), 장루증으로 인한 알레르기(비염, 피부병) 등이 있습니다. 이것들은 모두 염증이 멈추지 않는 증상이니 가볍게 보아서는 안 됩니다.

5. 약물의 부작용 또는 후유증

어떤 약물들은 먹으면서 한쪽을 치료하지만 다른 한쪽을 다치게 합니다. 예를 들어(심혈관 막힘을 예방하기 위해 약물을 투여하면 몸에서 완충할 시간이 부족하여 산성피가 혈관벽을 손상시키는 것을 기억하시나요? 66~68쪽 참조) 염증을 없애려면 아스피린과 같은 소염제를 장기간 복용합니다. 하지만, 이런 약은 사실 위벽을 상하게 할 수 있기 때문에, 장기간 복용하면, 위벽에 장기적으로 염증이 생길 수 있습니다.[129]

또 다른 예로 강한 항염증제에 사용되는 스테로이드 약물이 있습니다. 이 약물이 즉시 염증을 줄일 수 있는 이유는 즉시 혈관을 수축시킬 수 있다는 것입니다(염증이 완치될 때까지 혈관이 확장되는 것을 기억하시나요?). 그것이 수축되자 소염이 되지만, 사용하지 않으면 금단 반응이 나타나고 금단 반응은 혈관을 더 강력하게 팽창시켜서 더 심한 염증을 일으킵니다. 따라서 이런 종류의 약물을 사용하면, 다음 번 염증을 일으킬 수 있습니다.[130]

또 다른 예는 위산을 억제하는 약물입니다. 위산을 억제하는 약은 위산 공장장을 집에 묶어두고 소화공장에 출근하지 못하게 합니다. 그가 출근을 할 수 없을 때는 쓸개즙과 췌장액을 내보낼 수 없어서, 췌장액은 췌장으로 되돌아가 염증을 일으키며[131] 쓸개즙이 나오지 않아 쓸개즙이 정체되어 담결석을 일으킬 수 있습니다.[132]

염증과 암을 피하는 법?

▷ 근치음식

체계적인 전신의 염증을 해소하려면 혈당이 요동치지 않도록 시스템을 균형있게 유지하는 것이 가장 효과적입니다. 혈당이 너무 높지 않으면 산성피가 혈관벽을 손상시키지 않으며 혈관이 손상되지 않아 염증을 일으키지 않습니다. 따라서 근본적인 진폭 혈당 검사를 사용하고 정직하게 혈당을 측정하며 음식 조합을 교정하는 것이 염증을 예방하는 최선의 방법입니다.

▷ 적시 수분 공급

혈액이 있으면, 산소가 있습니다. 혈장의 91.4%가 물입니다. 온몸에 산소를 가득 채우려면 충분한 물을 마셔야 합니다. 물 마실 때는 갈증 중추(Thirst Center)에 따라 마시는 것이 좋습니다. 갈증이 나면 마시고, 안 나면 마시지 않습니다. 그러면 알맞게 마실 수 있습니다(20쪽 참조).

▷ 해독관의 원활한 흐름에 주의한다

해독관이 원활해야 호르몬의 분해배출도 원활합니다. 이렇게 해야 몸에 과다한 호르몬의 순환으로 인해, 호르몬 수신기가 염증이 자주 생기지 않을 수 있습니다(「원활한 해독를 확보하기」 45쪽 참조).

스트레스가 많고 음식의 균형을 잃고, 알코올 섭취량이 많을 때, 또는 호르몬에 비교적 큰 변화가 있을 때(갱년기, 사춘기, 생리), 간, 쓸개, 콩팥을 지원하는 건강보조식품을 복용할 수 있습니다(「건강보조식품을 현명하게 사용하는 방법」 부록 참조).

▷ 적절한 운동

다들 운동이 건강에 좋다고 생각하니까 필사적으로 운동을 하는데, 지나치게 하거나 부족한 것은 모두 불균형한 것입니다. 적당한 운동은 몸과 마음에 좋지만 과도한 운동은 몸과 마음에 해로울 수 있습니다. 우리가 과도하게 운동할 때 숨이 턱턱 막히는 것이 분명합니다. 그것은 바로 산소 함량이 이미 감소하기 시작했다는 것입니다. 불충분한 산소는 신체에 큰 문제이므로 운동 속도를 늦춰야 합니다. 혈산소 함량을 회복시키고, 다시 회복한 후 운동을 가속화합니다.

우리 모두는 스스로 도전하는 것이 성공이라는 교육을 받아왔습니다. 사실, 성공이 건강을 가져다주지는 못하지만, 성공하고 싶다면 건강이 없으면 안 됩니다. 건강하려면 항상 자신의 느낌을 억누르고 과로해서는 안 되며, 건강하려면 몸의 소리를 들을 줄 알아야 합니다.

▷ 감정을 표현할 줄 안다

대부분의 암 환자는 생리적인 상처만 있는 것이 아니며, 그들도 모두 심리적인 상처를 해결하지 못하고 있습니다. 어떤 사람이 감정이 있어도 말을 하지 않고, 정서적으로 도망갈 곳이 없어서, 몸으로 파고들 수밖에 없는 게 스트레스입니다. 이러한 스트레스는 부신을 확실하게 자극하여 당신의 혈압을 높게 유지하게 하고 높은 혈당은 체계적인 염증을 일으킬 수 있습니다.

그러니 만약 당신이 아무 것도 말하지 않고 참으면서 사는 사람이라면, 항상 억압하지 말고 적시의 표현을 배우기 시작해야 할 것입니다.

▷ 자신의 경계선과 타인의 경계선을 분명히 구분한다

정서적으로 말을 안 하는 사람 말고 스트레스를 받기 쉬운 또 다른 사람은, 자기 경계선이 어디서 멈춰야 하는지, 다른 사람의 경계선이 어디서 시작되었는지를 분간하지 못하는 사람입니다. 이런 사람은 다른 사람의 경계선을 자기 것으로 여기기 때문에 사람들이 무슨 일을 하고, 방법이 자신과 다르고, 취향이 자기와 다르면 그는 크게 화를 냅니다. 우리가 다른 사람들의 경계선에서 사물을 바꿀 수 없기 때문에 이 분노는 결국 큰 스트레스가 될 것입니다. 다른 사람의 취향, 다른 사람들이 일하는 방법, 다른 사람들이 무엇을 생각하고 있는지, 우리는 아무리 힘이 세도 바꿀 수 없습니다. 다른 사람들은 분명 매일 우리와는 다르게 행동할 것이고, 우리는 바꿀 수도 없고, 또 끊임없이 바꾸려고 할 때, 이 충돌은 매우 크고 지속적인 스트레스가 될 것입니다. 스트레스가 오래가면, 염증이 멈추지 않을 것입니다.[133]

▷ 염증의 근원을 제거한다

만약 당신의 중성지방과 콜레스테롤이 동시에 높아진다면, 분명히 어디에 염증이 생겼다는 표시입니다. 절대 소홀히 하지 마세요. 염증의 근원을 꼭 찾아, 염증의 원인을 찾아, 다시 염증의 원인을 제거해 주세요.

▷ 증상, 신체검사 보고서를 중시하고, 추세를 관찰할 수 있어야 한다

우리는 항상 많은 일을 하느라 바쁘지만, 자신의 몸 상태를 관찰해야 한다는 것은 기억하지 못합니다. 많은 사람들은, 어차피 신체검사를 할 때, 의사가 내 몸 상태가 어떤지 말할 거라고 생각하기 때문에, 자신의 몸에 신경을 쓰지 않습니다. 만약 당신이 일 년에 한 번 또는 일 년에 두 번 정도 기다려야 자신의 몸 상태를 알 수 있다면, 두 번의 검사 사이에 신체 어딘가에 문제가 생기거나 지원이 필요할 때 당신의 부주의로 인해 증상을 넘기게 되고 병이 심각해져야 압니다.

그리고 나는 많은 사람들이 신체검사 보고서를 받아도 전혀 보지 않고 그냥 내버려두고 있는 것을 보았습니다. 내가 그들에게 신체검사 보고 지수를 물어보면 전혀 알지도 못하고 있으니, 마치 그것이 그의 몸이 아닌 것 같습니다. 그럼 신체검사로 무엇을 할 거냐고 물었더니 암이 있나 보는 것이라고 대답합니다. 이게 무슨 예방인가요, 선고를 기다리고 있는 거죠.

신체검사 보고서를 받고, 그 추세를 관찰하는 습관이 있어야 합니다.

모든 지표가 정상 범위 안에 있더라도, 어떤 지수가 계속 오르고 있거나, 어떤 지수가 정상 범위를 벗어났는지 발견되면, 그런 다음 주의를 기울여야 하며 도대체 문제가 어디에 있는지 스카우팅을 시작해야 합니다. 예를 들어, 혈당 지수와 콩팥 지수를 초과하지는 않지만 지난 3년간 계속 올라가고 있으면 자기 음식에 당분이 너무 많은지 점검해 봐야 합니다.

▷ 몸의 산과 알칼리를 측정하기 위해 종종 타액 검사 용지를 사용한다

우리의 침은 혈액의 산과 알칼리를 반영할 수 있으므로 침의 산과 알칼리의 검사를 통해 혈액 산과 알칼리를 이해할 수 있습니다. 정상적인 혈액 pH 수치는 7.35~7.45이며 정상적인 타액 pH 수치는 6.2~7.4입니다. 나는 이 범위가 약간 크다고 생각합니다. 나는 보통 타액의 pH 수치를 6.8~7.4로 유지합니다. 타액의 pH 수치가 5의 범위, 또는 5 이하가 되면 몸이 너무 산성이므로 조심해야 합니다.

타액 시험지는 사용하기 간편합니다. 타액을 테스트할 때, 종이를 입 안에 넣고, 침으로 적신 후, 그것을 꺼내어 상자의 색상을 즉시 비교해봐야 합니다. 그렇지 않으면 곧 시험지의 색상이 변합니다. 몇 번 타액 검사를 해보면, 채소를 너무 많이 먹거나 고기를 너무 많이 먹거나 너무 많은 전분을 먹을 때 타액의 산과 알칼리가 이상적이지 않다는 것을 알게 될 것입니다. 음식의 균형이 잡힐 때, 타액의 산과 알칼리는 정상적인 범위 안에 들어설 수 있습니다.

건강 Tips

항암 치료 기간의 건강보조식품

만약 당신이 이미 암에 걸렸고, 항암치료를 받아야 하면, 이때, 신체를 지원하는 요점은, 전반적인 영양 공급을 순조롭게 받고, 원활한 노폐물을 배출, 그리고 설탕을 줄이는 것입니다. 그러나 전반적인 영양 섭취는 가공 식품이 아닌 원형 음식을 섭취하는 것이 좋습니다.

원형 식품이란, 아직도 그 식품 원래의 모습을 보일 수 있으며, 가공식품은 그 식품 원래의 모습을 보일 수 없는 것입니다. 예를 들어, 스테이크는 원형 식품이고, 핫도그는 가공식품입니다. 오렌지는 원형 식품이지만, 오렌지 쥬스는 한번 가공된 식품입니다. 오곡 잡곡은 원형 식품이지만 오곡 잡곡 가루는 가공 식품입니다.

가공 식품에는 많은 설탕과 방부제, 색소까지 첨가되어 신체에 필요하지 않을 뿐더러 건강을 해칠 수도 있음을 명심하세요. 예를 들어 암환자들이 즐겨 마시는 영양소에, 설탕이 많아 첨가되어, 색소와 방부제는 말할 나위가 없죠.

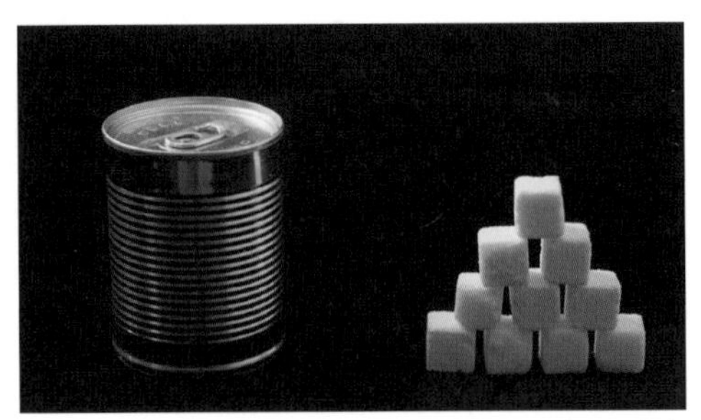

1캔 237 ml의 영양소 설탕의 함량=10개의 각설탕(작가제공)

암환자 음식의 첫 번째 목표는 설탕을 줄이는 것인데 암세포가 설탕을 먹기 때문입니다.

두 번째 목표는 가능한 한 포괄적인 영양을 흡수하는 것인데, 그 주된 이유는 우리가 좋은 세포가 커지기를 원하기 때문입니다. 암 환자의 식단이 좋은 세포를 키우고 암세포를 굶겨 죽일 수 있다면, 이 전투에서 승리할 확률은 훨씬 더 높아질 것입니다.

암환자의 식이요법 보건요령

1. 소화를 지원한다.

영양을 전면적으로 흡수하려면, 음식을 분해하는 소화 공장이 매우 중요한 역할을 하며, 위산과 효소 모두가 충분해야 완전 소화가 되고, 음식의 좋은 영양분을 흡수할 수 있습니다. 그래서 저는 보통 항암치료 중의 환자들에게 적어도 위산을 사용하여 소화를 지원할 것을 권합니다. 왜냐하면 위산 공장장이 전체 소화 공장의 관건이기 때문입니다.

위산은 음식을 효과적으로 분해하는 것 외에 식욕을 촉진시킬 수 있는데, 이것이 모든 전채 요리가 신맛을 내는 이유입니다.
항암 치료하는 동안 사람들은 입맛이 비교적 좋지 않아, 산으로 식욕을 돋우는 것이 매우 중요해질 것입니다(「건강보조식품을 현명하게 사용하는 방법」 부록 참조).

2. 디톡스 파이프 라인 지원
항암치료는 독으로 독을 공격하는 개념이기 때문에 들어오는 독은 반드시 나오고 좋은 세포는 영양을 얻은 후에야 숨을 돌릴 수 있습니다. 이것이 항암 치료를 받는 환자에게 규칙적인 배뇨 및 배변이 중요한 이유입니다. 이때 간, 쓸개, 콩팥의 해독 파이프 라인을 지원하는 건강보조식품을 복용하고 부지런히 수분을 보충하는 것 외에도, 또한 마시는 물에 매일 약간의 종유 나무 종자를 첨가하는 것도 가능합니다. 차전자(車前子 질갱이 씨)는 물을 가득 들이마시면 부풀어 오르고, 천연 섬유질이 풍부해 변을 보고 대장을 비우는데 도움을 줍니다. 차전자가 물에 잠길 때 완전히 부풀어 오를 때까지 기다렸다가 마셔야 효과가 있다는 것을 유의하세요(「건강보조식품을 현명하게 사용하는 방법」 부록 참조).

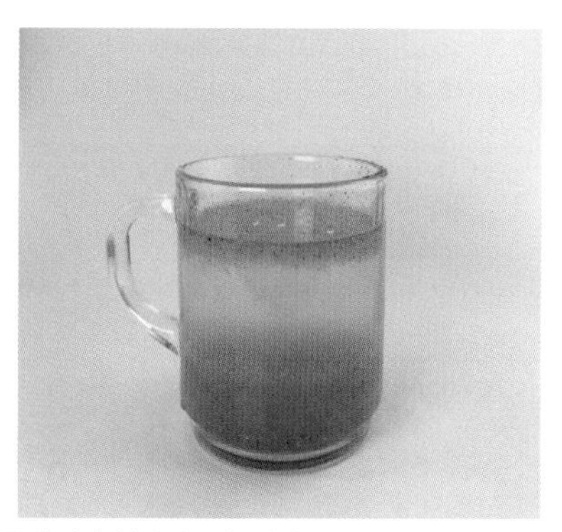
차전자는 10분 동안 물에 담가 완전히 물을 빨아 부풀어 오른 후 마시면 좋습니다. (작가제공)

음식을 먼저 고치고, 혈당을 안정시키지 않으면, 간이 혈당 조절에 신경을 쓰느라 독소를 배출할 여력이 없다는 것을 명심하세요. 반대로 혈당이 안정되면 간을 항상 해독할 수 있습니다.

3. 부신을 지원하다.
부신은 면역 체계의 운명과 연결되어 있기 때문에, 부신 선생을 지원하고, 균형을 맞추게 해야만, 면역 체계가 항진하거나 기능이 감퇴하지 않고, 돌연변이 암 세포를 민감하게 탐지하여, 그것을 먹어 치울 수 있습니다. 따라서 항암 치료 동안 부신을 지지하는 것이 매우 중요합니다(「건강보조식품을 현명하게 사용하는 방법」 부록 참조).

4. 몸이 가장 잘 아는 방법으로 비타민을 보충한다.

간에서의 해독(독소 즉, 우리가 필요로 하지 않는 모든 것)는 두 단계로 나누어지며, 첫 번째 단계에 필요로 하는 영양 원소의 첫 번째는 비타민 B임을 알 수 있습니다.

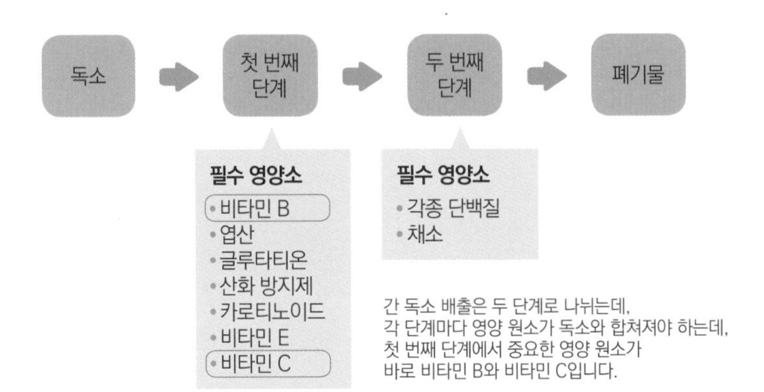

비타민 B 알약을 먹으면 되겠다는 생각을 많이 합니다. 하지만 비타민 B를 흡수하는 가장 자연적인 방법은 사실 먹는 것이 아닙니다.

우리 몸에서 가장 많은 비타민 B는 실제로 우리와 기생적인 관계가 있는 유산균에서 대사한 것입니다. 예를 들어, 섬유질을 먹는 균이 섬유질을 먹고 비타민B를 배설하면, 우리는 장에서 이 좋은 영양을 흡수해 사용합니다. 이렇게 내부에서 흡수되는 것이 습관이 되어 있으므로 외래 합성한 비타민 B를 우리가 흡수하는 상태는 좋지 않습니다. 따라서 맥주 효모균 복용을 권장합니다. 맥주 효모의 균은 비타민 B가 대사될 때 동결시키기 때문에, 비타민 B군은 균 자체로 만들어지며, 우리 몸이 가장 잘 인지하고 있어서 흡수 효과가 매우 좋습니다. 맥주 효모는 가루와 알약으로 두 가지가 있습니다. 각자 취향에 맞게 선택할 것이며, 분말 맥주 효모는 차전자와 함께 끓인 물에 타서 마실 수 있습니다.

맥주 효모균 외에도 항암 치료 동안 복합식 비타민 C를 복용할 것을 권장합니다. 비타민 C는 해독에 사용될뿐만 아니라 면역 강화에 결정적인 영향을 미칩니다. 복합식 비타민, 즉 바이오 플라보노이드가 포함된 비타민 C를 선택하고, 그렇지 않으면 비타민 C만 보충하면 다른 영양소가 빠져나갈 수 있다는 것을 잊지 마세요.

이 시판용 비타민 C는 대부분 자연적인 것과는 다른 합성 물질입니다. 항암치료가 중단되면 이 유형의 비타민 C도 동시에 중단해야 합니다. 천연 비타민 C 아세로나에 열을 올리지 않는다면 이 비타민 C를 사용하는 것이 좋습니다.

36 자가 면역 질환

자가 면역 시스템 문제는 어디서 나오는 걸까요? 그것의 문제는 바로 우리의 면역체계가 항진하기 시작하고, 외래의 적뿐만 아니라 자신의 기관도 공격하면서 일어납니다. 그것은 신체의 어느 곳에서나 일어날 수 있습니다. 이것이 현재 자가 면역 질환으로 분류되는 질병이 100가지에 육박하는 이유입니다.

우리 몸에 자가 면역 질환에 대해 많이 알지 못하기 때문에, 현재의 공감대는 그것들이 모두 장기간 염증을 일으켜서 발생한다는 것입니다.

일반적인 자가 면역 질환

- 루퍼스
- 제1형 당뇨병
- 강직성 관절염
- 강직성 척추염
- 류마티스 관절염
- 그레이브스 병
- 다발성 경화증
- 하시모토 갑상선염

우리에게 염증을 일으킨 것은 대부분 외부에서 침입한 병균이거나 몸에 상처를 입은 것입니다. 염증을 일으키는 과정은 똑같습니다. 혈관이 확장되고, 붉게 부어오르며, 확장된 혈관은 면역 대군이 쉽게 통과할 수 있고, 적이 있는 곳이나 상처 입은 곳에 가서 적을 죽이거나 복구할 수 있도록 하기 위한 것입니다.

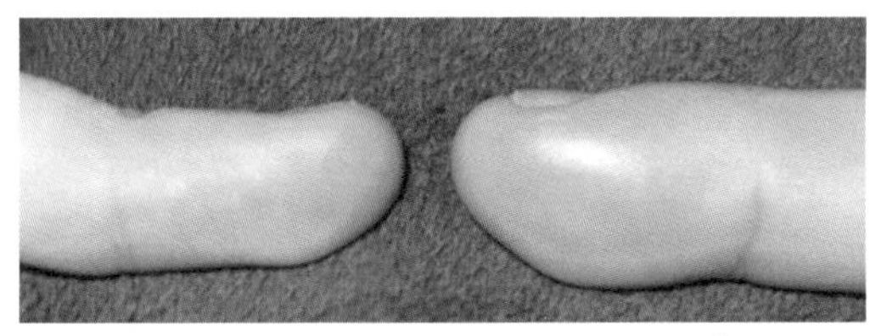

같은 사람의 두 약지, 오른쪽은 염증이 있고, 왼쪽은 염증이 없습니다.(작자: Drosenbach, 2009)

우리가 염증을 일으켰을 때 혈관이 4배 확대되어 염증이 있는 곳이 부어오릅니다.

외부에서 침입한 적을 소멸하고 상처가 아물면 자동적으로 염증이 없어져야 합니다. 하지만 만약 그것이 소염이 되지 않고 계속 염증을 일으킨다면, 만성적인 염증으로 변합니다.

우리가 염증을 일으킬 때, 몸은 많은 호르몬을 동원하여 회복하고 염증을 가라앉히는 일을 해야 합니다. 만약 염증을 일으키는 시간이 길어지고 만성적인 염증으로 바뀐다면, 우리 호르몬은 균형을 잃기 시작할 수 있습니다.[134]

우리의 호르몬 부서는, 신경 부서, 면역 부서와 함께 묶인 것입니다.[135]

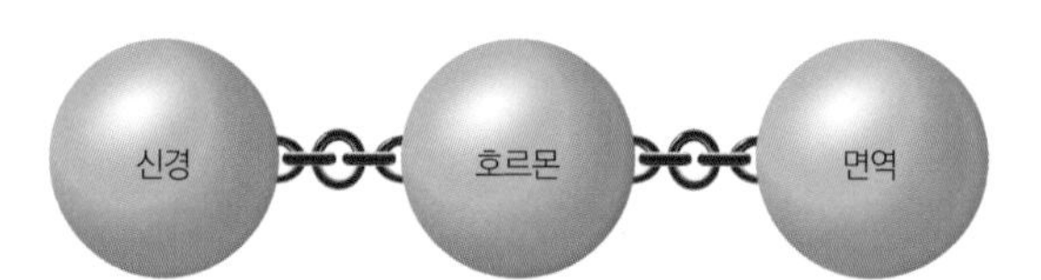

호르몬, 신경, 면역 부서는 사실 서로 영향을 끼칩니다.

호르몬 부문에 어떤 변동이 있으면 면역 부서도 연루될 수 있다는 이야기입니다.

우리는 호르몬 부서가 너무 오래 균형을 잃었을 때, 기능 항진증이거나 기능 저하(갑상선처럼)라는 것을 알고 있습니다. 면역 부서는 호르몬 부서에 연루될 수 있기 때문에 호르몬 부서가 항진하거나 기능이 저하될 때, 면역 부서에서도 항진이거나 기능 저하 현상이 발생할 수 있습니다. 면역 부서가 항진이면 자기 사람을 공격하기 시작할 수도 있습니다.

우리가 멀쩡하고, 감염되지도 않고, 맞지도 않고, 칼로 베지도 않았는데 왜 만성적인 염증이 시작됐냐고 물어보실 겁니다. 사실, 바깥에 있는 병균의 감염이 없고, 외상이 없으며, 우리 안에 있는 균이 불균형이 없다는 것을 의미하지 않으며, 우리가 내상이 없다는 것을 의미하지도 않습니다.

예를 들어, 한 사람이 세 끼 식사 조합이 모두 잘못되어 아침은 오곡 가루에 타서 음료로, 점심은 단백질이 별로 없는 사발면으로, 저녁은 샐러드 과일만 먹습니다. 세 끼의 식사는 혈당을 상승시키고, 산성피가 혈관벽을 갉아먹고, 이 사람은 세끼 다 내상을 입을 가능성이 있습니다. 세 끼 모두 내상을 입으면, 세 끼가 모두 염증이 납니다. 만약 이 사람이 매일 이렇게 먹는다면, 매일 내상을 입고, 매일 염증이 납니다. 매일 새로운 부상을 입기 때문에 반복적으로 부상당한 혈관벽을 회복할 겨를이 없어서 만성 염증으로 변합니다.[136]

아니면, 우리 자신의 몸에 있는 균이 균형을 잃어서 염증을 일으킬 수도 있습니다. 가장 겉으로 드러나는 예는 비듬입니다. 두피에 유지가 너무 많이 분비되기 때문에, 기름을 먹은 말라세지아 푸르 푸르의 음식이 많아지고, 이 균의 양을 초과합니다. 어떤 종류의 균이 너무 많이 번식할 때 생태는 균형을 잃게 되며, 이때 염증을 일으킬 수 있습니다. 두피가 염증으로 가려워집니다. 두피뿐만 아니라 온몸에 균이 있는 곳마다 이 균이 과도한 번식으로 인한 감염이 있을 수 있는데 예를 들어, 구강, 장, 폐 등이 있습니다. 만약 이런 종류의 감염을 바르게 잡지 않는다면, 대부분 오래 지속되다가 만성적인 염증을 일으킬 수 있습니다.

또 다른 경우는 바이러스가 우리 몸에 들어오는데, 그 사람이 면역 체계가 불균형하면, 이 바이러스를 계속 죽이지 못합니다. 이렇게 되면, 이것은 계속해서 우리 몸 안에 살고 있는 병균도 만성병을 만들 수 있습니다.[137]

흔히 간과되는 만성 염증

▷ 소화

현대의 긴장한 생활에서 대부분의 사람들은 위산이 부족합니다. 위산공장장은 소화의 우두머리로, 그가 부족하여 소화가 잘 안 되는 단백질은 결국 썩은 시체로 변하고, 썩은 시체는 나날이 소화관을 지나 소화관에 염증을 일으킵니다. 또는 이 썩은 시체들은 장의 균에 영향을 줄 수 있습니다. 당신이 생각해 보세요. 만약 도처에 썩은 시체가 있는 곳에 산다면, 그 곳의 생태에 반드시 문제가 있는 것이 아닐까요?

장도 마찬가지로 소화되지 않는 썩은 고기가 장 바이러스의 생태 균형에 영향을 미칠 수 있습니다. 장내의 생태에 균형이 맞지 않으면 소화관은 염증을 일으키기 쉽습니다. 불충분한 위산은 또한 유문에서 헬리코박터균을 유인할 수 있으며, 유문에서 헬리코박터균에 의해 야기된 손상은 또한 만성 염증을 일으킬 수 있습니다. 이러한 문제가 고쳐지지 않으면 염증이 오래 지속되어 장의 만성 염증으로 진행됩니다. 소화관의 염증은 반드시 소화기 증상을 나타내는 것뿐만 아니며, 알레르기 증상을 나타낼 수도 있습니다.

▷ 관절

관절 통증은, 뼈의 부정, 맞물림의 부정에 의해 일으킬 가능성이 높으며, 요산 결정의 끼임에 의해 일으킬 수도 있고, 호르몬 변화에 의해 일으킬 수도 있습니다(139~140쪽 참조).

만약 우리가 원인이 어디에 있는지 근본적으로 찾아내지 않고, 이걸 붙이고, 저걸 바르고, 그 증상을 완화시키려고 한다면 이 염증은 제거될 수 없으며 결국 만성 염증으로 변합니다.

▷ 치아

많은 사람들이 치아가 나쁘면 썩을 때까지 그냥 내버려 두거나, 마우스피스가 맞지 않더라도 처리하지 않습니다. 아니면 임플란트가 너무 깊어서 계속 염증이 생깁니다. 이 미량의 염증은 죽을 것 같지 않기 때문에 사람들은 그다지 중요하게 여기지 않습니다. 그러나 치아에 염증이 생겼다는 것은 사실 경고이므로 무시해서는 안 됩니다. 더 말할 것도 없이 치아에 염증이 생기는 것은 물건을 물어뜯는 어려움을 초래하고, 간접적으로 소화에 영향을 미쳐 소화관의 만성적인 염증을 일으킬 수 있습니다.

▷ 대인 관계

당신은 착각하지 않았습니다. 여기에 '대인 관계'가 쓰여 있습니다. 대인 관계가 어찌 염증을 유발할 수 있나요? 대인 관계는 실제로 당신의 몸에 염증을 일으킬 수 있습니다. 대인 관계에서 누군가가 당신의 경계선을 넘으면 당신은 감정이 생깁니다. 그 감정이 당신에게 말하고 있는 것은 당신이 일어나 변화를 해야 한다는 것입니다. 하지만 당신이 아무 것도 하지 않으면, 그 경계선을 넘은 사람이 결국은 다시 넘어올 겁니다. 지난 번 그가 경계선을 넘었는데 당신은 말하지 않았고, 말하지 않았으므로 관계는 변하지 않습니다. 결국엔 당신이 계속 말하지 않거나 말하는 방법이 효과가 없다면, 이 사람이 계속 밟고 들어올 것입니다. 당신의 감정이 바로 당신의 느낌이며, 우리가 밟힌 지 오래되면 통증에서 마비까지 되다가, 그리고 마지막에는 감각이 없어지게 될 것입니다. 그때가 되면 당신의 기분이 나오지 않아 당신의 몸속으로 파고들어야만 합니다.

감정이 몸에 들어가자마자 긴장할 때 심장 박동이 가속화되는 것과 같이, 그것은 호르몬으로 전환하여 온 몸의 기관에 영향을 미칠 수 있습니다. 만약, 당신이 매일 이 긴장된 관계에서 산다면, 호르몬은 나날이 자극에 의해 영향을 받을 것입니다. 호르몬 부서가 면역 부서를 잡아당길 수 있다는 걸 기억하세요? 만약 당신이 감정이 있으나, 계속 감정을 표현하지 않는 것을 선택한다면, 이 상처받은 인간관계는 염증을 일으키기 시작할 것입니다. 감정이 갈 곳이 없으며, 몸에 들어가서 호르몬에 영향을 줍니다. 이 인간관계의 만성적인 염증은 호르몬을 무너뜨릴 것입니다. 호르몬이 무너지면서 호르몬 부서에 묶인 면역 부서도 연루됩니다. 그래서 염증을 일으키고 있는 인간관계는 당신의 몸에 염증이 생기는지 아닌지에 대해 확실히 영향을 줄 수 있습니다. 이것은 감정의 잘못은 아니고, 감정을 적절하고 효과적으로 표현하지 못한 탓입니다(「자신의 정서 경계선을 지켜라」 참조).

몸 어딘가에 만성적으로 염증이 생겼을 때, 이 길고 긴 염증은 마치 주문이 눈송이처럼 멈추지 않고 면역 부서로 날아드는 것과 같습니다. 면역 부서는 이러한 보수 주문서를 받아서 매우 바빠서 쩔쩔맵니다. 면역 부서는 혼란에 빠져, 항진을 일으킬 때, 자가 면역 문제를 일으킬 수 있습니다. 끝내, 면역 부서가 완전히 녹초가 되었을 때 그것은 기능이 감퇴합니다. 그때까지는 어떤 병균이 있든지, 어디선가 염증을 일으켜 세포가 돌변할 때까지 면역 부서의 사람들은 전혀 잡아내지 못하게 됩니다. 세포 돌연변이는 발견되지 않으며 돌연변이된 세포는 계속 증식하며, 종양이 되어 암이 될 가능성이 있습니다.[138][139]

이 밖에 또 다른 자가 면역 질환의 질병 근원은 약물에 의한 것일 가능성이 높습니다. 예를 들어 스테로이드가 콜라겐 질환(결합 조직)을 유발할 수 있다는 연구 결과가 1969년에 발표되었습니다.[140] 1969년의 시기에, 의학계는 이 약물의 강력한 부작용을 알고 있었기 때문에 스테로이드 사용에 대해 매우 신중했습니다. 그러나 1995년 발표된 한 연구에서 콜라겐 질환은 바로 자가 면역 질환이라고 주장했습니다.[141] 모순되는 것은 콜라겐 질병이 어떤 종류의 질병으로 분류되어 있는 것이 아니라는 것입니다. 역설적인 것은 자가 면역 질환의 치

스테로이드 약의 일반적인 부작용

- 불안, 초조,우울증
- 고혈압/저혈압
- 인슐린 저항성, 당뇨병
- 성기능 장애
- 골다공증
- 백내장
- 면역력이 떨어져 감염되기 쉽고, 감기에 걸리기 쉽다
- 피부 표피가 얇아진다
- 근육 변형
- 복부 비만
- 제어할 수 없는 식욕
- 피부가 어두워진다
- 몸무게가 계속 떨어지고 있다
- 갑상선 항진이나 기능 저하
- 부신이 쇠퇴한다
- 소화 기능 저하
- 설사/변비

장기간 스테로이드를 사용하면 다양한 영양소가 손실될 수 있습니다[143][144][145]

잃어버린 양분	건강문제
셀레늄(중요한 산화 방지제)	암, 심장병, 노화 촉진
크롬	혈당 문제, 인슐린 저항성, 고지혈증
칼슘	골다공증, 근육 무력증
칼륨	부정맥, 반사 느림, 피로, 지속적인 갈증, 부종, 변비, 정신적 혼란, 신경 문제
마그네슘	천식, 부정맥, 경련, 골다공증, 월경 증후군
비타민 D	골격 근육 문제
비타민 C	멍이 들기 쉬워 면역력이 떨어지고 상처가 아물지 않고
비타민 A	면역력 저하, 염증, 장막 및 호흡기 문제, 피부 문제, 시력 문제
비타민 B12	빈혈, 심장병, 정신적 쇠약, 허약, 신경 구조 문제
엽산	선천성 결손, 심장 질환, 자궁 경관 병변

료방법은 거의 스테로이드 약물밖에 없다는 것입니다. 즉, 우리가 이 질병을 더 심각하게 만들 수 있는 약을 사용하고 있다는 것입니다.[142]

스테로이드 약물이 자가 면역 질환의 지정 약물로 선택되는 것은 혈관을 빠르게 수축시키기 때문입니다. 염증이 생길 때 혈관이 확장된다는 것을 기억하십니까? 자가 면역 질환은 발생 시 모두 심각한 염증을 일으킵니다. 스테로이드 약물을 사용하면 혈관이 강하게 수축돼 단번에 염증을 없앱니다. 문제는 당신이 이 약물을 사용하지 않을 때, 그 금단 반응이 혈관의 강력한 확장이라는 것입니다. 즉, 당신이 약을 끊으면 몸에 염증이 생길 것입니다. 이제 당신이 이 큰 염증을 내리누르고 싶다면, 스테로이드 약물을 더 많이 사용해야 하는데, 이것이 우리가 소위 말하는 스테로이드 중독입니다.[146]

어떻게 자가 면역계 질환에서 멀어지나?

▷근치음식

우리의 음식 조합이 틀리면, 혈당이 올라가고 피가 시게 되고, 산성피는 도처에서 혈관벽을 갉아먹어, 체계적인 염증을 일으킵니다.[147] 계속해서 잘못 먹으면 단기간 염증이 만성 염증으로 변해 질병을 일으킬 수 있습니다. 따라서 확실한 근치진폭 혈당측정법으로 음식을 어떻게 조합해야 지속적인 체계적인 염증이 생기지 않는지 알 수 있습니다.

▷염증의 근원을 찾다

만약 당신이 항상 소화 증상을 가지고 있거나, 관절이 아프거나, 치아 증상을 계속 가지고 있거나, 인간관계가 잘 되지 않는다면, 절대로 그것을 무시하지 마세요. 만성 염증을 근절하기 위해 증상이 왜 발생하는지 알아내고 염증의 원인을 개선해야 합니다.

▷간유, 아마씨유를 보충한다

간유와 아마씨유는 모두 오메가 3가 풍부하여 염증을 가라앉히는데 도움을 주기 때문에 만성 염증이나 자가면역병에 걸렸을 때 간유와 아마씨유는 우리 몸에 꼭 필요합니다. 기억하세요.

오메가 3의 결핍이 없음에도 오메가 3를 너무 많이 복용하면 오메가 6의 손실을 유발합니다. 따라서 증상이 사라지면 원래 지원되었던 건강보조식품 섭취를 중단해야 합니다.

▷ 약물의 영향을 이해한다

우리 몸이 함부로 잘못을 저지르지 않고 염증을 일으키는 데는 반드시 이유가 있습니다. 그것이 계속 염증을 일으켜 만성적으로 변하면, 그것이 복구되거나 죽이려고 하는 것이 계속 고쳐지거나 없어지지 않았다는 것을 나타냅니다. 만약 당신이 약을 먹고 일시적으로 염증을 가라앉힌다면 증상을 감추고 있을 뿐이고, 약을 멈추면 원래 염증을 일으키게 되는 문제가 여전히 존재하며 계속 염증을 일으킬 것입니다.

그래서 우리는 모두 자신이 복용하는 약이 건강에 어떤 영향을 미치는지 알아야 제대로 된 건강 선택을 할 수 있습니다.

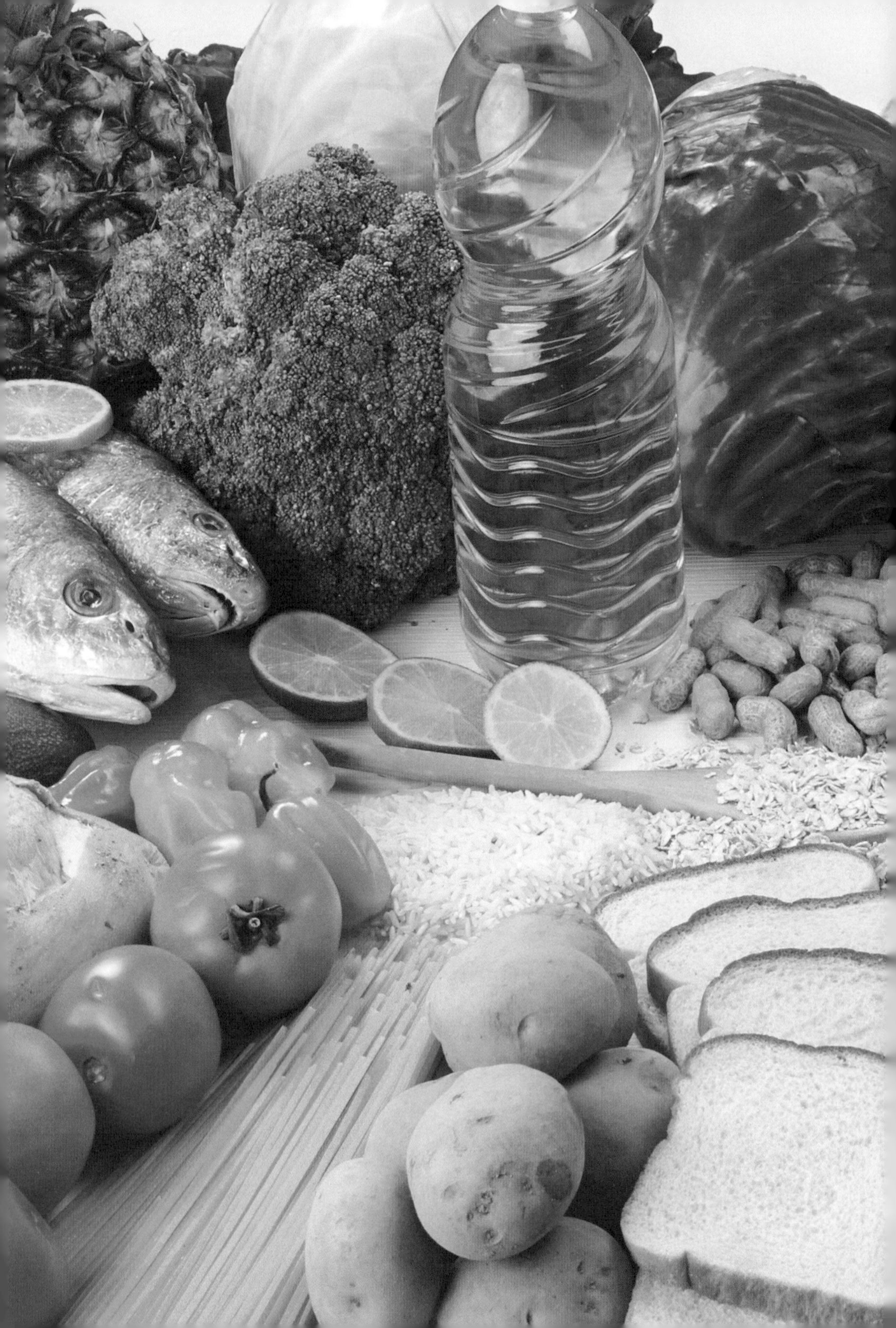

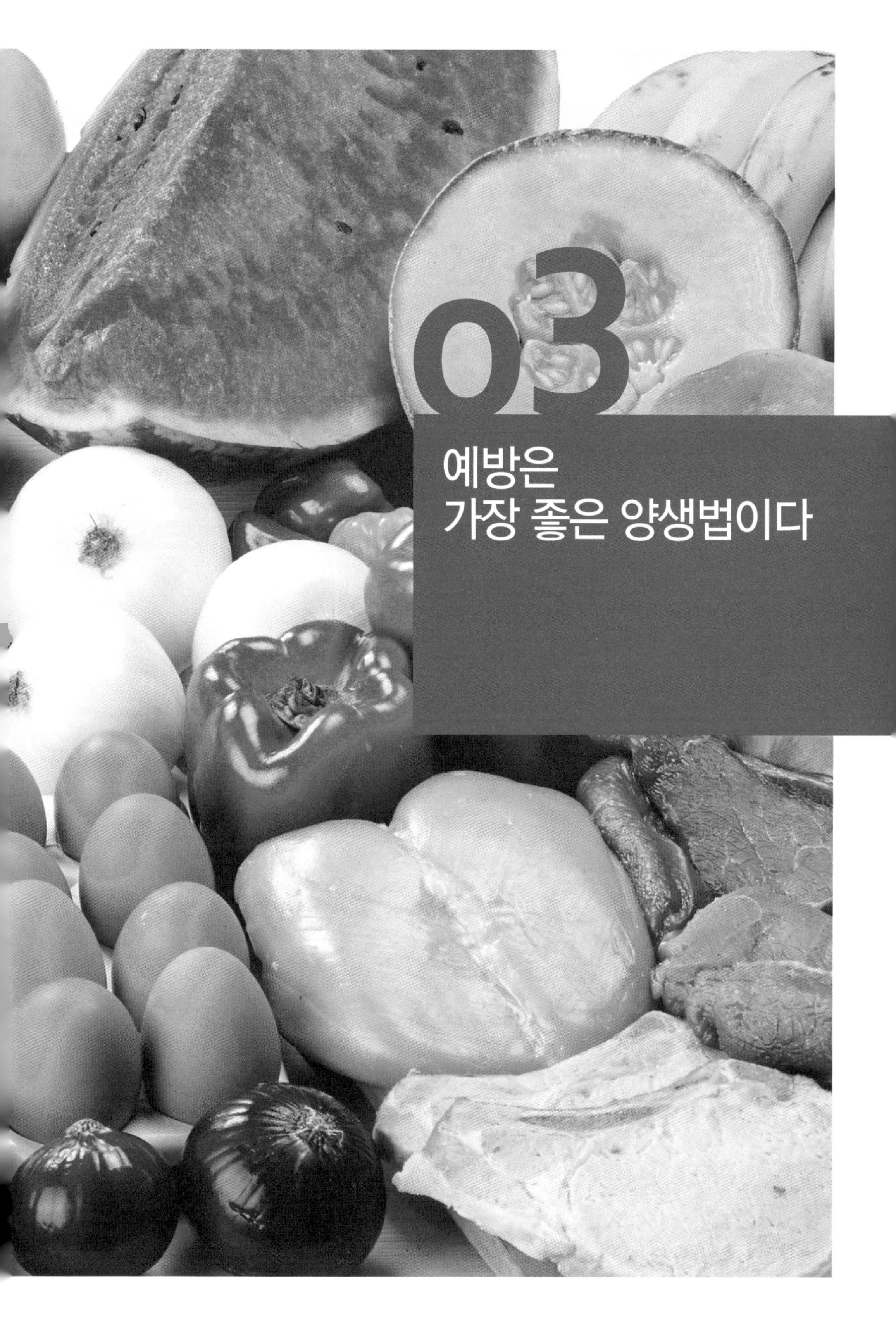

03

예방은 가장 좋은 양생법이다

“

질병을 예방하는 방법은 극단적이어서는 안 됩니다.
신체의 최적화 운용은 점수와 다르기 때문에 ‘높을수록 좋다.’
또는 ‘낮을수록 좋다’는 것이 아니라, ‘딱 좋다(알맞)’는 것이 가장 좋습니다.
그래서 최선의 질병 예방은 ‘허잡 묶기(수건을 동여매어 싸다)’의
마음가짐이 아니라, 몸을 위해 조용히 음식과 생활습관을 조절해
최적의 균형적 환경을 만들어 주는 것입니다.
어떠한 평형의 예방 관리도 반드시 음식에서부터 시작해야 하는 것은
음식의 영양이 건강한 몸과 마음의 기초이기 때문입니다.
모든 음식물은 복잡하고 전면적인 영양을 가지고 있으며,
어떠한 건강보조식품도 대체할 수 없습니다. 따라서 신체의 요구사항,
시스템이나 부위의 장기 유지 관리를 보완하기 위해
가장 안전하고 효과적인 방법이 식이 요법입니다.
영양 외에도 예방, 관리하는 제2의 방어선은 반드시 좋은 습관을
형성하는 것입니다. 관리 예방을 위한 제3의 방어선은
정기 검사 및 건강보조식품을 적절하게 사용하여 취약하거나
증상이 나타나는 기능을 지원하는 것입니다.

”

1 예방이 치료보다 낫다

사람은 젊을 때 스퍼트 단계에 있으며, 대부분 건강관리에 신경을 쓰지 않습니다. 아파서 의사에게 처방을 받을 때 비로소 스스로 달라져야 한다는 경각심을 일으킵니다. 문제는 이 시점에서 모든 사람들이 행하는 삶과 식이 요법의 교정이 기름과 소금을 적게 먹기와 과도한 운동이라는 것입니다. 바야흐로 사람이 겁을 먹을 때 채택되는 극단적인 조정 방법입니다. 오히려 건강을 구렁텅이로 몰아넣으면서 점점 더 불균형으로 나가고 있습니다.

사실 질병을 예방하는 방법이 과격해서는 안되는 것은 몸의 최고의 운행이 성적과 다르기 때문에, '높을수록 좋다' 혹은 '낮을수록 좋다'는 것이 아니라 '딱 좋다(알맞)'는 것이 좋은 것입니다.

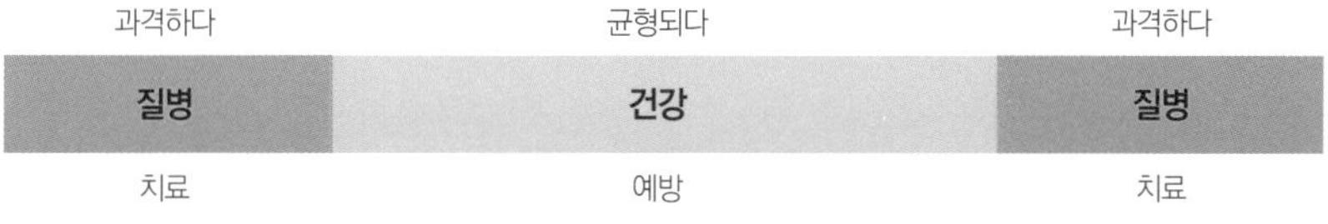

과격하다	균형되다	과격하다
질병	**건강**	**질병**
치료	예방	치료

질병을 예방하고 건강을 지키려면 과격한 식사와 생활수단을 피하고, 가능한 한 균형을 맞춰야 합니다.

과격하면 반드시 병이 납니다. 예를 들어, 많은 사람들이 음식을 먹을 때, 가리지 않고, 생선이나 고기, 감자튀김, 버거, 감자칩, 아이스크림, 밀크버블티를 손에서 떼지 않으면서 야채나 과일을 먹지 않고, 끓인 물을 마시지 않습니다.

병이 걸렸다는 검사결과가 나올 때, 이 사람은 바로 한쪽에서 다른 쪽으로 방향을 돌립니다. 이제부터는 어떤 고기도 먹지 않고, 간식도 먹지 않고, 매일 기름을 적게, 소금을 적게 먹고, 튀김 종류, 굽는 음식은 엄두도 내지 못하면서 매일 자신에게 물을 얼마만큼 마셔야 한다고 제한합니다. 이런 조정은 다만 다른 한쪽으로 치우칠 뿐, 역시 과격합니다. 이 사람이 처음으로 이렇게 편파적으로 조정하였을 때, 건강 지수가 정상 범위로 떨어지기 시작했을 겁니다. 그는 이것이 옳은 방법이라고 여기고, 더욱 과격하게 자신을 제한합니다.

오래 지속하게 되면, 신체에 어떤 영양분이 부족하거나, 어떤 영양과잉이 생겨서 건강검진 지수는 다른 쪽으로 걷기 시작하고 다른 질병이 나타나기 시작합니다.

사실, 그는 애초에 음식을 조절할 때, 반대 쪽으로 돌진할 필요가 없이 가운데로만 가야 했습니다. 예를 들면, 설탕 섭취를 줄이고, 고기 외에 야채를 추가하고, 끓인 물을 조금 많고, 음료를 조금 적게 마시는 등 비교적 균형이 잡히고, 영양 섭취가 포괄적이며, 어느 것이 너무 많거나 적지는 않을 것입니다. 끝내 건강 검진 지표는 신체 상태를 평형 상태로 반영하

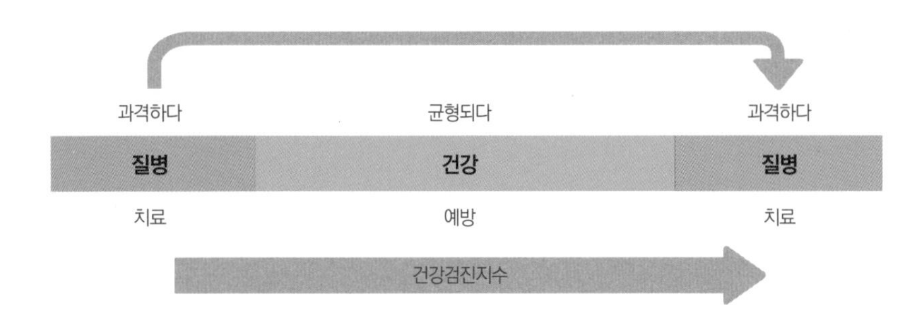

한쪽 편파적인 방법에서 다른 쪽 편파적인 방법으로 조정하면,
건강 지수는 먼저 정상 범위로 들어가고, 그리고 천천히 또 질병의 방향으로 이동합니다.

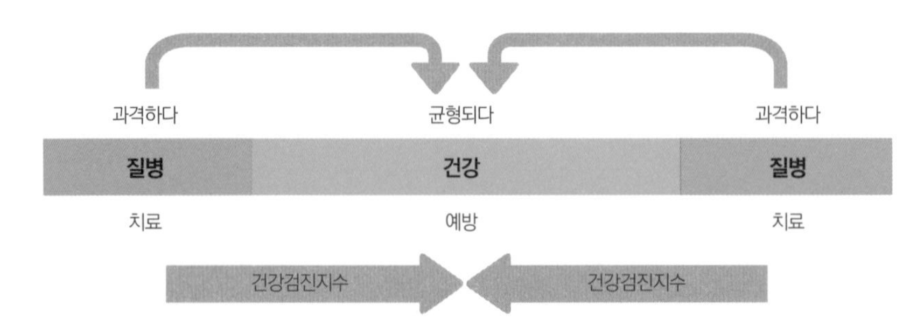

조정할 때 중간으로 가서 균형을 위주로 하고, 편파적인 방법을 취하지 않으면,
건강검진 지수가 균형점에 따라 떨어질 것입니다.

게 될 것입니다.

그래서 최선의 질병 예방은 '히잡 묶기(수건을 동여매어 싸다)'의 마음가짐이 아니라, 몸을 위해 조용히 음식과 생활습관을 조절해 최적의 균형적인 환경을 만들어 주는 것입니다. 불균형은 보통의 상태지만, 어떻게 불균형의 상태를 재조정해야 하는지는 일종의 마음가짐입니다. 중용의 도(道)는 참으로 틀리지 않습니다. 치우치지 않고, 절충적이고 조화로운 처세적 태도는 이 혼란스러운 시대, 극변한 시대에 가장 필요한 건강한 마음가짐이라고 중국인들은 말합니다.

중용의 마음가짐으로, 우리는 "치료보다 예방이 낫다"는 식생활습관을 기를 수 있습니다. 습관은 우리들이 생각하지 않고 하는 일이므로, 그것의 힘은 막강합니다. 다음은 내가 영양과 심리 상담경험에서 가장 건강한 생활양식을 지원할 수 있는 좋은 습관을 관찰하고 발견하는 것입니다.

'예방은 치료보다 낫다'는 좋은 생활습관

▷ 일찍 자고 일찍 일어나기

내가 일찍 자고 일찍 일어나는 것을 첫째로 둔 이유는 사람들이 갈수록 늦게 자기 때문입니다. 신체는 태양을 따라 운행하기 때문에 대다수의 보수는 우리가 잘 때에만 작동합니다. 따라서 우리가 늦게 잘수록 보수시간이 짧아집니다. 중, 고령층이 되면 더 이상 성장하지 않기 때문에 보수는 중, 고령층의 가장 큰 장점입니다. 마치 중고차를 잘 수리하고 보수하면 새 차 못지않은 성능을 갖는 것과 같습니다. 인체의 보수작업은 수면에서만 발생할 수 있습니다.

사람이 나이가 들면 필요한 수면이 감소하기 시작하지만, 수면의 품질은 보수 성과의 관건입니다. 일찍 자고 일찍 일어난 대다수 사람들의 수면 품질은 늦게 자는 사람보다 낫다는 것을 발견할 수 있습니다. 주된 이유는 몸의 법칙이 태양을 따르기 때문에 몸의 자연 법칙에 맞는다는 것입니다.

보통 사람들의 늦게 잠드는 습관은 젊은 시절에 길러진 것입니다. 밤이 깊어지자, 하루 종일 일이 바빠서 하지 못했던 일을 할 수 있어서 질질 끌면서 이리저리 만지다가 늦게 잠자리에 들었습니다. 하지만 이 습관이 몸에 배어 이 사람이 자고 싶지 않아서가 아니라 잠을 잘 수 없게 되며, 이것이 바로 불균형입니다. 불균형한 상황을 되돌리려면 159~161쪽을 참조한 다음 시간 관리를 시작하고 모든 전자기기의 끄는 시간을 앞당기고 신체에 충분한 휴식을 줍니다.

일찍 자고 일찍 일어나는 사람은 보수를 가장 잘하며, 그의 피부, 활동력, 정서, 그리고 정신으로 볼 수 있습니다.

▷ 시간과 돈을 음식에 투자한다

당신이 투자한 만큼 보상이 된다는 것은 이론이 아니라 법칙입니다. 나는 환자들이 고기가 비싸다고 사는 것을 싫어하면서 핸드폰과 명품 가방을 사는 것을 조금도 아까워하지 않는 것을 자주 보았습니다.

단백질이 풍부한 음식은 영양가가 높기 때문에 원래 비쌉니다. 당신이 좋은 음식을 찾거나 요리하는 것에 시간과 돈을 투자하기를 원하지 않는다면 건강은 있을 수 없습니다, 왜냐하면 당신의 몸의 모든 화학 기능은 음식이 제공하기 때문입니다.

이것은 마치 좋은 기름을 가득 넣은 차가 꽤 오래 달릴 수 있는 것과 같습니다.

많은 사람들이 좋은 음식을 보면 유기농을 먹어야 할지, 아니면 어떤 방식으로 키운 동물을 먹어야 할지, 너무 비싸서 못 사는 것 아니냐는 우려로 발길을 돌립니다. 그래도 현대의 건강은 틀림없이 살 수 있을 겁니다. 왜냐하면 중요한 것은 정확한 음식 조합이기 때문입니다.

만약 음식 조합이 부정확하고 혈당이 심하게 흔들린다면, 당신이 구입한 식재료가 아무리 좋아도 똑같이 몸을 상하게 할 것입니다. 음식 조합이 맞고, 혈당이 안정적이면, 먹은 후에 필요 없는 것은 반드시 배설될 것입니다. 건강을 중요시하는 사람은 자신이 먹는 음식에 대해 시간과 돈을 기꺼이 소비할 것입니다.

이제 식량 공급이 이렇게 풍부하고, 구매 경로가 이렇게 다양한데, 저장과 보존이 갈수록 더 좋아지고 있는데, 건강을 얻지 못할 이유가 없습니다.

▷ 자신의 소변, 대변, 방귀, 혈당 상황을 유의한다

나는 건강관리를 가장 잘 하는 사람들을 보았습니다. 그들이 중요하게 생각하는 것은 모두 아무도 알아채지 못하는 것들이었습니다. 바로 자신의 소변, 대변입니다. 내 핸드폰이 켜지면 온통 환자들의 소변, 대변의 사진입니다. 소변과 대변은 당신에게 매우 중요한 소화 정보를 알려줄 수 있습니다. 만약 당신이 항상 설사를 하고, 변비, 대변이 매우 끈적끈적하고 대변과 방귀가 특히 구리며, 대변 속에 소화되지 않은 것들이 자주 있으면, 이것들은 모두 소화관에 무엇이 잘못되었는지 알려준 것입니다.

만약 소화가 잘 안된다면, 아무리 잘 먹어도 영양을 흡수할 수 없습니다. 영양이 흡수되지 않는 것은 수리 공장에 부품이 없는 것과 같아 수리할 수 없습니다.

건강을 중시하는 사람들은 자신의 소변 색깔과 냄새에 신경을 씁니다. 소변의 색깔이 평소와 다르다 하면, 왜 그럴까요? 소변의 냄새가 평소와 다르다 하면, 왜 그럴까요? 소변은 '간-콩팥'이라는 디독스 파이프라인에 연결되어 있어서, 그의 변화가 매우 많은 신체적인 작동을 결정할 수 있습니다.

치료보다 예방이 나은 사람은 분명히 혈당 측정기에 투자할 것입니다. 그는 일정 시간마다 근치진폭혈당검사법으로 검사해 현재 음식 조합이 자신에게 맞는지, 이렇게 먹으면 혈당이 안정되는지 알아봅니다. 우리 몸은 나이와 스트레스에 따라 변해갑니다. 3개월 전에 이렇게 많은 양의 전분과 고기를 먹을 수 있었다고 해도 반년이 지나면 이러한 조합이 당신의 혈당을 요동치게 할 수도 있습니다. 그래서 예방 보건을 아는 사람들은, 생명에 변동이 있을 때 자신이 제대로 먹는지 측정해야 한다는 것을 알고 있습니다.

치료보다 예방이 나은 사람은 자신이 괜찮은가를 다음 번 신체검사 보고서를 볼 때까지 기다리지 않습니다. 예방이 치료보다 나은 사람은 날마다 자신의 소변, 대변을 보고 자신의 방귀 냄새를 주의 깊게 맡는 것입니다. 만약 어느 날 변비가 생겼다면, 이 사람은 자신에게 왜냐고? 스트레스가 많다? 환경을 바꾼다고? 아직도 뭐를 너무 많이 먹는 거야? 뭐를 너무 적게 먹었나? 물어봅니다. 그가 가끔 혈당 측정을 할 때 평소의 황금 음식 조합이 갑자기 대진탕을 친다면, 그는 자신의 호르몬에 변화가 있는 것이 아닌지? 생활 스트레스에 변화가 있나? 뭔가 정서가 아직 표현되지 않은 건 아닐까? 신경을 쓸 것입니다.

당신의 소변, 대변, 방귀 냄새, 혈당은 항상 스스로 검사할 수 있는 건강 지표입니다. 만약 당신이 그것들과 아주 가까이 있다면, 그것들의 변화를 잘 이해한다면, 병이 날 때까지 자신의 몸에 무관심하지 않을 겁니다.

자신의 느낌과 정서를 받아들인다

우리는 모두 경보기가 문제가 생길 때마다 큰 화를 입기 전에 빨리 처리하라고 경고하는 용도로 사용된다는 것을 알고 있습니다. 예를 들어 화재경보기는 연기가 나자마자 크게 울려 시간을 갖고 불을 끄거나 대피할 수 있습니다. 만약 당신이 이 경보기를 무시한다면 목숨을 잃을 수도 있습니다.

우리 몸에도 감각과 정서라는 경보기가 있습니다. 그러나 우리는 종종 이 경보기가 제시하는 경고를 무시합니다. 당신은 이미 불편하고, 증상과 느낌이 있는데도 억지로 버티고 원인을 찾지 않으며, 지금은 시간이 없으니 내일 처리를 하겠다고 생각할 것입니다, 또는, 누군가가 당신의 경계선을 밟으면, 당신은 분명히 감정이 있지만, 이 사람이 다음에는 당신의 경계선을 밟지 못하게 하는 의사소통을 하지 않습니다. 당신은 지금 시간이 없고, 기분이 안 좋아, 다음 번 그가 밟을 때 다시 얘기하면 좋을 거라고 생각할 것입니다.

이런 마음가짐은 심리학에서 '부정작용(denial)'이라고 불리는 심리적 방어기제입니다. 당신이 대체 뭘 방어하는 겁니까? 무엇을 부정하고 있나요? 부정적인 역할은 당신이 진실에 직면하지 않으려 할 때 자신의 정서와 느낌을 부정하는 것입니다. 당신은 그것을 부정하기만 하면 이 일은 지나가니까, 당신은 바꿀 필요가 없다고 생각합니다.

만약 우리가 화재경보기를 부정한다면, 원래는 단숨에 꺼질 수 있는 작은 불도 번지기 시작해서 큰 불로 번져, 결국 끌 수도 없고 도망갈 수도 없을 것입니다.

자신의 정서와 감각을 부정하는 것은 건강에도 마찬가지로, 작은 병이었지만 원인을 찾지 않고, 고치지 않아 결국 걷잡을 수 없는 질병으로 변합니다. 원래 인간관계의 사소한 문제일 뿐인데, 감정을 부정하기 때문에 소통을 하지 않아 결국 화해할 수 없는 큰 문제로 변합니다. 이런 인간관계 속의 큰 문제로 우리에게 주는 건강상의 스트레스는 진실하고도 엄청납니다. 이런 위기는 모두 피할 수 있지만, 당신이 부정적인 감정과 감각에 익숙해 있기 때문에 재앙은 필연적으로 옵니다. 그래서 이것을 예방이 아닌 도피라고 합니다.

예방이 치료보다 낫다는 것을 진정으로 아는 사람들은 자신의 느낌과 감정을 확실히 받아들입니다. 그것이 바로 우리의 경보기이기 때문입니다. 느낌과 정서를 받아들여, 이 경고는 문제가 무엇이고 다음에 해야 할 일이 무엇인지 알려줍니다. 자신의 감정을 소중히 여길 때, 당신은 항상 자신의 육체적인 상태를 알게 될 것입니다. 감정을 중요시한다면, 당신은 항상 그 인간관계를 알게 될 것입니다. 당신이 상황을 알면 처음 이 느낌과 정서가 있을 때 그것을 잘 처리하고 그렇게 되면 위기로 이어지는 일은 없을 것입니다. 신체적 위기와 인간관계의 위기가 없으면 건강상의 위험도 없습니다. 이것이 진정한 예방입니다.

▷ 적당한 운동과 기여

은퇴 후의 사람들 중에 병에 걸리기 쉬운 두 가지 사람들이 있습니다. 한 가지는 전혀 활동하지 않고 전혀 기여하고 싶지 않은 사람들이며, 다른 한 가지는 지나치게 운동을 하고, 기꺼이 공헌을 하면서도 쉴 줄 모르는 사람입니다.

사람이 살기 위해서는, 반드시 움직여야 하고, 부지런히 활동하는 것이 건강의 초석입니다. 이 밖에도 우리의 심장이 뛰는 이유가 있어야 하며, 우리가 하는 일은 마음에 반드시 의미가 있어야 합니다. 그래서 이미 은퇴했어도 매일같이 활동하고 마음에 유익한 일을 하는 것이 건강의 초석입니다. 하지만, 나는 은퇴한 사람들이 양극화된 관념을 가지고 있는 것을 흔히 봅니다.

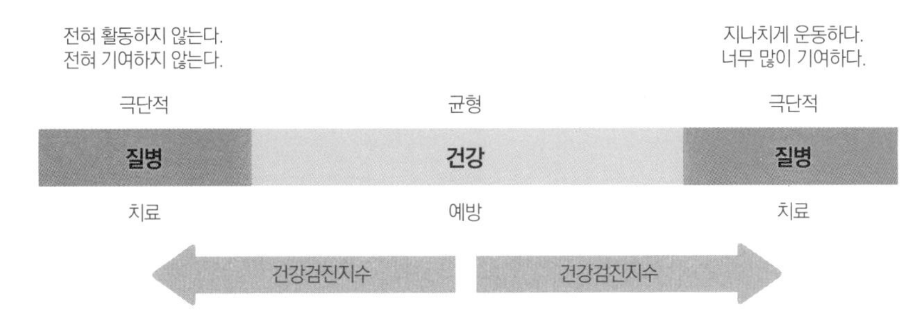

은퇴 후의 사람들은 두 가지의 과격한 방법을 가지고 있는데, 모두 질병으로 나아가고 건강으로부터 멀어집니다. 하나는 전혀 활동하지 않고 전혀 기여하지 않는 것이며, 다른 하나는 운동을 지나치게 많이 하거나, 너무 많이 기여해서 휴식을 취하고 자신을 돌볼 줄 모릅니다.

첫 번째 종류의 사람들은 자신이 평생 고생했다고 생각하기 때문에 은퇴 후에 아무 일도 하지 않고 아무 일도 상관하지 않는 것이 가장 좋다고 생각합니다. 이런 사람들은 활동하지 않고, 주변의 일에 전혀 기여하지 않으며, 일은 모두 남에게 맡기고, 스스로 편안한 나날을 보내고 있습니다. 이런 생명은 무의미하며 몸은 자동적으로 무의미한 생명을 끝내려고 할 것입니다.

두 번째 종류의 사람들은 적극적으로 노년 이후 몸을 튼튼하게 만들고 싶어서 필사적으로 운동을 합니다. 헬스클럽도 다니고 마라톤도 하고 자전거도 타느라고 바쁘지만 음식과 수분 보충을 대충합니다. 운동만 하면 건강하니까, 어차피 뭘 먹든 태워버릴 수 있다고 생각합니다. 그렇지 않으면 하루 종일 여행을 떠나 이곳저곳을 돌아다닙니다. 여행 중에는 수면이 불규칙해서 음식을 대충대충 먹다가, 원래 병이 없는 사람들도 병이 나고, 원래 병이 치유된 사람들도 또 다시 아프게 됩니다.

그런 다음 가족이나 소외계층에 적극적으로 기여하는 사람들이 있습니다. 내가 흔히 보는 자원봉사는 가난한 사람을 위해 음식을 주지만, 자신은 빵, 라면으로 배를 채웁니다. 밖에서 선행을 하고 봉사활동을 하느라 바쁘지만, 집에서 도움이 필요한 곳에는 손을 내밀 틈이 없습니다. 아니면 할아버지 할머니가 손자를 보는 일을 돕는데 재량껏 할 줄 모르고, 스스로 만신창이가 됩니다. 이 사람들은 내 눈에는 과격하고 균형이 맞지 않아 보입니다.

사람은 건강하게 살려면, 움직여야 하는 것이 틀림이 없으며, 가슴이 뛰는 이유가 있어야 하고, 기여해야 하는 것이 틀림없습니다. 그러나 너무 과격해서는 안 됩니다. 건강과 즐거움을 위해 움직이는 것은 적절하고 기여도 우선순위를 정해야 합니다. 남을 돕기 전에 먼저 자신을 돌보고 타인을 도와주기 전에 먼저 자신을 도와줍니다. 이렇게 해야 활동과 기여가 균형을 이룰 수 있고, 건강을 지킬 수 있을 것입니다.

어떤 균형 잡힌 예방관리도 반드시 음식으로부터 시작하는데, 음식의 영양이 건강한 신체와 마음의 기초이기 때문입니다.

음식에서의 복잡하고 포괄적인 영양은 어떤 건강보조식품으로도 대체할 수 없습니다. 그래서 몸에 필요한 것을 보충하고, 어떤 시스템이나 부위를 장기간 관리하는데 가장 안전하고 효과적인 방법이 식이요법입니다.

또한, 유지와 예방적인 제2의 방어선을 구축하는 것은 좋은 습관을 형성하는 것입니다. 제3의 방어선은 정기적으로 건강 검진과 건강보조식품으로 허약하거나 이미 증상이 있는 기능을 지원하는 것입니다.

2 골 관절 관리

뼈의 작동이 불량하면, 근육의 작동에 영향을 미칩니다. 근육이 잘 작동하지 못하면 이렇게 움직이는 것도, 저렇게 움직이는 것도 불편하고, 사람의 행동 자유에 반드시 방해가 됩니다. 하지만, 우리는 일상적인 관리를 할 때 종종 이 중요한 시스템을 간과하는데, 보통 아프기 시작할 때라야 그것을 돌봐야 한다는 것을 상기합니다. 사실, 관절은 유지하기가 어렵지 않은데, 중요한 것은 항상 돌봐야 한다는 것입니다.

골관절 관리의 요점

▷ 음식으로 보양한다

뼈와 관련된 모든 요리는 골관절을 건강하게 하는 작용을 하는데, 뼈 수프는 골관절을 관리하는 데 있어 으뜸임에 틀림없습니다. 관절이 달린 뼈(돼지, 닭, 오리, 물고기, 소, 양 등)를 깨끗이 씻어 끓는 물에 넣고, 1 티스푼의 식초나 술을 첨가하여 중간 불이나 약한 불로 1~3시간, 혹은 압력솥이 울리기 시작한 후 30분에서 1시간 동안 끓입니다. 이 국물 표면의 기름은 산소를 차단할 수 있기 때문에 건져 내지 말아야 합니다. 다 끓인 뼛국물은 5일간 냉장보관이 가능하고, 중간에 다시 한 번 끓이면 보존기간을 연장할 수 있으며, 작은 유리병에 나눠 담아 얼릴 수도 있습니다. 뼛국은 국물요리를 하는 육수로 사용할 수 있어 탕면을 만들고, 달걀을 찌고, 밥을 짓고, 달걀꽃탕을 끓이고, 양념을 해서 바로 마실 수도 있습니다.

이 밖에 뼈 있는 작은 생선을 통째로 먹으면 뼈를 관리하는데 큰 도움이 됩니다. 예를 들어 멸치로 요리하기, 통조림으로 만든 토마토뱀장어구이, 고등어 등이 있습니다.

▷ 관절을 적절하게 움직인다

관절 속의 관절 활액을 짜내고, 관절 사이에(마디) 윤활하는 것은 관절의 움직임에 의존합니다. 그래서 관절이 움직이지 않는 경우, 예를 들어 오랫동안 앉아 있거나 서 있거나, 머리를 구부려서 컴퓨터를 보거나, 팔을 오랫 동안 타자를 치고 움직이지 않을 때 관절액이 부족하고 윤활제가 부족해 관절을 사용하면 마찰이 생기고 다치기 쉽습니다. 그래서 오래 앉아 일을 할 때는 항상 팔을 움직이고 일어서서 걸어야 합니다. 정기적으로 스트레칭을 합니다. 그리고 활동은 적당히 해야 하며 지나치게 활동하면 관절도 손상될 수 있음을 잊지 마세요.

▷ 검사와 건강보조식품

이전에는 50대가 되어서야 호르몬의 변화가 시작되었으나 갱년기 나이가 모두 앞당겨졌기 때문에 새로운 세대의 사람들은 45세에 호르몬의 변화가 시작됨을 느낄 것입니다. 또한 잘못된 음식 조합으로 인해, 아직 젊은 나이에 벌써 호르몬의 불균형이 시작합니다. 따라서 일찌감치 뼈 검사를 시작할 것을 건의합니다. 부딪치고, 넘어지고, 골절되고 뼈가 부러질 때 자기의 뼈에 문제가 있는 것을 알면 너무 늦습니다. 이미 뼈에 문제가 있다면, 가장 안전한 방법은 뼈 수프를 보충하면서, 근치음식으로 혈당의 균형을 맞추는 것입니다. 부갑상선의 건강 기능 식품을 보충해도 됩니다. 부갑상선은 혈액 속의 칼슘을 관리하는 총 책임자이기 때문입니다.

3 시력 관리

우리 모두 눈이 중요하고 시력이 중요하다는 것을 알고 있습니다. 하지만 대부분의 사람들은 아이들이 성장하고 공부할 때 그들의 시력을 관리하는데 신경을 쓰지만, 일을 할 때는 컴퓨터를 오랫동안 쳐다보고 자신의 눈을 지나치게 피로하게 합니다. 오늘날 대부분의 사람들은 노화 속도가 빨라져서, 한 세기 내내 노안이 일찍 찾아오고 있습니다. 눈을 일찍 돌보면 노화의 속도를 늦출 수 있습니다.

시력 관리의 요점

▷음식으로 보양한다

우리는 모두 루테인이 눈에 좋은 것을 알고 있지만, 루테인 함량이 가장 높은 음식이 달걀 노른자인 것을 아는 사람은 많지 않습니다.(148) 익은 달걀 노른자보다 날달걀 노른자가 소화가 잘 되기 때문에 요리할 때 노른자를 덜 익히면, 달걀 속의 원소를 더욱 잘 흡수시킬 수 있습니다. 달걀을 덜 익히거나 날것으로 먹으려면 반드시 품질이 좋은 달걀을 골라 구입한 달걀의 출처를 파악해야 합니다.

달걀 노른자를 반숙으로 하는 요리 방법은 여러 가지가 있는데, 약한 불로 달걀 프라이를 할 수도 있습니다. 이렇게 흰자가 익으면 달걀 노른자는 아직 덜 익을 것입니다. 혹은 달걀을 약하게 끓는 물에 넣어 수란 달걀을 만듭니다.

반숙된 달걀은 볶거나 무친 야채 위에 얹어, 달걀즙이 야채에 무쳐지도록 합니다. 볶음밥이나 볶음면 위에 얹어서 달걀즙이 밥이나 면에 섞이게 할 수도 있습니다. 또는 볶은 밥이나 국수에 얹어, 달걀즙을 밥이나 국수에 버무리고, 물론 탕면, 샌드위치, 비프 스테이크, 피자에 얹어도 됩니다.

우리가 어릴 때부터 어른들에게 생선을 많이 먹어야 눈이 좋아진다는 말을 듣는 것은 일리가 있습니다. 어류에는 오메가 3가 풍부하기 때문에 생선을 많이 먹는 것은 눈에 정말 좋습니다.[149] 오메가 3는 빛, 산소, 열에 아주 약한 지방이니, 생선을 지지거나 튀기면 이러한 종류의 기름은 비교적 쉽게 파괴될 수 있습니다. 이런 기름을 변질되지 않게 유지하는 조리법으로, 찜이나 장조림으로 먹는 것이 좋습니다. 생태환경에 가장 유익한 물고기를 먹는 방법은 여러 종류의 물고기를 번갈아 먹는 것이며, 모두가 계속해서 같은 종류의 물고기를 먹지 않아야 마구잡이로 죽이는 상황을 만들지 않습니다.

▷ 눈의 적절한 움직임

눈은 관절과 같이 움직일 수 있는 곳입니다. 이처럼 원래 움직일 수 있는 곳에서는 장기간 움직이지 않으면 피해를 받을 수 있습니다.

그래서 스크린을 오랫동안 뚫어지게 쳐다보는 것은 눈의 건강에 좋지 않습니다. 따라서 오랫동안 화면을 응시하는 것은 매우 눈의 건강에 좋지 못합니다. 한 가지 물체를 응시할 때는 가끔 다른 거리를 보는 습관을 들여서 눈을 쉬게 하는 것을 잊지 마세요.

▷ 검사와 건강보조식품

동공 내부를 통해 신체 내부의 상황을 볼 수 있으므로 정기 검사 시에는 의사에게 동공을 확대하여 눈 내부의 상황을 체크하고 문제를 조기에 포착하도록 요청해야 합니다.

사람들은 루텐 캡슐을 보충하여 눈을 관리하는 것을 매우 좋아하지만, 루텐은 유지류이기 때문에 반드시 유지류와 섞여야 하며, 일반 건강보조식품에서 유지류의 캡슐은 산화된 기름을 사용하고, 먹으면 오히려 건강을 해칩니다. 나는 루텐을 노른자에서 직접 보충하는 것이 가장 좋은 눈 관리 식이요법이라고 생각합니다.

4 피부 관리(검버섯 예방)

피부는 우리의 용모에서 가장 밖으로 드러나는 시스템인 까닭에 대다수의 사람들은 피부관리에 신경을 많이 씁니다. 하지만 가장 흔히 볼 수 있는 잘못된 관리 방식은 화학 성분이나 호르몬이 함유된 피부관리 제품을 대량으로 발라 주는 것이며, 대자연 속에, 우리의 피부를 보호할 수 있는 많은 물질들을 외면하는 것입니다. 이 밖에도 우리의 전신에 표피(피부, 장의 벽 등)가 있는데, 실제로 새롭게 교체되는 능력이 있어서, 올바르게 먹으면 낡은 피부도 새 피부로 바꿀 능력을 지니고 있습니다.

피부 관리의 요점

▷ 음식으로 보양한다

동물의 껍데기를 먹고 피부를 보양합니다. 피부를 탄력 있게 유지하려면 콜라겐을 먹는 것이 가장 좋은 방법입니다. 콜라겐이 가장 풍부한 음식은 바로 동물의 껍데기입니다. 돼지 껍데기를 조림하거나, 부드럽게 삶아 채소와 함께 먹거나, 간장에 찍어 먹습니다. 돼지 껍데기는 또한 편육을 만들 수 있습니다. 돼지 껍데기 외에도 닭 껍데기를 구하기 쉬우니 감자칩을 대신해 튀겨 먹어도 좋습니다.

▷ 피부에 화학 물질을 적게 발라 준다

피부는 콩팥과 쓸개를 제외한 세 번째 독소 배출 파이프 라인이므로 모공이 막히지 않는 것이 중요합니다. 우리는 항상 화학 물질로 밖으로부터 피부를 손상시킵니다. 예를 들어, 중금속이 함유된 탈취제는 중요한 해독 파이프 라인을 손상시킬 수 있으며, 따라서 천연 소재를 피부 관리 제품으로 사용하는 것이 가장 좋습니다.

가능한 한 천연의 수역, 예를 들어 온천과 접촉하고, 소독물이 많이 들어 있는 수영장에서 멀리 해야 합니다. 살균 제품을 너무 많이 접촉하면 피부에 있는 균종이 쉽게 불균형해지고 피부 균종이 불균형하게 되면 박테리아들에 대한 저항력이 떨어져 피부에서 가끔 이상한 발진이 생깁니다.

▷ 검사와 건강보조식품

피부는 우리가 육안으로 관찰할 수 있는 기관이며 그 상태를 관찰할 때 종종 신체의 상태를 이해할 수 있습니다. 예를 들어, 많은 사람들이 기미와 잡티가 없고 촉촉하고 윤기가 나는 피부가 좋다고 생각하지만, 기미와 잡티가 전혀 없는 피부는 종종 부종 또는 비만, 피부와 살이 분리된 결과입니다. 우리가 피부에서 빛을 볼 수 있다면(물의 빛처럼), 피하조직에 수액이 많이 고인 부종을 의미하며 신체의 작동에 문제가 없으면 부종이 없습니다. 부종이 생기면, 부신이 소금을 배설하지 못하고 있지 않은가에 대한 콩팥 검사를 받아봐야 합니다.

나이가 들면 피부에 검버섯이 생기기 시작하는데, 검버섯이 모이기 시작한 것은 나이가 들어 혈액 순환이 느려지는 것과 관련이 있습니다. 이것은 마치 시내의 물살이 속도가 줄어들면 물 속에 낀 모래가 가라앉기 시작하는 것과 같습니다. 혈액 순환이 느려지면 피부가 침체되기 쉬워, 혈색이 부족하고 피부가 어둡게 보입니다. 따라서 검버섯의 증가와 뭉침을 방지하기 위해서는 간, 쓸개, 콩팥의 해독관을 지원하거나 혈액 순환을 돕는 건강보조식품을 사용할 수 있습니다. 또한, 운동, 두드리기, 마사지도 효과적으로 혈액 순환을 촉진할 수 있습니다.

5 뇌기능 향상

치매 환자의 수는 빠르게 증가하고 있고, 모든 사람들은 스스로 위험하기 때문에, 두뇌 쇠퇴를 예방해야 좋다는 것을 모르지 않습니다. 하지만 한편으로는 나이든 사람이 음식을 먹을 때는 담백하고 기름기가 적어야 한다는 의견이 많아 결국에는 치매 환자의 수가 줄기는커녕 발병 연령이 해마다 낮아지는 추세입니다. 뇌기능을 향성시키고 복잡한 일에서 명석하게 생각하고, 충분히 빠르게 반응하며, 좋은 기억력을 가지려면, 반드시 뇌를 향상시키는 올바른 식사법을 알아야 합니다. 올바르게 먹으면 머리에 안개가 낀 것 같은 느낌이나 혼란이 있을 리 없습니다. 무엇을 먹고, 무엇을 해야 사리에 밝을 수 있는지 지금부터 직접 체험하고 관찰할 수 있습니다.

뇌기능 향상의 요점

▷ 음식으로 보양한다

두뇌의 60%는 콜레스테롤이므로, 콜레스테롤 수치가 높은 음식이 뇌에 최상의 음식입니다. 예를 들어, 돼지, 닭, 생선, 소, 양의 고기 또는 내장, 새우와 조개류인 굴, 조개, 전복 등이 있습니다. 그리고 달걀의 노른자는 콜레스테롤도 높기 때문에 달걀은 뇌의 가장 좋은 보양음식이기도 합니다.

▷ 자주 머리를 쓴다

애초 인류의 두뇌가 급격히 성장하기 시작한 것은 사냥과 음식의 수집 방법을 배워서 영양 섭취가 충분했기 때문이었습니다. 이 밖에도 사냥과 채집 도중 항상 머리를 써야 했기 때문이었습니다. 소뇌의 기능은 생명과 생존을 유지하는 것이며, 대뇌의 존재는 의사소통과 전략을 세우기 위한 것입니다. 그래서 뇌를 건강하게 유지하려면, 잘 먹어야 하는 것 외에 머리 또한 자주 써야 합니다.

뇌를 활동하게 하는 놀이가 많이 있는데, 마작, 장기, 브리지 게임 등 놀이와 사교 기능을 겸비한 놀이입니다. 반대되는 놀이는 바로 오락을 할 때처럼 단독으로 할 수 있고, 다른 사람과 소통할 필요가 없는 것입니다. 다른 사람의 표정을 볼 수 없는 놀이를 하면, 뇌를 움직이는 효과가 약간 떨어지는 이유입니다. 관절처럼 뇌를 많이 움직이면 좋은 기능을 보존할 수 있으며, 뇌의 가장 필요한 운동은 전략과 의사소통입니다.

▷ 검사와 건강보조식품

당신 가족의 두뇌에 문제가 있는지 확인할 수 있는 가장 간단한 테스트는 그가 반복적으로 질문을 하는가 여부입니다. 사람들이 질문을 되풀이하면 정신적으로 치매에 걸릴 위험이 높아지기 시작한 것이니 이 현상에 주의를 기울이는 것이 중요합니다.

많은 약초들이 기억력을 향상시키는데, 이런 종류의 약초는 동시에 선체의 작동에도 영향을 미칩니다. 그러므로 당신이 당신의 신체 상태를 잘 알고 있지 않는 한, 그것을 임의로 복용하는 것을 권장하지 않습니다. 내 생각에 뇌를 보양하는 최고의 건강보조식품은 달걀로 효과가 강력하고 안전합니다.

6 심혈관 관리, 3고/3저 예방

모두가 심혈관 관리에 신경을 많이 쓰는데, 심혈관이 막히거나 터질 때의 결과가 심각하다는 것을 잘 알고 있기 때문입니다. 그래서 여러 해 동안 기름과 소금이 적은 음식을 제창하여, 모든 사람들이 기름과 고기를 보기만 해도 무서워 죽을 지경이 되었으나 심혈관 질환의 발병률은 떨어지지 않았고, 3고의 사람은 그대로 3고, 3저인 사람은 그대로 3저로 나타났습니다.

만약 한 가지 식이요법이 반세기 동안 제창되어 왔는데, 나중에 예방하고자 하는 질병이 나아지기는커녕 더 나빠지고 있다면, 우리는 이 방법이 도대체 옳은지 아닌지 살펴봐야 하는 것이 아닐까요?

우리가 더 깊이 알아야 할 것은 무엇을 먹고 어떻게 하면 3고, 3저가 되지 않을까 하는 것입니다. 자신의 콜레스테롤과 중성 지방 수치를 어떻게 생각해야 할까요?

심혈관 관리, 3고/3저 예방의 요점

▷ 음식으로 보양한다

심혈관 부상 없이 3고 또는 3저가 되지 않으려면 혈당을 안정적으로 유지하는 것이 가장 중요합니다. 안정된 혈당을 가지려면 균형잡힌 식사를 해야 합니다. 균형적인 뜻은 정확한 음식 조합뿐만 아니라, 다양한 원형음식(원래 형태의 음식)을 번갈아 먹어야 한다는 것입니다. 나이든 많은 사람들은 집안의 아이들이 커서, 그들을 위해 요리할 필요가 없기 때문에, 자신은 대충대충 먹고, 끼니마다 빵, 죽, 시리얼로 때웁니다. 우리의 육신은 결코 밀가루와 밥으로 합성한 것이 아니기 때문에 식사를 그렇게 빈약하게 하면 반드시 병이 날 것입니다. 균형 잡힌 한 끼 식사는, 단일한 종류만 있는 것이 아니라, 색이 풍부하여, 보기만 해도 식욕이 왕성해지는 것입니다(『28일의 초 편리 근치음식』 참조).

▷ 수분 보충, 코어 근육 운동

혈압 안정을 유지하기에 무엇보다 중요하고 소홀히 하기 쉬운 것은 수분 보충(89~90쪽 참조)입니다. 우리 혈액의 흐름은 근육으로 지원하는 것이기 때문에, 코어 근육층을 운동하는 것이 혈압을 안정시키는 데 큰 도움이 됩니다.

수분 공급과 근육 훈련 습관을 유지할 수 있다면 혈압을 일정하게 유지하는 데 큰 지원을 받을 수 있습니다.

▷ 검사와 건강보조식품

3고와 3저를 예방하려면 혈당, 혈압을 스스로 재는 습관을 가져야 하며, 신체검사를 받을 때까지 기다려서야 비로소 문제가 있음을 발견하는 것은 좋지 않습니다.

50세 이상의 사람들이 과거 저혈압이나 고혈압에 문제가 없었다면 적어도 한 달에 한 번 혈압을 측정할 것을 권장합니다. 50세 이상의 사람들이 과거에 혈압에 문제가 있었다면 적어도 한 달에 한두 번 정도 혈압을 측정할 것을 권장합니다.

운동은 혈압을 변화시킬 것이기 때문에 혈압 재기 30분 이내에 운동을 하지 않는 것이 가장 좋습니다. 혈압재기 30분 이내, 카페인, 니코틴 등 같은 자극 식품을 복용하면 마찬가지로 혈압에 영향을 미칩니다. 그것들이 혈압에 미치는 영향이 무엇인지 알아낼 수 있습니다.

혈압계 라벨과 디자인이 다양하기 때문에 자신의 혈압계 설명서를 자세히 읽는 것이 좋습니다. 나는 많은 사람들이 꽤 오랫동안 혈압계를 사용하면서 잘못된 사용법을 구사하고 있는 것을 발견했습니다. 혈압계를 잘못 사용하면 혈압 지수에 오류가 발생합니다.

부신의 작동은 생리 시계를 따라가기 때문에 낮과 밤의 작동이 똑같지 않고, 혈압에 직접적인 영향을 미치기 때문에 혈압을 잴 때 같은 날 아침에 한 번, 밤에 한 번 재는 것이 좋습니다. 그렇지 않고 아침에만 혈압을 재는 노인들이 있는데 밤에만 혈압이 갑자기 올라가거나, 밤에만 혈압을 재는 경우엔 아침에 혈압이 올라가, 문제가 어디에 있는지를 찾을 수 없습니다.

혈압을 부신과 콩팥이 담당하고 있기 때문에, 혈압을 지원하려면, 부신과 콩팥을 지원하는 건강보조식품으로 보충할 수 있습니다. 그러나 특히 당신의 콩팥이 흉터로 인해 손상되고 기능이 감퇴된다면, 혈압을 조절하는 능력이 영구히 손상될 수 있다는 것을 상기해야 합니다. 상처를 입은 콩팥은 종종 화학약물과 약초를 처리하지 못하며, 이런 것을 복용하는 것은 오히려 혈압을 더 높게 만들 수 있습니다. 이 경우는 직접 동물의 콩팥을 먹는 식이요법을 권장합니다.

혈당 측정에 대해서는, 저는 3개월마다 한 끼를 선택하고, 근치진폭 혈당 측정법으로 자신의 음식 조합의 조정이 필요한지 여부를 검사할 것을 권합니다(17~19쪽 참조).

"3고/3저에서 혈당과 혈압에 대해 언급했지만, 혈중지질은 어떻게 된 것이냐?"고 궁금해 할 것입니다. 콜레스테롤 섭취량의 상한선은 제거되었지만(현재 우리가 섭취하는 콜레스테롤은 혈액속의 콜레스테롤과 동일하지 않다는 것을 알기 때문), 이것이 혈중지질이 중요하지 않다는 것을 의미하지는 않습니다. 혈중지질은 혈관이나 신체 일부가 손상된 경우 수리 재료 중 하나입니다. 그래서 만약 당신의 혈중지질이 너무 높으면 분명히 어디선가 다치고 염증을 일으키고 있다는 것을 의미합니다. 나는 외래 환자의 영양 상담 경험에서 혈중 지질에 대한 더 중요한 지표가 나쁜 콜레스테롤(LDL)과 중성지방이라고 봅니다.[150]

나쁜 콜레스테롤은 혈관이 산성 피를 갉아 먹을 때 수리하여 흉터를 만드는 데 쓰이는 원료이고, 중성지방은 나쁜 콜레스테롤의 전신이며, 따라서 이 두 가지 수치가 올라가면 아마 어딘가 상처와 염증이 생긴 것입니다. 그러나 중성지방의 표준치가 너무 느슨하다고 생각합니다. 일반적으로 근치음식을 실행하고, 균형 잡힌 혈당을 오래 유지하는 사람은 대개 100 mg/dL 이하인데, 지금은 150~155 mg/dL 이상이 되어야 높다고 합니다.

나는 현재의 총 콜레스테롤 수치가 신체의 염증 여부를 나타내는 지표가 아니라고 봅니다. 총 콜레스테롤에 대한 계산법은 **총 콜레스테롤=나쁜 콜레스테롤(LDL)+좋은 콜레스테롤(HDL)+(중성지방/5)**입니다. 제 생각에는 첫째 그들은 다른 지표입니다. 둘째는 나쁜 콜레스테롤(LDL)이 좋은 콜레스테롤(HDL)과 근본적으로 같은 것으로 그것들을 함께 묶으면 문제를 명확히 보기 어렵습니다. 무슨 말이냐? 나쁜 콜레스테롤(LDL)과 좋은 콜레스테롤(HDL)은 어떻게 동일한 것일까? 라고 말할 것입니다.

콜레스테롤은 지성물질로, 물에 용해되지 않기 때문에 혈액(물)에서 운반하기 위해서는 특별한 차를 타야 하는데, 이 차의 이름은 지단백이고 겉은 물에 녹고 안쪽은 유지방을 탈 수 있습니다. 간에서 나오는 콜레스테롤은 저밀도 지단백(LDL)차에 타고 몸에 전달되는 콜레스테롤이며, 외부에서 간으로 되돌아가는 콜레스테롤은 고밀도(HDL) 지단백차에 타고 체내에서 회수된 콜레스테롤입니다. 마지막으로 간에서 분해하고 쓸개즙으로 들어갑니다. 쓸개즙의 가장 큰 원료는 콜레스테롤이므로 콜레스테롤을 낮추는 약은 쉽게 쓸개즙 병변으로 이어질 수 있습니다.

하지만 그것이 LDL이나 HDL을 타든 그 안에 앉은 것은 콜레스테롤이고 단지 가는 곳이

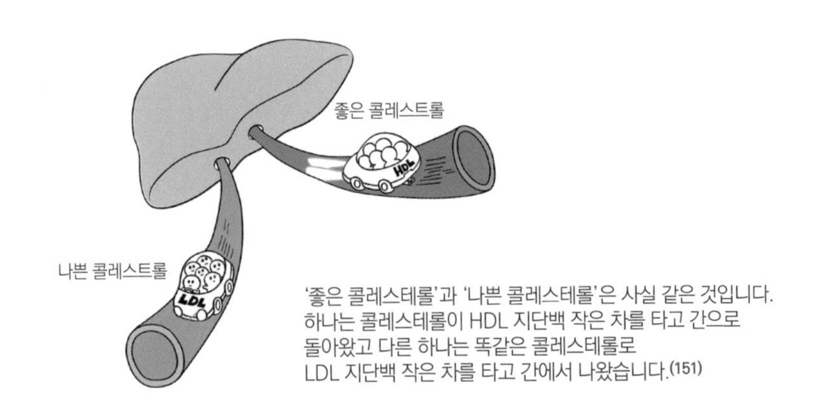

'좋은 콜레스테롤'과 '나쁜 콜레스테롤'은 사실 같은 것입니다. 하나는 콜레스테롤이 HDL 지단백 작은 차를 타고 간으로 돌아왔고 다른 하나는 똑같은 콜레스테롤로 LDL 지단백 작은 차를 타고 간에서 나왔습니다.(151)

다르고 임무가 다르다면, 그것들을 합하면 무슨 의미가 있을까요?

또한, 콜레스테롤의 합성은 평균 혈당 라인에 크게 영향을 받습니다. 콜레스테롤의 합성에는 에너지가 필요하기 때문에 에너지=혈당, 따라서 췌장보다 부신이 약한 사람들은 평균 혈당 수치가 낮고 합성 콜레스테롤 수치도 낮습니다. 이 유형의 사람의 콜레스테롤은 종종 너무 낮습니다. (200 mg/dl 미만) 많은 연구 결과에 따르면 저 콜레스테롤이 질병을 일으킬 수 있다고 합니다.(152) 반대로 에너지=혈당. 이 때문에 췌장 아가씨가 부신 선생보다 약한 사람은 혈당 평균선이 높고 합성 콜레스테롤이 많습니다.

설명해야 할 것은, 콜레스테롤의 높낮이는 이 사람의 혈당이 진동하여 상처와 염증의 문제를 판단할 수 없고, 그의 중성지방이 계속 올라갔는지 추측하는 것도 불가능합니다. 따라서 콜레스테롤 수치에 상관없이 모든 사람들은 혈당이 요동을 치는지 주의해야 하며 중성지방의 변화도 관찰해야 합니다.

혈당이 콜레스테롤의 총량에 영향을 미치는 것 외에, 콜레스테롤은 간에서 분해된 후에 쓸개즙에 의해 대변으로 들어가 몸 밖으로 배출됩니다. 알코올이나 약물, 기타 문제로 인해 사람의 간이 나빠진다면 콜레스테롤 분해의 진행은 좋지 않습니다. 또는 사람이 기름을 잘못 먹거나, 쓸개즙이 막히는 원인이 되어 기름을 먹지 않기 때문에, 이 사람은 변비에 걸리는 경우가 많고, 빠져나오지 못하는 콜레스테롤은 대장에서 혈액으로 재활용됩니다. 그러면 콜레스테롤의 총량이 다시 변할 것입니다.

총 콜레스테롤의 계산 방법은 과학적 논리가 없고 크게 간 쓸개 해독 파이프 라인과 혈당의 영향을 받기 때문에 저는 그것이 신체의 염증 상태의 지표라고 생각하지 않습니다.

그러나 당신의 나쁜 콜레스테롤 수치가 해마다 상승하고, 게다가 중성지방도 상승하면,

기준을 초과하지 않더라도 염증이 생기는 것이 아닌지 살펴봐야 합니다.

나쁜 콜레스테롤과 중성 지방이 동시에 증가하면 근치 진폭 혈당 검사법으로 검사를 해야 합니다. 일단 당신의 음식 조합이 혈당을 흔들지 않는지 점검해 보시고, 동시에 간, 쓸개, 콩팥의 해독 파이프 라인을 살펴봐야 합니다.

HDL은 몸 전체를 사용하고 나서 회수한 콜레스테롤이므로, LDL보다 수가 적습니다, 사람마다 체질이 다르고 대부분의 사람들은 거의 HDL이 LDL보다 절반 정도 적습니다. 근치 음식을 하면 총 콜레스테롤 수치가 높아지는 것을 흔히 볼 수 있는데, 그 중 HDL이 가장 많이 상승합니다. 만약 총콜레스테롤이 상승하는데 LDL 상승의 폭이 HDL보다 큰 반면 중성 지방은 떨어지면 원래 원료가 부족할 때 회복할 수 없는 상처를 몸이 회복시키고 있다는 것을 의미하지만 당신은 이제 더 이상 다치지 않습니다. 그러나 HDL는 LDL보다 상승 폭이 크고, 중성지방은 감소되지 않고 오히려 상승하면, 몸은 아직도 상처를 입고 염증이 있다는 것입니다.

설탕이 너무 많은 음식을 먹으면 몸이 아프고 염증을 일으키지만 설탕을 먹고 싶은 욕구를 억제할 수 없다면 장내 세균에 들어 있는 당을 좋아하는 균들이 과도할 수도 있다는 뜻입니다. 이때 칸디다균을 억제하는 건강보조식품을 복용하면 당분 섭취 욕구를 줄일 수 있습니다.

건강 Tips

건강 지수의 정상 범위를 누가 정했는지 알고 있나요? 콜레스테롤이나 혈압 기준을 조정할 때마다 누가 가장 큰 이득을 얻는지 알고 있나요?

나의 콜레스테롤 수치는 보통 240 mg/dL로 의학계에서는 이미 기준치를 초과했습니다. 그러나 나의 중성 지방 지수는 40~60 mg/dL로 기준보다 훨씬 낮습니다. 이 밖에 혈당이나 혈압 문제는 없으며 다른 지수 문제는 없습니다. 그럼 내가 문제가 있다고 할 수 있나요?

보통 음식으로 근치하는 사람들은, 처음에는 총 콜레스테롤 상승을 보게 되는데, 즉 LDL과 HDL이 모두 함께 올라가지만, 중성 지방은 떨어지기 시작합니다. 그 다음에 그들은 혈당과 혈압 수치가 모두 예뻐지는 것을 볼 수 있고, 마지막으로 콜레스테롤 수치가 안정되기 시작할 것입니다. 그럼 이렇게 하면 그들은 문제가 있는 셈인가요? 이런 문제들은 모두 우리가 생각해 보고 답을 찾을 가치가 있습니다.

7 치아 관리

치아는 젊은 사람들보다 중, 노년층에게 더 중요합니다. 젊은이들은 위산이 충분하기 때문에, 식사할 때 대충 씹어 먹어도 소화가 되지만 중, 노년층의 위산은 나이가 들수록 줄어들기 시작합니다. 만약 제대로 씹어 먹지 못하면, 소화가 완전히 멈춰버릴 것입니다. 치아는 소화의 첫 번째 정거장이라 할 수 있으므로 이를 잘 맞물리게 하고, 음식물을 잘 씹어 먹을 수 있는 것이 중, 노년의 건강에 있어서 관건입니다.

치아 관리의 요점

▷ 음식으로 보양한다

뼈와 관절에 좋은 음식도 치아에 도움이 되는데, 즉, 근치음식을 통해 유지, 콜레스테롤, 칼슘과 단백질을 섭취하는 것입니다(141~143쪽 참조).

▷ 무 알코올 세정 제품 사용

구강 안의 균종이 균형을 이루면 우리의 구강 건강에 결정적인 영향을 줍니다. 따라서 구강을 청소할 때 알코올이 포함되어 있지 않고 좋은 세균을 죽이지 않는 세정 제품을 선택해야 합니다. 그렇지 않은 제품의 장기간 사용은 구강 건강에 영향을 줄뿐만 아니라 소화관의 건강에도 영향을 끼칩니다.

가장 천연적으로 입안을 깨끗하게 하는 방법은 오일풀링(oil pull) 입니다. 오일풀링은 입안을 효과적으로 청소하면서 구강세균의 균형에는 영향을 주지 않습니다.

목욕 전, 1~2 티스푼의 코코넛 오일(천연 항균)을 입에 넣고 샤워를 마친 후, 기름을 쓰레기통에 뱉어버리고(싱크대에 뱉지 말고 추운 날씨에 막힙니다), 다시 미지근한 물로 입을 헹구어 냅니다.

▷ 검사

치아와 잇몸의 건강은 우리 몸의 건강을 충분히 반영하기 때문에 치아의 물림과 뼈의 관계를 아는 통합형 치과의사에게 상담하는 것이 치아 관리에 가장 좋은 선택입니다.

8 소화 관리

우리는 항상 음식의 좋고 나쁨과 건강과의 관계를 끊임없이 탐구하고 있는데, 사실 소화가 안 되면 아무리 잘 먹고도 몸이 영양을 흡수하지 못하여 헛된 것이나 다름없습니다.

따라서 좋은 음식으로 건강을 챙기려면 첫 걸음부터 위장의 건강을 직시하고 적극적으로 위장의 작동을 관리해야 합니다.

소화 관리의 요점

▷ 음식으로 보양한다

소화란 섭취, 분해, 배출하는 과정입니다. 만약 이 세 부분 중 어느 부분에 문제가 생기면 전체 소화에 문제가 발생할 것입니다.

치과 관리의 음식인 "섭취"는 앞서 소개되었습니다. 다음 "분해"는 소장, 대장, 간, 콩팥을 포함합니다. 따라서 소화는 동물의 소장, 대장, 간, 콩팥 등으로 이러한 기관이 필요로 하는 영양소를 보충할 수 있도록 지원해야 합니다.

간은 결코 독소를 감추기 위한 것이 아니라 해독을 하는 것이므로, 그것은 독소를 축적하는 곳이 아닙니다. 간은 녹색 쓸개즙 없이 거꾸로 흐르는 충혈이 되어 매끄러운 것만 골라낼 수 있다면 좋은 간입니다. 가장 간단한 간의 요리 방법은, 얇게 썰어 간장으로 5분간 재워, 표면은 고구마 가루로 묻혀 고온에 견딜 수 있는 좋은 기름에 튀겨낸 후, 뜨거울 때 먹는데, 이것이 혈당을 흔들지 않는 간식입니다.

▷ 매일 대변, 소변을 보고, 음식물을 꼭꼭 씹어먹는다

지금은 변비가 있는 사람이 많아서 다들 변비가 병이 아닌 것으로 알고 있는데, 사실 변비가 큰 병을 만들 수 있습니다. 대변이 나오지 않는다면 우리 몸의 지용성 독소는 배출되지 않을 것입니다. 어떤 사람들은 물을 잘 마시지 않기 때문에 하루 종일 소변을 보지 않고, 소변이 나오지 않으면 수용성 독소를 배출하지 못합니다.

대변과 소변을 보는 것은 전체 소화기 가동을 촉진하는 동력이라고 할 수 있습니다. 따라서 매일 자신에게, 조용히 대변을 볼 수 있는 약간의 여유 시간을 주고, 자신의 소변 양에 주의를 기울이는 것은 소화 건강의 중요한 습관입니다. 게다가 우리가 먹은 음식을 충분히 씹지 않으면, 위산이 아무리 많아도 소화가 제대로 되지 않습니다. 따라서 식사할 때, 편한 마음으로 꼭꼭 씹어 먹는 것은 소화 관리에 매우 중요한 습관입니다.

▷ 검사와 건강보조식품

소화관을 지원할 때는 위산 보충이 1순위이고, 위산 공장장이 없으면 소화 공장 전체에 문제가 생길 것입니다. 위산은 장기간 보충해도 후유증이 없고 중독을 일으키지 않으니, 양을 더하거나 줄이거나, 아니면 완전히 멈추는지 여부는 고기의 양과 소화 증상에 따라 판단할 수 있습니다(32~33쪽 참조).

9 혈액 순환 관리

피가 도달할 수 없는 곳이라면 반드시 질병이 생길 수 있습니다. 혈류의 속도 및 원활 여부는 신진대사와 직결되어 있고, 대부분의 나이든 사람들은 신진대사가 느려지는데, 이는 혈액 순환이 젊은이들에 미치지 못하기 때문입니다. 따라서 혈액순환이 잘 되는지 주의를 기울이면 신진대사가 잘 되는지를 알 수 있고 우리의 '신체 나이'를 결정할 수 있습니다.

혈액 순환이 원활하지 않은 경우
자주 나타나는 증상

- 손발이 저리거나 가렵다
- 탈모
- 호흡곤란
- 손, 발, 귀가 차갑다
- 손과 발의 부종
- 상처를 치유하기 쉽지 않다
- 정맥류
- 다리 통증
- 건망증
- 피곤하고, 지구력이 없다
- 손발과 엉덩이가 쉽게 경련을 일으킨다
- 심장 박동이 불안정하다

혈액 순환 관리 요점

▷ 음식으로 보양한다

위 표의 증상에서, 우리는 순환이 잘 되지 않는 많은 증상들이 혈당의 장기적인 진동으로 인한 증상들과 비슷하다는 것을 알 수 있습니다.

그것은 혈당이 오랫동안 요동치고, 산성피가 혈관벽을 갉아 먹고 혈관벽에 흉터가 생기므로, 필연적으로 혈류를 방해할 것입니다. 그 외에도 몸에 흉터가 생기고 응혈연결반응을 일으키면 피가 동시에 걸쭉해지고 걸쭉해진 피도 혈액순환에 영향을 미칩니다. 따라서 혈액순환을 원활하게 하려면 자신의 근치음식 황금 조합을 찾아내어, 혈당을 안정시키고 혈당이 흔들리지 않도록 하는 것이 좋습니다.

특히 혈액의 가장 중요한 성분은 물이므로 충분한 물을 마시는 것도 원활한 혈액 순환을 보장하는 중요한 요소입니다. 고추, 생강 등의 음식은 또한 혈액 순환을 촉진할 수 있습니다(「생강차 레시피」 187쪽 참조).

활동/뜸/부항/열원 접촉

사람이 활동하지 않고 근육이 수축되지 않으면, 먼 곳에서 심장으로 피를 가져오기가 매우 어려우며, 순환의 문제를 일으키기 시작합니다. 항상 한 자세를 유지하여 움직이지 않으면 손이 차갑고 발이 차가워집니다. 노인이 항상 이로 인해 잠을 잘 못 자게 됩니다. 당신이 일어나서 움직여보면 차가운 손발이 따뜻해지기 시작한다는 것을 알게 될 것입니다. 이런 변화가 있는 것은 바로 혈액 순환에서 오는 겁니다. 피가 닿지 않는 곳은 절로 춥고, 피가 닿을 수 있는 곳은 절로 따뜻합니다. 따라서 혈액 순환을 촉진하려면, 신체 활동을 유지하는 것이 정말로 중요합니다.

이외에도 부황, 쑥뜸 또는 부분적으로 열원에 접촉하는 방법을 사용하여 부분적인 혈액 순환을 촉진할 수 있습니다. 예를 들어 월경이 불규칙하거나 오지 않는 것은 쑥뜸이나 부황으로, 또는 골반 찜질을 하면 월경을 조정할 수 있습니다. 이러한 방식들은 모두 부분적으로 문제가 있는 곳에 열원을 접촉시켜 혈액의 흐름이 빨라지고 부분혈류를 촉진하고 복구를 가속화합니다.

자기 전에 약초나 미네랄(황산 마그네슘 같은 것)로 발을 푹 담그거나 온천욕을 하면 전신의 혈액순환을 촉진시킬 뿐 아니라 나이 든 사람이 근육을 이완시켜 잘 잘 수 있습니다.

건강보조식품

나이가 들면 혈액순환이 떨어지기 마련인데, 스스로 순환불량 증세를 보인다면 겨울철에는 고춧가루와 생강가루가 들어 있는 건강보조식품을 매일 복용할 수도 있습니다.

건강보조식품을 현명하게 사용하는 방법

건강보조식품은 결코 음식물을 대신해서 몸을 보양할 수 없습니다. 하지만 신체가 균형을 잃으면 건강보조식품이 몸에 활력을 불어넣어 악순환을 바른 순환으로 유도할 수 있습니다.

건강보조식품을 사용하는 잘못된 관념

▷ 건강보조식품을 음식의 대체물로 삼는다

우리는 아직 음식에 있는 영양에 대해 아는 것이 적습니다. 중요한 영양인 비타민 C조차 1930년이 되어서야 발견되었습니다. 음식물 영양 원소에 대한 이해가 부족한 상태에서, 어떤 인공 합성한 환이나 알약도 결코 음식물을 대체할 수 없습니다. 그래서 많은 사람들이 음식이 오염될까봐 못 먹지만, 비타민 환을 마구 집어삼킵니다. 그렇게 하면 우리가 음식에 대해 대충 알고 있는 그런 영양소만 기껏 채워줄 뿐, 전반적인 영양을 얻을 수는 없습니다.

▷ 자신의 신체적인 요구를 알지 못한 채 남을 따라 먹는다

우리 개개인은 시기마다 필요한 영양이 다르고 지원이 필요한 기관도 다릅니다. 자신의 신체적인 요구를 알지 못한 채 건강보조식품을 마구 집어삼킬 경우 건강에 도움이 되지 않을 뿐더러 해로울 때가 많습니다. 흔히 인터넷이나 누군가가 건강보조식품이 좋다고 하면, 모두가 몰려가서 구매하며, 그 안에 들어 있는 것에 대해 알지 못한 채, 그냥 집어삼킵니다.

이제 디톡스 파이프는 그 몸에 필요 없는 물건들의 배설에 에너지를 소비하여 분해하는 부담을 증가시켜야 합니다.

건강에 좋은 음식을 사용하는 현명한 방법은 여러분의 신체적인 요구를 이해한 후에, 여러분이 이러한 요구를 지원할 수 있는 것들을 찾아서 보충하는 것입니다.

예를 들어, 당신의 대변이 매우 악취가 난다는 것은 위산이 부족해서 단백질의 분해가 완전하지 않다는 것을 의미합니다. 그러면, 위산의 보충을 필요로 하는 것이고, 소화에 정말 도움을 줄 수 있습니다. 또는, 당신은 호르몬 불균형의 증상을 가지고 있다는 것을 발견하여 호르몬을 조절할 때 과다한 호르몬을 배출할 필요가 있습니다. 그래서 간, 담, 신을 지원하는 건강보조식품을 복용하면 호르몬의 균형에 정말 도움이 될 것입니다. 또는 가끔 과음하기 때문에 간에서 알코올을 분해하는 것을 도울 필요가 있습니다. 술을 마시기 전과 마신 후의 간을 청소하는 건강보조식품은 정말로 간장의 숙취에 도움이 될 수 있습니다. 예를 들어 감기에 걸릴 것 같으면 면역력을 높여주는 건강보조식품을 복용해야 정말로 신체가 외부의 적을 죽이는 데 도움을 줄 수 있습니다.

건강보조식품을 보충할 때, 증상이 사라지면 복용을 중단해야 한다는 점을 명심하세요. 만약 당신이 건강보조식품을 먹는는데, 원래 증세는 한동안 사라졌지만, 그 후 다른 증상들이 나타난다면, 그것은 지나치게 복용하는 것이고, 멈춰야 할 때입니다. 만약 당신이 건강보조식품을 복용하여 불편함을 느끼면, 그 건강보조식품은 당신에게 맞지 않으니 사용을 중단해야 합니다. 특히, 많은 건강보조식품이 약물 작동을 방해하기 때문에, 만약 당신이 어떤 양약을 복용하고 있거나, 당신의 간 신장이 상처를 입은 적이 있다면, 어떤 건강보조식품을 복용하기 전에 의사와 상의해야 할 것을 상기하시기 바랍니다.

식이요법 케어에 대한 속문속답

Q1 어르신께서는 생채 샐러드나 에너지 수프를 먹어도 됩니까? 너무 '차가운 것'이 아닐까요?

A 에너지 수프가 위장의 불편함을 초래하는 것은 설탕의 양과 섬유의 양이 너무 많기 때문인데, 마시는 것으로 우리에게 충분합니다. 그만 두라고 말할 겨를도 없습니다.
생채 샐러드에 대해서는 사람 나름입니다. 생채 샐러드를 보면 춥고 입맛이 없으면 그와 어울리지 않지만 이런 느낌이 들지 않으면 야채 샐러드를 먹을 수 있습니다. 어떤 때는 계절에 따라 같은 종류의 음식에 대해서도 다르게 느낄 수 있습니다. 예를 들어, 고소한 마늘 오이 무침 요리를 여름에 먹으면 시원하고 온몸이 개운하지만, 겨울에는 같은 음식을 먹어도 위가 수축되고 온몸이 차갑게 느껴집니다.
나는 밥을 머리로 먹지 말고 몸으로 먹어야 한다고 말하곤 했습니다.
무슨 음식이 좋다고 그 음식을 필사적으로 먹는 것이 아니라 자신의 몸의 소리를 들어야 합니다. 만약 몸이 먹기 편하다고 말한다면, 이 음식은 당신에게 맞는 것이고, 만약 몸과 느낌이 먹고 싶지 않고, 먹기 불편하다면, 이 음식은 당신에게 맞지 않습니다.

Q2 중년 이후에는 신진대사가 느려지는데, 덜 먹어야 합니까?

A 신진대사가 느려지면 입맛이 떨어지므로 입맛대로 얼마나 먹을지 결정하면 됩니다.
여기서 입맛에 맞게 식사량을 조절하라고 하는 것은 고기를 줄이고 전분을 늘리기 시작한다는 의미가 아니라, 자신에게 맞는 근치음식 황금조합에 맞춰 분량을 조절해야 한다는 뜻입니다.
나이 많은 든 사람들은 입맛이 떨어지면 그저 죽만 먹기 시작합니다. 만약 음식 조합이 잘못되어 혈당이 흔들리면 반드시 신진대사에 악영향을 미칠 것입니다, 이때 당신의 신진대사는 나이가 들면서 자연히 떨어지는 것이 아니라 음식 조합이 잘못되어서 생긴 것입니다.

Q3 중년이 되면 면역력이 떨어질까요? 어떻게 먹으면 면역력을 강화할 수 있습니까?

A 우리의 면역력은 부신과 함께 묶여 있어 부신 선생이 건강할 때 면역력도 건강하기 마련입니다. 모두가 중년 이후 면역력이 약해진다고 말하는 것은 나이가 들면서 부신이 비교적 피곤하기 때문입니다. 따라서 면역력을 높이는 가장 좋은 방법은 부신을 지원하는 것입니다. 부신을 지원하는 방법 모두 면역력을 높이는 데 도움이 됩니다(125~126쪽, 129쪽 참조).

Q4 혈당이 너무 낮아서 머리가 어지럽고 식은땀이 날 때 어떤 긴급 구급 조치가 있습니까?

A 혈당이 너무 낮아서 현기증과 식은땀이 날 때는 일시적으로 움직이지 않는 것이 가장 좋으며, 지방과 단백질을 보충할 음식, 약간 설탕이 든 음식을, 개인 치료의 황금 음식 조합처럼 먹고, 증상이 완전히 사라질 때까지 기다리세요. 저혈당 문제의 가장 근본적인 해결책은 균형잡힌 식단입니다. 혈당이 급격히 상승하면 눌려서 아주 낮게 떨어지지 않도록 근치음식인 황금 조합을 찾는 것이 좋습니다. 동시에 회복 기간 동안 식사를 적게 여러 끼를 막고 배가 고픈 것을 느끼지 않도록 노력하는 것이 좋습니다. 부신이 치유된 뒤부터 하루 세 끼의 식사를 할 수 있습니다.

Q5 어떻게 육류나 단백질을 요리해야 영양을 충분히 유지할 수 있습니까?

A 다양한 육류나 단백질은, 각 종류마다 다르고 부위도 제각각이므로, 각기 다른 조리 방식이 있습니다. 가장 좋은 요리인지 아닌지를 판단하는 것은 그것이 맛이 있는지 보는 것입니다. 음식의 가장 큰 맛의 근원은 영양이기 때문에 맛있다는 것은 영양이 모두 살아있다는 것을 나타냅니다.
예를 들면, 살코기는 기름기가 부족하기 때문에 튀김에 안성맞춤이고, 기름진 고기는 기름이 풍부하기 때문에 조림에 적합합니다. 진정으로 좋은 요리란 바로 식재료의 특질을 충분히 살려 주어, 가장 좋은 맛을 끌어내는 것입니다.

Q6 조심하지 않아 당분을 너무 많이 먹었으니 어떻게 보완해야 합니까?

A 실수로 설탕을 너무 많이 먹었을 때, 당신에게 저 혈당 문제가 없다면 그것을 빨리 내보낼 수 있습니다. 걸으면서 근육을 움직일 때, 근육은 혈액 속의 당분을 사용해서 혈당 낮추기를 돕습니다. 약간의 유지와 단백질이 있는 음식을 함께 보충해야 혈당이 너무 빨리 떨어지지 않습니다. 이때 격렬한 운동을 하는 것을 권장하지 않는데, 혈당 저하 속도가 너무 빨라서 부신을 상하게 할 수 있기 때문입니다. 따라서 자칫 설탕을 너무 많이 먹었을 때 단백질과 기름진 음식을 보충하면서 15~30분 정도 더 걷는 것이 최선입니다. 이것은 혈당 변동으로 인한 손상을 완전히 상쇄하지는 않지만 상승과 하강의 정도를 약간 줄일 수 있습니다.

Q7 자극적인 음료인 커피와 차의 섭취를 줄이고 싶다면, 어떤 정신을 상쾌하게 하는 방법으로 대체할 수 있습니까? "카페인 중독" 증상이 있다면, 어떻게 끊을 수 있나요?

A 만약 어떤 사람의 정신이 상쾌하지 않은 것은, 이 사람의 에너지가 불안정하다는 것을 의미합니다. 즉 에너지 = 혈당, 이 사람은 혈당이 불안정하여 혈당이 떨어지면 정신을 차릴 필요가 있습니다. 한 사람의 식사 조합이 정확하고 혈당이 안정된다면 혈당이 많이 떨어질 때가 없습니다. 에너지는 항상 충분하므로, 특별히 단 것을 먹고 싶을 때나, 특히 커피나 차, 담배로 정신을 차리고 싶을 때가 없습니다.

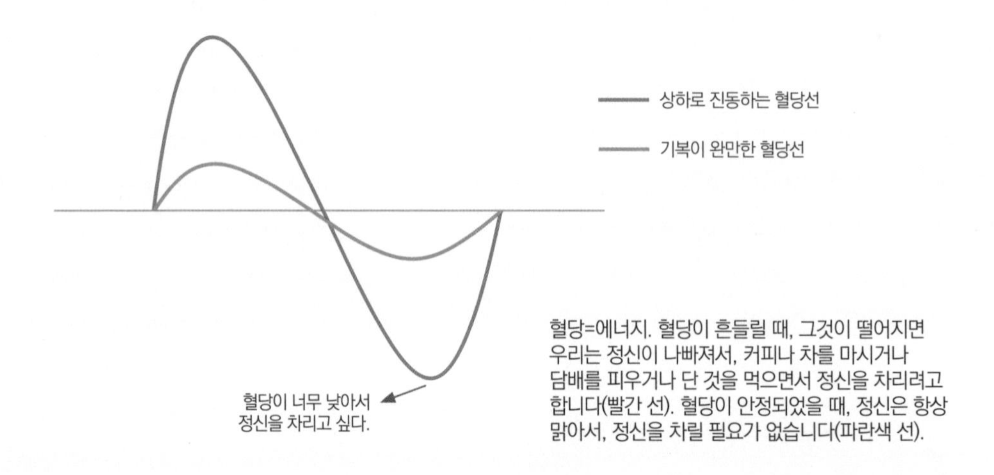

혈당=에너지. 혈당이 흔들릴 때, 그것이 떨어지면 우리는 정신이 나빠져서, 커피나 차를 마시거나 담배를 피우거나 단 것을 먹으면서 정신을 차리려고 합니다(빨간 선). 혈당이 안정되었을 때, 정신은 항상 맑아서, 정신을 차릴 필요가 없습니다(파란색 선).

커피, 차, 담배와 같은 음식들은 식사 후에만 복용하도록 권장하며, 만약 당신이 그것을 가지고 정신을 차릴 필요가 있다면 그것은 약용이고, 어떤 약을 오래 사용해도 부작용이 생길 수 있습니다. 카페인이나 니코틴에 중독된 사람은 끊을 때 반드시 증상이 나타납니다. 머리가 아프거나 정신이 없다 등등. 이때 티로신(L- tyrosine)을 잠시 복용하여 금단반응에 따른 불편함을 완화시킬 수 있습니다. 일반적인 카페인 중독은 끊을 때, 금단반응이 5일 정도, 니코틴은 더 오래 지속됩니다.

Q8 갱년기에 콩을 먹는 것이 효과가 있습니까?

A 콩에 식물성 여성호르몬인 이소플라본이 들어있어 갱년기를 거치는 동안 여성 호르몬이 너무 적은 것이라면 특히 콩류 식품이 먹고 싶어집니다. 갑자기 두유나, 두부를 먹고 싶은 것은 여성호르몬을 보충할 수 있기 때문입니다.

그러나 어떤 갱년기 여성들은 여성호르몬이 너무 적은 것이 아니라 여성호르몬과 루텐의 비율이 불균형하여 에스트로겐의 우세를 형성합니다. 즉, 여성호르몬의 비율이 너무 높다는 것입니다.

에스트로겐이 우세하면 흔히 볼 수 있는 증상

- 성욕이 떨어진다
- 생리 주기가 비정상적이다
- 헛배 부름(더부룩하다), 부종
- 허리, 엉덩이, 허벅지 비만
- 손발이 차갑다
- 두통
- 감정의 기복이 매우 심하고, 참을 수 없고, 우울하다
- 피곤, 불면증
- 월경 증후군
- 머리카락이 빠진다
- 건망증이 심하고 생각이 혼란스럽다
- 가슴이 붓는다
- 유방 섬유 낭종

이 증상들은 대부분 폐경 직전의 시기에 나타나 많은 사람들이 자신이 갱년기에 접어들었고 여성 호르몬이 부족하다고 착각해 여성 호르몬을 보충하기 시작합니다.

그러나 이미 너무 높은 호르몬의 비율을 가진 사림이 여성 호르몬을 보충하는 것은 불난 집에 부채질하는 것이니, 매우 위험합니다.

그러므로 몸이 당신에게 특별히 무엇을 먹고 싶은지 말하지 않는 한, 보양식에 관계없이 나는 어떤 호르몬을 보충하기 전에, 자신이 필요로 하는 것이 루텐인지 여성 호르몬인지를 보기 위해 타액 검사를 할 것을 추천합니다. 만약 어떤 비율의 균형을 잃은 상황이 있으면, 나는 간, 담, 신에 독소 디톡스 파

이프를 지원하는 건강 보조 식품을 함께 복용하는 것을 권장합니다('건강보조식품을 현명하게 사용하는 방법' 부록 참조). 과도한 호르몬을 원활하게 배출되도록 합니다. 또한 호르몬을 보충한 후 정기적으로 호르몬 타액 검사를 하는 것을 잊지 마십시오. 약의 조제량이 맞는지? 과다하지 않았는지? 호르몬이 조금만 분비되면 몸속에 큰 영향을 줄 수 있기 때문입니다.
만약 당신이 갱년기를 겪을 때, 갑자기 콩 제품을 먹고 싶다면, 많이 보충할 수 있습니다. 그러나 보충 기간 동안 갑자기 위 표와 같은 증상이 나타나면, 지나치게 보충했을 가능성이 있으므로 양을 줄이거나, 간, 담, 신 디톡스 파이프를 지원할 수 있는 건강보조식품을 보충해야 합니다.

Q9 어떤 사람이 '단 음식을 즐겨 먹으면 빨리 늙는다'고 하는데 정말인가요?

A 정말입니다.
설탕은 당화(glycation) 과정을 거쳐 당화 최종 산물을 생산하며(advanced glycation end products), 당화의 최종 산물이 우리를 노화시키는 원천입니다. 그것의 누적이 매우 많은 질병을 만든다는 것은 연구를 통해 증명했습니다.(153) 그래서 설탕을 적게 먹으면, 천천히 늙을 수 있습니다.
그러나 우리가 설탕을 적게 먹기 전에, 어떤 것에 설탕이 들어 있고 어떤 것에 설탕이 없다는 것을 먼저 알아야 합니다. 그렇지 않으면, 노화를 방지하려고 소위 건강식이라고 하는 음식을 잔뜩 먹었는데, 결국에는 모두 고당류여서 오히려 먹을수록 더 늙게 됩니다(39~42쪽 참조).

Q10 중년에 접어드니 흰 머리카락이 하나 둘씩 생겨나서 염색을 하려고 합니다. 파마나 염색을 하면 건강에 영향을 줄 수 있습니까?

A 만약 화학 성분을 함유하고 있는 염색약이 두피에 닿으면 반드시 건강을 해칩니다. 천연 염색제 사용을 권장합니다. 인도에서 오랫동안 사용해온 헤나 파우더는 천연 염색제로 쓸 수 있습니다. 저는 화학 염색제에 알레르기가 있기 때문에, 이미 헤나를 이용하여 염색한 지 10년이 되었습니다.

Q11 건강 검진은 얼마나 자주 해야 합니까? 어떤 항목이 가장 필요합니까?

A 건강검진은 1년에 한 번만 하면 됩니다. 제가 생각하기에 가장 필요한 항목은 다음과 같습니다.

1. 당화혈색소(당화혈색소란 장기간 동안 혈중 포도당 농도를 알기 위해 사용하는 혈색소의 한 형태)
2. 중성 지방
3. 간 및 신장 기능
4. 간염 검사
5. 헬리코박터균
6. 요세균지수

이 중 1~3개 항목의 검사 결과는 다른 사람의 평균치와 비교하는 것이 아니라 자신과 비교하는 것입니다. 매년 측정해내는 지수는 모두 같은 표 안에 기록되어야 하고, 이렇게 하면 해마다의 추세를 볼 수 있습니다. 예를 들어 매년 5.5로 측정했던 당화 혈색소가 올해는 5.7까지 올라가 아직 의사의 경고는 받지 않았지만 상승 추세라면 스스로 당분의 섭취량에 신경을 써야 합니다. 아니면 중성 지방이 원래 68인데 115로 뛰어올랐다면 아직 기준치를 넘지 않았지만 왜 지수가 올랐는지 알아야 합니다. 혹은 보고서의 신장기능수치 정상 범위는 0.5~1.0 mg/dL인데, 2년 동안 0.7에서 1.0으로 뛰어올라 정상 범위를 벗어나는 추세가 있다면 원인을 찾아내서 수정해야 합니다.
만약 당신이 근치 음식을 하고 있고, 소화와 위산의 부족에 문제가 없다면 4, 5항목의 검사를 3년에 한 번 할 수 있습니다. 근데 만약에 위산이 부족한 문제, 소화 및 배설증상, 알레르기, 천식, 부비동염이 있다면 매년 이 몇 가지 항목들을 검사해야 합니다. 소화기 기능이 부족하기 때문에, 면역력이 저하되어 간염에 쉽게 걸릴 수 있습니다. 위산이 부족하면 헬리코박터균은 쉽게 유문으로 옮겨져 과도하게 번식합니다, 이런 염증들은 모두 증상이 없을 가능성이 크지만, 만성 염증을 일으킬 수 있어 검사를 하지 않으면 처리하지 못합니다.
특히 나는 영양상담의 경험에서 환자가 요소호기검사 헬리코박터균을 측정했다는 검사 보고에서 헬리코박터균이 없다고 말하곤 했는데 같은 환자가 분변검사를 하러 갔다가 헬리코박터균이 검출됐습니다.
항목 6은 전립선 비대 남성이 매년 실시해야하는 검사 항목입니다. 만약 오줌 박테리아가 높아지는 문제가 있다면 방광에 만성염을 일으킬 수 있습니다. 전립선 비대증의 문제를 다루거나 간유와 크랜베리를 복용해야 합니다. 간유는 소염을 촉진시킬 수 있고 크랜베리는 소변 속의 세균 번식을 억제할 수 있습니다.

Q12 혈당진동을 피하기 위해 당분이 함유된 음식을 전혀 먹지 않는 것이 좋습니까?

A 좋지 않습니다!

설탕은 바로 탄수화물인데, 천연 채소와 과일에도 포함되어 있습니다. 채소와 과일을 전혀 먹지 않으면, 몸에 영양분이 부족할 수 있습니다. 혈당의 진동을 피하려면 근치진폭검사법으로 측정하면 됩니다. 측정하면, 당신이 한 끼에 얼마나 많은 당분 음식을 먹을 수 있는지 알 수 있고, 당분을 전혀 먹지 않을 필요가 없습니다.

건강한 존재는 우리로 하여금 꿈을 추구하고, 자아를 실현하며, 사회에 공헌하고, 삶의 정취를 즐길 수 있는 보다 더 많은 에너지를 갖게 하기 위해서입니다. 만약 혈당진동을 피하기 위해 설탕을 전혀 먹지 않는다면, 우리는 건강을 위해 사는 것이지, 건강으로 우리의 삶을 채우는 것이 아닙니다. 이러한 논리를 삶이라고 부르지 않고, 그것은 생존이라고 부릅니다. 생존을 위한 심리상태를 사는 사람은 긴장하고 초조하고 실수할까 봐 두려워하며, 아름다운 경치를 즐기는 마음 여유가 없고, 음식의 맛을 즐길 줄 모르고, 음식을 통해 우리가 다른 사람들과의 만남을 소중하게 할 줄 모릅니다. 이런 사람은 결국 생리에 병이 없더라도, 마음의 병이 날 것입니다.

생활의 마음가짐으로 살아가는 사람은 과격하거나 긴장하지 않으며, 그는 마음이 안정되고 균형이 잡혀 있습니다. 우리의 혈당은 당분을 견딜 수 있는 공간이 있고 자신에게 맞는 음식 조합을 알면 무한한 창의성의 배합 방법이 있습니다. 근치 음식은 우리가 우리 몸을 이해하는 데 도움이 되며, 가장 중요한 것은 우리가 이 지식을 알면 식생활의 한계를 해방시켜 주고, 삶을 즐기며 꿈을 추구할 수 있는 에너지와 기분을 갖도록 할 수 있습니다.

당신이 생존하고 싶으면, 설탕을 건드리지 말고, 당신이 생활하려면 설탕을 두려워하지 마세요. 당신이 생활하려면, 근치음식을 하세요.

Q13 사람은 정말 산성 체질과 알칼리성 체질로 구별됩니까? 천성적인 것입니까? 아니면 먹어서 생긴 것입니까? 어떤 체질이 비교적 건강합니까?

A 음식 불균형은 확실히 산성 체질을 만듭니다.

사람의 정상혈액인 산알카리는 7.35~7.45로 미알칼리인데, 이 산알카리도 중 다수가 생화학적으로 가장 잘 작동합니다. 혈액의 산 알칼리가 7.35~7.45의 범위를 넘으면 우리는 산중독이나 알카리성 중독을 일으킬 수 있습니다. 그렇기 때문에 몸에 완충 메커니즘이 설치되어 있고 혈액이 너무 알카리적이거나 너무 산성이면 모두 정상 범위로 조절할 수 있습니다.

하지만 한 사람이 먹는 음식이 피를 너무 빨리 시게 하면 몸을 완충할 겨를이 없고, 오래되면 산성 체질이 됩니다.
우리가 뭘 먹든 피가 산성으로 변하기 때문에 먹는 음식의 배합과 조합이 중요합니다. 만약 당신이 먹은 것이 너무 빨리 소화가 되면, 혈액이 산성화되는 속도가 아주 빨라질 것입니다. 먹은 것이 서서히 소화되면 혈액이 산성화되는 속도가 느려지고, 몸은 완충할 수 있을 것입니다.
그래서 고기를 먹으면, 피가 산성화가 되고 채소와 과일을 먹어도 산성화가 되고, 밥과 빵을 먹어도 산성화가 됩니다. 그것은 당신이 어떻게 배합하느냐에 따라 피를 산성으로 바꾸는 속도를 좀 늦출 수 있는 것입니다.
바나나 한 개나 빵 한 개를 따로 먹는다면 바나나와 빵은 당분이 많이 들어있어 소화가 빠르며 피를 산성화하게 하고 몸이 완충되지 않아 종종 이렇게 먹으면 산성 체질이 되기 쉽습니다. 타액 시험지로 검사했을 때 체질이 좋은 사람은 모두 음식 조합이 잘된 사람들입니다. 산성 체질인 사람들은 모두 음식 조합이 균형을 잃은 사람들입니다.
장기간 산성 체질을 지닌 사람들의 가장 심각한 결과는 산성피가 혈관벽을 갉아먹어 만성적인 염증을 일으켜 각종 질병을 초래하는 것입니다.

Q14 은행을 먹으면 치매 예방이 된다고 들었는데 사실인가요?

A 은행은 약초라 할 수 있는데, 그 약성은 소염과 혈액 순환을 촉진하기 때문에 기억력을 지배하는 데 자주 쓰입니다. 그러나 나는 그것이 치매를 예방하거나 반전시키는 능력이 있다는 것을 본 적이 없습니다. 모든 질병은 인체 내의 식이요법 케어인 '4대천왕'이 이미 균형을 잃은 지 오래되었기 때문입니다. 4대천왕은 신체가 작동할 때 필요한 메커니즘으로, 만약 그것들이 균형을 잃었는데, 질병을 예방하거나 반전시키려면, 반드시 이 근본적인 문제들을 균형 있게 되돌려야 합니다. 따라서 이럴 때, 약초 또는 어떤 종류의 약도 증상을 지연시키거나 완화시킬 뿐, 질병을 호전시킬 수 없습니다.
어떠한 질병도 예방하려면, 확고한 4대천왕으로부터 착수해야 합니다. 치매는 제3형 당뇨병이라고도 불리기 때문에 치매를 예방하려면, 혈당을 안정시키는 것이 최상책입니다(121~122쪽 참조).

Q15 만두, 돼지고기 파이, 고기만두처럼 전분이 있고 고기가 들어간 음식이라면 섭취량을 어떻게 계산해야 할까요?

A 이런 음식은 집에서 직접 만든 것이라면 그 안의 고기는 고기이고 겉의 껍질은 껍질입니다. 하지만 밖에서 이런 음식을 먹으면 이 식당이 비싸고 식재료에 투자할 의향이 없는 한, 안의 고기가 그리 많지 않을 것입니다. 겉껍질이 껍질이니까 이런 음식은 우리 집에서도 일률적으로 전분의 양으로 칩니다. 이런 종류의 음식을 먹을 수 있는지 알고 싶다면, 가장 좋은 방법은 근치 음식 진폭 혈당 검사를 사용하여 혈당을 측정하는 것입니다.

Q16 어떻게 먹어야 근육이 생기고 지방이 생기지 않을까요?

A 우리가 에너지가 충분할 때는 근육을 합성하고, 약간의 에너지가 부족할 때는 지방을 태울 것입니다. 하지만 조금만 더 과격하면 얘기가 달라집니다. 에너지가 넘칠 때, 지방을 합성하는 것인데, 에너지가 심각하게 부족할 때, 지방을 태울 뿐만 아니라 근육도 태웁니다(211~212쪽 참조
에너지=혈당, 그러니까 근육을 키우고 지방은 키우지 않으려면 혈당을 너무 높게 밀어서는 안 됩니다. 근육을 잃지 않고 지방만 태우고 싶다면 혈당이 너무 낮게 떨어지지 않도록 하세요. 따라서 지방 없이 근육을 만드는 가장 좋은 방법은 혈당을 안정적으로 유지하는 것입니다. 기운이 충분하면 근육이 자라고, 기운이 약간 부족하면 지방이 탑니다. 정말 아름답지요!
혈당을 안정시키는 가장 좋은 방법은 바로 근치진폭혈당검사법으로 자신의 근치음식인 황금 조합을 측정하는 것입니다.

Q17 매일 아침 일어나면 얼마 후에 음식을 먹을 수 있나요? 모두들 야식을 먹으면 살찌기 쉽고, 저녁을 너무 늦게 먹으면 안 된다고 하는데 정말인가요?

A 세 끼를 먹는 것은 사람이 발명한 것이지 몸이 발명한 것이 아닙니다. 우리의 몸은 세 끼라는 개념이 없고, 단지 배고프면 먹고 싶을 뿐, 배고프지 않고는 먹지 않습니다. 그래서 일어나서 당신이 배가 고프면 음식을 먹을 수 있지만 배가 고프지 않으면 먹지 않아도 됩니다.
야식을 먹는 것은, 한 끼 더 먹는데다가 불균형하게 먹으면 당연히 살이 찌기 쉽습니다. 그러나 어떤 경우에는, 야식이 필요합니다. 예를 들어 야간근무를 하는 사람은 에너지 보충이 필요한데, 배가 고프

면 균형 있게 먹는 것은 문제가 없지만, 금방 잠을 자야 한다면 너무 많이 먹지 않도록 하세요.
저녁을 일찍 먹는 것은 밤에 잠을 잘 때 혈당이 떨어져 지방을 태울 수 있기 때문에 다이어트를 하기 쉬운 것이 맞습니다. 밤에 잠을 잘 때 우리가 가장 오랫동안 먹지 않기 때문입니다.
하지만 저녁 식사가 불균형하게 되면 밤에 혈당이 완만하게 떨어지는 것이 아니라 심하게 떨어지고 이때 부신 선생이 불려 나와 혈당을 들게 되는데, 혈당이 올라가면 사람이 깨어나게 됩니다. 이 사람은 배가 고파서 잠이 오지 않습니다. 따라서 만약 당신이 불균형하게 먹거나, 저녁을 너무 일찍 먹어서 밤에 잠을 잘 수 없거나, 한밤 중에 배가 고파 깨어난다면, 당신은 저녁을 너무 일찍 먹거나 저녁을 너무 적게 먹는 것이어서 적합하지 않습니다.

Q18 코코넛 오일이 나쁘다고 들었는데 정말인가요?

A 최근 코코넛 오일에 대한 공격이 많이 있었습니다. 인터넷 상에서 코코넛 오일은 높은 포화 지방으로 심혈관 막힘의 원인이 되기 쉬우며 너무 많이 먹으면 안 됩니다. 환자가 나에게 이 질문을 했을 때, 나는 미국 공식 부서의 새로운 식이요법 권고는 이미 나쁜 콜레스테롤을 제거했다고 생각했습니다. 미국심장학회(American Heart Association)의 연구로, 심장협회 산하 의학잡지 Circulation에 게재되었습니다.(154) 이 연구에서는 단일 불포화지방산이나 다중 불포화지방산이 높은 요리기름을 사용하면 심혈관계 질환을 줄일 수 있다는 것을 말해주고 있습니다.
어떤 오일이 단일 불포화지방산이 높은 기름입니까? 참기름, 올리브 오일, 아보카도 오일이 함유되어 있습니다. 어떤 것이 다중 불포화지방산이 높은 기름입니까? 해바라기씨 오일, 옥수수 오일 등이 함유되어 있습니다. 누가 미국심장협회의 가장 큰 스폰서 중 하나인지 맞춰보세요? 코코넛 오일 메이커가 될까요? 아니요, 아보카도 오일 협회입니다.(155)
아보카도 오일은 나쁜 것이 아니라 올리브유나 참기름처럼 좋은 반면 아보카도가 좋다는 것은 코코넛 오일이 나쁘다는 뜻이 아닙니다. 불행하게도 그것들은 같은 식용유 시장을 공유했습니다. 그래서 코코넛 오일이 많이 팔리면 아보카도 기름은 적게 팔립니다. 사실, 포화 지방, 단일 불포화 지방 및 다중 불포화 지방이 모두 필요하므로 식용유는 다양하게 섭취해야 하나, 올바르게 사용하는 것을 명심해야 합니다(46쪽 참조).
당신의 건강정보가 어디에서 왔든, 만약 그것이 어떤 시장의 이익과 함께 묶여 있다면, 당신은 이익에 얽히고설킨 어려움이 없는지 독립적으로 판단해야 합니다.
그래서 나는, 전문가의 말을 듣지 말고, 누가 하는 말을 듣지 말고, 무엇을 먹어야 하고, 건강하고 행복하다고 느끼고, 몸에 귀기울이는 것이 옳다고 말했습니다. 그것은 여러분의 몸이 여러분의 필요와 관심에서 전적으로 말하고 있기 때문입니다.

Q19 코코넛 오일로 치매를 예방할 수 있습니까?

A 모든 오일에는 치매를 예방하는 기능이 있습니다. 주된 이유는 기름이 혈당을 안정시킬 수 있다는 것이며, 이제 우리는 치매가 실제로 제3형 당뇨병이라는 것을 알고 있습니다. 그 외에도 신경의 수초는 역시 오일로 합성된 콜레스테롤이라는 것을 알고 있기 때문에 오일은 뇌의 신경을 만드는 매우 중요한 원료 중의 하나입니다.

그런데 코코넛 오일은 왜 그렇게 '신통'해 보이죠? 주요 원인은 코코넛 오일이 돼지기름이나 버터와 마찬가지로, 다량의 포화지방을 함유하고 있기 때문에, 포화지방이 혈당을 안정시키는 힘이 가장 강합니다. 이 밖에 코코넛 오일에는 또 대량의 짧은 사슬 지방이 있는데, 이러한 지방은 담즙에 의해 분해시키지 않아도 흡수하여 이용될 수 있습니다. 이제 다들 위산이 부족하고 담즙이 잘 풀리지 않아, 코코넛 오일의 효용이 특히 뚜렷합니다. 게다가 코코넛오일은 콜레스테롤이 함유되어 있지 않기 때문에 '주류이론'을 거스르지 않고 연구하기 쉽습니다.

그러나 포화지방이 높은 다른 기름을 사용해 연구하는 것을 꺼리지 않는다면 돼지기름, 오리기름, 거위기름, 닭기름, 버터, 양유, 어유 등등이 치매 예방에도 매우 유용합니다. 만약 우리가 고기로 연구를 하는 것을 꺼리지 않는다면 껍질에 붙어 있는 기름진 돼지, 닭, 오리, 소, 양, 생선 등등의 고기도 치매를 예방하는데 도움이 됩니다.

Q20 붉은 고기가 암을 유발합니까?

A 모두 붉은 고기에 대해 매우 두려워합니다. 암을 일으킬 수 있다는 말은 세계보건기구 산하 국제 암 연구 기관에서 보고한 것입니다.(156)

이 보고서는 10개국 22명의 전문가가 수행한 800건의 연구 결과를 분석한 결과입니다. 그들은 붉은 살과 대장암 사이에 미약한 관계가 있는 것 같다고 하였습니다. 그러나 800건의 연구는 찾아볼 수 없었고 22명의 전문가를 어떻게 선정했는지 알 길이 없었습니다. 전 세계에 그렇게 많은 나라가 있는데 왜 10개국만 대표가 됩니까? 어떤 나라들입니까? 이 국가들의 주요 공업은 어떤 것들이 있습니까? 이런 전문가의 연구 기관은 모두 누가 협찬한 것입니까? 흰 고기 회사인가요? 과일과 채소 회사인가요?

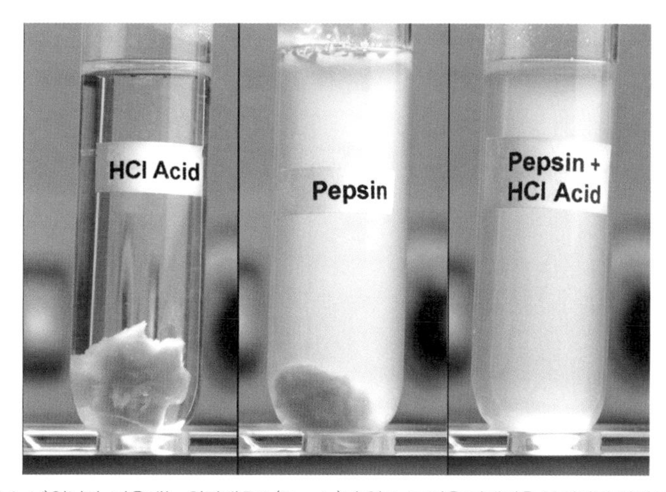

왼쪽은 위산(HCl Acid)입니다. 가운데는 위단백효소(Pepsin)가 있고, 그것은 단백질을 분해하기 위해 단백질을 사용하는 효소입니다. 오른쪽은 위단백효소(Pepsin)+위산(HCl Acid). 왼쪽 두 관에 있는 그 물건은 고기입니다. 우리는 우리가 단지 위산이 있거나 단 하나의 위단백 효소가 있을 때 고기가 분해될 수 없다는 것을 볼 수 있습니다. 이것은 위단백 효소가 일을 할 수 있는 것은 위산에 의해 작동된다는 것을 설명할 수 있습니다. (그림출처: Martin F. Chillmaid/Science Source)

우리는 800건의 연구 보고서를 찾을 수 없기 때문에, 나는 이 결론의 신빙성을 판단할 수 없습니다. 그러나 영양 상담의 경험을 토대로 붉은 육류가 대장암과 관련된 이유를 알 수 있습니다.

붉은 고기와 흰 고기의 가장 큰 차이는 그것이 함유하고 있는 철의 양에 있습니다. 내 병환의 분뇨 검사 보고서에는 흔히 철균이 지나치게 많이 번식하는 것을 볼 수 있습니다. 당균, 철균, 기름균을 좋아하는 것은 모두 이 균들이 먹는 주식이 무엇인지를 설명하는 것일 뿐입니다. 1983년, Rolf Freter는 장균의 틈새시장 이론(nutrient niche theory)을 발표했고, 그는 장에서 균종의 생태가 균이 얻을 수 있는 영양에 따라 결정한 것입니다. 균종마다 다른 주식, 유지, 설탕 등을 먹습니다. 예를 들어 설탕을 많이 먹는 사람에겐 당을 좋아하는 간디다균(Candida)은 주식이 풍부하기 때문에 비교적 많이 번식합니다.

그렇다면 왜 나는 병환들에게 철을 좋아하는 균이 너무 많이 번식하는 것을 볼 수 있을까요? 균이 번식을 많이 하는 것은 주식이 많기 때문입니다. 그럼 철은 어디서 나요? 철은 음식이나 건강보조식품(철제, 철정)에서 온 것입니다.[157] 붉은 고기는 철분이 특히 풍부합니다. 반면 고기 속의 철(heme)은 프로테아제에 의해 방출되는데, 프로테아제가 작용한다는 것은 위산에 의한 것입니다. 철은 흡수되어 이용 가능하려면 위산이 없어서는 안 된다고 말할 수 있습니다.

현대인의 삶은 긴장되고, 너무 빨리 먹고, 씹기 부족하며, 음식 조합이 잘못되어 위산 억제 약물을 많이 사용하므로 위산이 일반적으로 부족합니다. 위산이 부족한 상태에서는 철이 분해하여 흡수되지 않고 소화도 하류에 이르면 철을 좋아하는 균의 주식이 많아져 이런 균들이 과도하게 번식합니다. 철을 좋아하는 균의 과다 번식은 설탕을 좋아하는 균이 과다할 때와 마찬가지로 장에 염증을 일으키며, 염증이 오래되면 암에 걸릴 위험이 있습니다(227쪽 참조).
그러므로 오류는 붉은 고기에 있지 않습니다. 우리가 붉은 고기를 소화시키는 메커니즘을 망가뜨린 것입니다.
그 외에도, 우리는 사실 다른 육류에 대해 같은 연구를 하지 않았기 때문에[158] 흰 고기를 먹는 데도 같은 문제가 생길지 모릅니다. 왜냐하면 어떤 육류도 위산에 의해 완전히 분해되지 않는다면, 그것은 흡수된 영양분이 되지 않고, 썩은 시체로 변하고, 대변과 방귀가 특히 구리게 만들기 때문입니다. 이런 썩은 시체도 장에 오랫동안 염증을 일으킬 수 있고, 염증이 오래되면 암으로 바뀔 수 있습니다.
하지만 어느 육류든 자연식자재가 아니면 소화에 문제가 생길 가능성이 큽니다.

Q21 고기를 고온으로 구우면 정말 암을 일으키기 쉽습니까?

A 세계보건기구(WHO)의 국제암연구기관이 보고서를 통해 고기를 고온으로 요리하는 것을 언급했지만 증거 부족으로 단정할 수 없었습니다.[159]
사실 우리가 바비큐로 음식을 섭취하는 것은 인류가 불을 사용할 줄 아는 역사만큼이나 오래된 것입니다. 만약 어느 정도 구워졌는지가 확실치 않다면, 혀로 검사하세요. 만약 당신이 구워낸 음식이 자연적인 풍미를 표현할 수 있고, 그 향기와 달콤함은 불의 세기가 아주 잘 잡혔음을 의미하며, 음식물이 풍기는 맛이 바로 그 영양이기 때문입니다. 만약 당신이 구워낸 음식에서 쓴맛이 난다면, 음식의 분자가 이미 변조되었다는 것을 의미하고, 기름도 이미 소모되었을 수 있습니다.
이것은 마치 알맞게 구워진 커피에 달콤한 향이 나는데 바로 카라멜 맛입니다. 그러나 지나치게 구운 커피는 쓴 맛을 낼 것입니다. 나는 이 커피를 "고양이 소변 커피"라고 부릅니다. 그것은 커피 원두의 기름은 이미 소실되었고, 커피의 원래 영양은 이미 변조된 맛입니다. 이런 음식물을 장기간 먹는 것은 인체에 해롭습니다.

Q22 늦게 자는 습관이 있지만, 하루에 8시간을 충분히 잘 수 있습니다. 이렇게 해도 되나요?

A 우리의 신체 작동에는 생리 시계가 있는데 이 생리 시계는 태양을 따릅니다. 그 중 하나는 생리 시계를 따라 진행되고 있는데, 바로 간입니다.

간의 해독 시간은 대개 저녁 11시부터 3시까지입니다. 만약 이 때 우리가 이미 잠이 들면, 신체 기능에 필요한 다른 작동 에너지를 모두 낮추어, 모두 간에 집중할 것입니다. 이때 간은 대대적인 해독을 수행할 수 있습니다. 그러나 그 때 잠을 못 자면 간장의 해독이 방해됩니다.
수면 시간 외에도 간 해독에 직접적인 영향을 미치는 요인은 다음과 같습니다.

> 알코올/커피/니코틴/약물 섭취

알코올, 카페인, 니코틴, 약물은 모두 간을 통해 분해해야 체외로 배출할 수 있습니다. 따라서 알코올, 카페인, 니코틴, 약물을 너무 많이 섭취하면 간이 쉽게 막힙니다.

> 혈당 진동

우리의 혈당이 요동쳐서 혈당이 상승할 때, 간이 서둘러 너무 많은 설탕을 지방으로 모아 저장해야 합니다.(그래서 지방간이라고 부릅니다) 그 다음, 혈당이 너무 낮을 때 간은 또 서둘러 지방과 근육을 태워야 합니다. 따라서 만약 우리가 매끼 식사에 혈당을 흔들면, 간은 혈당이 너무 많고 너무 적은 일을 끊임없이 처리할 수밖에 없습니다. 혈당 = 에너지, 에너지는 생명과 관련되므로 간은 반드시 최우선으로 처리해야 합니다. 간은 혈당 조절에 바빠 독소 배출이 늦었는데 이때 간이 막히게 됩니다.

간 막힘의 흔한 증상

- 여드름이 난다
- 치질
- 과다한 땀, 너무 적은 땀
- 체취
- 변비
- 생리기간 전후에 가슴이 붓는 증상(가볍게 보아서는 안 됩니다. 이것은 당신의 가슴은 계속 배출하지 못하는 호르몬이 수신기에 삽입되어 염증을 일으키게 된다는 것을 의미합니다.)
- 조직증식(자궁 내막 증식, 난소 낭종, 전립선 비대증 증상은 월경 전후로 가슴 붓기처럼 직시해야 합니다.)

> 스트레스

스트레스가 오면 호르몬의 양이 올라가고 호르몬의 분해와 배출도 간에서 처리되기 때문에 우리가 스트레스를 많이 받을 때 간이 막히기 쉽습니다.
이것이 바로 왜 커피, 술을 너무 많이 마시면, 위의 표에 있는 이 증상들이 나타나고, 어떤 때는 음식이 조정되고 스트레스가 제거되면, 이 증상들은 완화됩니다. 그래서 내가 생리 전후에 가슴이 붓는 것을 발견하면 바로 설탕을 줄이고, 독소 배출에 도움을 주는 건강보조식품을 먹으면서 스트레스를 풀고 일찍 잠자리에 들게 됩니다.
또 다른 환자는 "나는 매일 야채와 과일을 많이 먹고 술도 안 마시고 담배도 안 피는데 왜 변비입니까"라고 질문을 던지곤 했습니다. 대부분의 사람들은 야채 섬유가 배변에 영향을 주는 유일한 것이라고 생각하지만, 사실 그것은 그 중 하나일 뿐이고, 배변은 또한 담즙 자극, 수분의 많고 적음과 호르몬의 영향을 받습니다. 그래서 섬유질을 많이 섭취하고 알코올을 건드리지 않고 담배를 피우지 않지만 늦잠을 자거나 과일을 너무 많이 먹거나 커피와 차를 너무 많이 마시면, 이런 식생활은 간이 막히게 할 수 있고, 호르몬의 배출이 불리하여 균형을 잃으면 섬유를 많이 먹어도 똑같이 변비에 걸릴 수 있습니다.

Q23 고급 에센스와 수분크림을 사용하고 매일 마스크 시트를 덧바르지만 피부를 촉촉하게 유지시켜 주지 합니다. 왜 일까요? 피부 보습력이 나이가 들수록 줄어들까요?

A 외부 보습제는 기껏해야 피부 보습에 도움만 줄 뿐, 영구적으로 윤활되지 않습니다. 만약 우리의 피부가 유지방을 만드는 것을 멈춘다면, 영양제를 바르는 것은 마른 장작에 로션을 바르는 것과 같을 것이고, 처음 바를 때는 기름이 반짝거리지만 얼마 지나지 않아 또 마르게 될 것입니다.
피부의 피지 분비량을 유지하는데, 호르몬이 장악하고 있습니다. 호르몬이 균형을 이루면 피부는 피지 제조량이 적당하여, 별로 기름기가 너무 많지도 않고, 마르지도 않습니다. 그러나 호르몬의 균형이 맞지 않으면, 무엇을 먹을지라도 피부가 건조해질 수 있습니다.('호르몬 균형을 유지하는 방법' 54~55쪽 참조)
피부 보습력이 나이가 들수록 떨어지는 것은 대부분 갱년기에 접어들어 호르몬의 양이 부족하거나 호르몬이 이미 불균형해지기 때문입니다. 이 추세를 완화시키려면, 우리의 선체 건강을 보호해야 합니다. 특히 부신 선생, 만약 그가 지쳐서 망가진다면, 종종 전체 내분비 시스템을 무너지게 할 수 있기 때문입니다.(51~52쪽 참조)

참고자료

제1부 식이요법 건강관리 4대 천왕

1. 소화

1. Recker, R.R. (1985, Jul 11). Calcium absorption and achlorhydria. N Engl J Med, 313(2): 70-3.
2. Champagne, E.T. (1989). Low gastric hydrochloric acid secretion and mineral bioavailability. Adv Exp Med Biol, 249: 173-84.
3. Allen, A. and Flemstrom, G. (2005, Jan). Gastroduodenal mucus bicarbonate barrier: Protection against acid and pepsin. Am J Physiol Cell Physiol, 288(1): C1-19.
4. https://chem.libretexts.org/Core/Physical_and_Theoretical_Chemistry/Acids_and_Bases/Acids_and_Bases_in_Aqueous_Solutions/Water_Autoionization
5. Yago, M., Frymoyer, A., Smelick, G., etc. (2013, Nov 4). Gastric re-acidification with betaine HCl in healthy volunteers with rabeprazole-induced hypochlorhydria. Mol Pharm, 10(11): 4032-4037.
6. Reimer, C., Søndergaard, B., Hilsted, L., and Bytzer, P. (2009, Jul). Proton-pump inhibitor therapy induces acid-related symptoms in healthy volunteers after withdrawal of therapy. Gastroenterology, 137(1): 80-7.
7. 消化最重要的參考資料: Wright, L. (2001). Why Stomach Acid is Good for You: Natural Relief from Heartburn, Indigestion, Reflux and GERD, Maryland: M. Evans.

2. 혈당

8. Lustig, R.H. (2010). Fructose: Metabolic, hedonic, and societal parallels with ethanol. J Am Diet Assoc, 110(9): 1307-21.

제2부 이런 만성병들은 어떻게 생겼나? 어떻게 개선해야 하나?

2. 고혈압/저혈당/당뇨병

9. American Diabetes Association, http://www.diabetes.org/living-with-diabetes/treatment-andcare/blood-glucose-control/hypoglycemia-low-blood.html?referrer=https://www.google.com/

3. 심장 혈관 막힘/동맥 경화

10. Chapin, J. and Hajjar, K. (2015, Jan). Fibrinolysis and the control of blood coagulation. Blood Rev, 29(1): 17-24.
11. Rabbani, N., Godfrey, L., Xue, M., Shaheen, F., Geoffrion, M., Milne, R., and Thornalley, P.J. (2011, Jul). Glycation of LDL by methylglyoxal increases arterial atherogenicity: A possible contributor to increased risk of cardiovascular disease in diabetes. Diabetes, 60(7): 1973-80.
12. Hajjar, D.P. and Hajjar, K.A. (2016, May 31). Alternations of cholestrol metabolism in inflammation-induced atherogenesis. J Enzymol Metab: 104.
13. Nieuwdorp, M., Stroes, E.S., Meijers, J.C., and Buller, H. (2005, Apr). Hypercoagulability in the metabolic syndrome. Curr Opin Pharmacol, 5(2): 155-9.
14. Palta, S., Saroa, R., and Palta, A. (2014, Sept-Oct). Overview of the coagulation system. Indian J Anaesth, 58(5): 515-523.
15. Hajjar, K. and Chapin, J. (2015, Jan). Fibrinolysis and the control of blood coagulation. Blood Rev, 29(1): 17-24.

4. 치주 질환/잇몸 출혈

16. Hussain, M., Stover, C., and Dupont, A. (2015). P. gingivalis in Periodontal disease and atherosclerosis-scenes of action for antimicrobial peptides and complement. Front Immunol, 6:45.
17. Dhadse, P., Gattani, D., and Mishra, R. (2010, Jul-Sep). The link between periodontal disease and cardiovascular disease: How far we have come in last two decades? J Indian Soc Periodontol, 14(3): 148-154.
18. Omori, K., Hanayama, Y., Naruishi, K., Akiyama K., Maeda, H., Otsuka, F., and Takashiba, S. (2014, Dec). Gingival overgrowth caused by vitamin C deficiency associated with metabolic syndrome and severe periodontal infection: A case report. Clin Case Rep, 2(6): 286-295.

5. 손가락(손바닥)이나 발가락(발바닥)이 저리다

19. Tesfaye, S. and Kempler, P. (2005, May). Painful diabetic neuropathy. Diabetologia, 48(5): 805-807.

6. 비문증

20. Torpy, J., Glass, T., and Glass, R. (2007). Retinopathy. JAMA, 298(8): 944.

7. 망막 박리

21. Vieira-Potter, V., Karamichos, D., and Lee, D. (2016). Ocular complications of diabetes and therapeutic approaches. Biomed Res Int, 2016: 3801570.

11. 백내장/각막 혼탁

22. Bernstein, R.K. (2011). Dr. Bernstein's Diabetes Solution: The Complete Guide to Achieving Normal Blood Sugars, New York: Little, Brown and Co.
23. Vinson, J.A. (2006, Aug). Oxidative stress in cataracts. Pathophysiology, 13(3): 151-62.
24. Spector, A. (1995, Sep). Oxidative stress-induced cataract: Mechanism of action. FASEB J, 9(12): 1173-82.
25. Sharma, K. and Santhoshkumar, P. (2009, Oct). Lens aging: Effects of crystallins. Biochim Biophys Acta, 1790(10): 1095-1108.

12. 청력 퇴화/이명/현기증

26. Li, X., Li, R., Zhang, Y., Guo, K., and Wu, L. (2013). Effect of diabetes on hearing and cochlear structures. Journal of Otology, 8(2).
27. 完整的耳毒性藥物清單, 請參閱: Bisht, M. and Bist, S. (2011, Jul). Ototoxicity: The hidden menace. Indian J Otolaryngol Head Neck Surg, 63(3): 255-259, https://www.ncbi.nlm.nih.gov/pmc/articles/PMC3138949/
28. Moussavi-Najarkola, S., Khavanin, A., Mirzaei, R., Salehnia, M., Muhammadnejad, A., and Akbari, M. (2012, Oct). Noise-induced outer hair cells' dysfunction and cochlear damage in rabbits. Iran Red Crescent Med J, 14(10): 647-656.
29. Minami, S.B., Mutai, H., Suzuki, T., Horii, A., Oishi, N., Wasano, K., Katsura, M., Tanaka, F., Takiguchi, T., Fujii, M., and Kaga, K. (2017, Oct). Microbiomes of the normal middle ear and ears with chronic otitis media. Laryngoscope, 127(10): E371-E377.

13. 고혈압/저혈압

30. Fraser, R. (1984, Jul). Disorders of the adrenals cortex: Their effects on electrolyte metabolism. Clin Endocrinol Metab, 13(2): 413-30.
31. Batmanghelidj, F. (2008). Water for Health, for Healing, for Life: You're Not Sick, You're Thirsty! New York City: Grand Central.
32. Calhoun, D. and Harding, S. (2010, Aug). Sleep and hypertension. Chest, 138(2): 434-443.
33. Fitzsimons, J.T. (1998). Angiotensin, thirst, and sodium appetite. Physiol. Rev, 78: 583-686.
34. Mortensen, S.P., Svendsen, J.H., Ersbøll, M., Hellsten, Y., Secher, N.H., and Saltin, B. (2013, May). Skeletal muscle signaling and the heart rate and blood pressure response to exercise: Insight from heart rate pacing during exercise with a trained and a deconditioned muscle group. Hypertension, 61(5): 1126-33.

14. 통풍/요산 과다

35. Andreade, J., Kang, H., Greffin, S., Garcia Rosa, M., and Lugon, J. (2014, Oct). Serum uric acid and disorders of glucose metabolism: The role of glycosuria. Braz J Med Biol Res, 47(10): 917-923.
36. Liu, K., Swann, D., Lee, P., and Lam, K.W. (1984, Aug). Inhibition of oxidative degradation of hyaluronic acid by uric acid. Curr Eye Res, 3(8): 1049-53.
37. Wang, Y., Lin, Z., Zhang, B., Nie, A., and Bian, M. (2017). Cichorium intybus L. promotes intestinal uric acid excretion by modulating ABCG2 in experimental hyperuricemia. Nutr Metab (Lond), 14:38.
38. Hosomi, A., Nakanishi, T., Fujita, T., and Tamai, I. (2012). Extra-renal elimination of uric acid via intestinal efflux transporter BCRP/ABCG2. PLoS One, 7(2): e30456.
39. Guo et al. (2016). Intestinal microbiota distinguish gout patients from healthy humans. Scientific Reports, 6: 20602.
40. 同 39。
41. Nettleton, J.A. (1991, Mar). Omega-3 fatty acids: Comparison of plant and seafood sources in human nutrition. J Am Diet Assoc, 91(3): 331-7.

15. 신부전

42. Pramanik, D. (2007). Principles of Physiology (p.286), London, UK: Jaypee Brothers Medical Publishers.
43. Pourghasem, M., Shafi, H., and Babazadeh, Z. (2015, Summer). Histological changes of kidney in diabetic nephropathy. Caspian J Intern Med, 6(3): 120-7.
44. Hladky, S. and Rink, T.J. (1986). Body Fluid and Kidney Physiology, UK: Edward Arnold Ltd.
45. Mitch, W. and Klahr, S. (2002). Handbook of Nutrition and the Kidney (fourth edition), Philadelphia: Lippincott Williams & Wilkins, a Wolters Kluwer Business.

16. 치매

46. Suzanne, S. and Wands, J. (2008, Nov). Alzheimer's disease is type 3 diabetes-evidence reviewed. J Diabetes Sci Technol, 2(6): 1101-1113.
47. Barbagallo, M. and Dominguez, L. (2014, Dec). Type 2 diabetes mellitus and Alzheimer's disease. World J Diabetes, 15, 5(6): 889-893.
48. 資料來源: https://www.accessdata.fda.gov/drugsatfda_docs/label/2009/020702s057lbl.pdf
49. Lipitor, Thief of Memory (2006), Statin Drug Side Effect (2006), The Statin Damage Crisis (2010), The Dark Side of Statin (2017).

17. 여성 갱년기

50. Kinuta, K., Tanaka, H., Moriwake, T., Aya, A., Kato, S., and Seino, Y. (2000, Apr). Vitamin D is an important factor in estrogen biosynthesis of both female and male gonads. Endocrinology, 141(4): 1317-24.

18. 남성 갱년기

51. Wright, J. (1999). Maximize Your Vitality and Potency, Walnut Creek, CA: Smart Publications.
52. Williams, G. (2012, Apr 4). Aromatase up-regulation, insulin and raised intracellular oestrogens in men, induce adiposity, metabolic syndrome and prostate disease, via aberrant ER- α and GPER signalling. Mol Cell Endocrinol, 351(2): 269-78.
53. 同 52。
54. Netter, A., Hartoma, R., and Nahoul, K. (1981, Aug). Effect of zinc administration on plasma testosterone, dihydrotestosterone, and sperm count. Arch Androl, 7(1): 69-73.

19. 파킨슨병

55. Adams, C. and Kumar, R. (2013, Oct). The effect of estrogen in a man with Parkinson's disease and a review of its therapeutic potential. Int J Neurosci, 123(10): 741-2.
56. Saunders-Pullman, R., Gordon-Elliott, J., Parides, M., Fahn, S., Saunders, H.R., and Bressman, S. (1999, Apr 22). The effect of estrogen replacement on early Parkinson's disease. Neurology, 52(7): 1417-21.
57. McEwen, B. (1999). The molecular and neuroanatomical basis for estrogen effects in the central nervous system. J Clin Endocrinol Metab, 84(6): 1790-1797.
58. Elvis, A.M. and Ekta, J.S. (2011). Ozone therapy: A clinical review. Journal of Natural Science, Biology, and Medicine, 2(1): 66-70.

20. 질 염증(질 건조증, 질 가려움증, 질 냄새)

59. Krause, M., Wheeler, T., Snyder, T., and Richter, H. (2009, May). Local effects of vaginal administered estrogen therapy: A review. J Pelvic Med Surg, 15(3): 105-114.
60. Freter, R., Brickner, H., Botney, M., Cleven, D., and Aranki, A. (1983). Mechanisms that control bacterial populations in continuous-flow culture models of mouse large intestinal flora. Infect Immun, 39: 676-685.
61. Pereira, F.C. And Berry, D. (2017, Apr). Microbial nutrient niches in the gut. Environ Microbiol, 19(4): 1366-1378.
62. Clarke, M., Rodriguez, A., Gage, J., Herrero, R., Hildesheim, A., Wacholder, S., Burk, R., and Schiffman, M. (2012). A large, population-based study of age-related associations between vaginal pH and human papillomavirus infection. BMC Infect Dis, 12:33.
63. Sarah, S., Michelle, T., and Gregor, R. (2008). Vaginal microbiota and the use of probiotics. Interdiscip Perspect Infect Dis, 256490.
64. Lloyd-Price, J., Abu-Ali, G., and Huttenhower, C. (2016). The healthy human microbiome. Genome Med, 8:51.
65. Jefferies, W.M. (1991, March). Cortisol and immunity. Med Hypotheses, 34(3): 198-208.
66. Coondoo, A., Phiske, M., Verma, S., and Lahiri, K. (2014, Oct-Dec). Side-effects of topical steroids: A long overdue revisit. Indian Dermatol Online J, 5(4): 416-425.

21. 갑상선 기능 항진증/갑상선 기능 저하증

67. Zhu, X., Kusaka, Y., Sato, K., and Zhang, Q. (2000, Jan). The endocrine disruptive effects of mercury. Environ Health Prev Med, 4(4): 174-183.
68. Soldin O., O'Mara, D., and Aschner, M. (2008, Winter). Thyroid hormones and methylmercury toxicity. Bio Trace Elem Res, 126(0): 1-12.

22. 안구 건조증/안구 돌출증

69. Wu, P. (2000, Winter). Thyroid disease and diabetes. Clinical Diabetes, 18(1).

23. 골다공증/충치/손톱, 머리카락이 쉽게 끊어짐/부정맥/경련

70. Padbury, A.D., Töz ü m, T.F., Ealba, E.L., West, B.T., Burney, R.E., Gauger, P.G., Giannobile, W.V., and McCauley, L.K. (2006, Sep). The impact of primary hyperparathyroidism on the oral cavity. J Clin Endocrinol Metab, 91(9): 3439-45.
71. Watts, D. (1995). Trace Elements and Other Essential Nutrients, Dallas: Writer's B-L-O-C-K.

24. 신장 결석/담 결석

72. Anurag, L., Vijaya, S., Varsha, J., Tushar, B., Padma, M., and Nalini, S. (2012, Mar-Apr). Renal manifestations of primary hyperparathyroidism. Indian J Endocrinol Metab, 16(2): 258-262.
73. Bhadada, S.K., Bhansali, A., Shah, V.N., Behera, A., Ravikiran, M., and Santosh, R. (2011, Mar-Apr). High prevalence of cholelithiasis in primary hyperparathyroidism: A retrospective analysis of 120 cases. Indian J Gastroenterol, 30(2): 100-101.
74. Lynn, J., Williams, L., O'Brien, J., Wittenberg, J., and Egdahl, R.H. (1973, Oct). Effects of estrogen upon bile: Implications with respect to gallstone formation. Ann Surg, 178(4): 514-524.
75. Uhler, M.L., Mark, J.W., and Judd, H.L. (2000, May-Jun). Estrogen replacement therapy and gallbladder disease in postmenopausal women. Menopause, 7(3): 162-7.
76. Maalouf, N.M., Sato, A.H., Welch, B.J., Howard, B.V., Cochrane, B.B., Sakhaee, K., and Robbins, J.A. (2010). Postmenopausal hormone use and the risk of nephrolithiasis: Results from the women's health initiative hormone therapy trials. Archives of Internal Medicine, 170 (18): 1678.
77. Etminan, M., Delaney, J., Bressler, B., and Brophy, J. (2011, May 17). Oral contraceptives and the risk of gallbladder disease: A comparative safety study. CMAJ, 183(8): 899-904.
78. Wang, H., Liu, M., Clegg, D., Portincasa, P., and Wang, D. (2009, Nov). New insights into the molecular mechanisms underlying effects of estrogen on cholesterol gallstone formation. Biochim Biophys Acta, 1791(11): 1037-1047.
79. Schernhammer, E.S., Leitzmann, M.F., Michaud, D.S., Speizer, F.E., Giovannucci, E., Colditz, G.A., and Fuchs, C.S. (2003, Jan 13). Cholescystectomy and the risk for developing colorectal cancer and distal colorectal adenomas. Br J Cancer, 88(1): 79-83.
80. Turunen, M.J. and Kivilaakso, E.O. (1981, Nov). Increased risk of colorectal cancer after cholecystectomy. Ann Surg, 194(5): 639-641.
81. Zhang, J., Prizment, A.E., Dhakal, I.B., and Anderson, K.E. (2014, Apr 29). Cholecystectomy, gallstones, tonsillectomy, and pancreatic cancer risk: A population-based case-control study in Minnesota. Br J Cancer, 110(9): 2348-2353.

25. 우울증

82. 資料來源: 美國心理健康研究中心, https://www.nimh.nih.gov/health/topics/depression/index.shtml#part_145397
83. Andrews, E.L. (1997, Sep 9). In Germany, humble herb is a rival to Prozac. The New York Times. Retrieved from http://www.nytimes.com/1997/09/09/science/in-germany-humbleherb-is-a-rival-to-prozac.html

26. 수면 장애/수면무호흡증

84. Unnikrishnan, D., Jun, J., and Polotsky, V. (2015, Mar). Inflammation in sleep apnea: An update. Rev Endocr Metab Disord, 16(1): 25-34.

85. Brett, J. and Murnion, B. (2015, Oct). Management of benzodiazepine misuse and dependence. Aust Prescr, 38(5): 152-155.
86. Macey, P.M., Sarma, M.K., Nagarajan, R., Aysola, R., Siegel, J.M., Harper, R.M., and Thomas, M.A. (2016, Aug). Obstructive sleep apnea is associated with low GABA and high glutamate in the insular cortex. J Sleep Res, 25 (4): 390-4.
87. Pereira, A., Mao, X., Jiang, C., Kang, G., Milrad, S., McEwen, B., Krieger, A., and Shungu, D. (2017, Sep 19). Dorsolateral prefrontal cortex GABA deficit in older adults with sleepdisordered breathing. Proceedings of the National Academy of Sciences, 114(38): 10250-10255.

28. 전립선 비대증

88. Fung, J. and Berger, A. (2016). Hyperinsulinemia and insulin resistance: Scope of the problem. Journal of Insulin Resistance, 1(1), a18.
89. Rao, P.M., Kelly, D.M., and Jones, T.H. (2013, Aug). Testosterone and insulin resistance in the metabolic syndrome and T2DM in men. Nat Rev Endocrinol, 9(8): 479-93.
90. 同 52。
91. Nicholson, T.M. and Ricke, W.A. (2011, Nov-Dec). Androgens and estrogens in benign prostatic hyperplasia: Past, present and future. Differentiation, 82(4-5): 184-99.

29. 요실금

92. Golbidi, S. and Laher, I. (2010). Bladder dysfunction in diabetes mellitus. Front Pharmacol, 1:136.
93. Kaplan, S.A. and Blaivas, J.G. (1988, Jul-Sep). Diabetic cystopathy. J Diabet Complications, 2(3): 133-9.
94. Kim, D.K. Chancellor, M. (2006, Spring). Is estrogen for urinary incontinence good or bad? Rev Urol, 8(2): 91-92.
95. Nitti, V. (2001). The prevalence of urinary incontinence. Rev Urol, 3 (Suppl 1): S2-S6. 96. Karazindiyano lu, S. and Cayan, S. (2008, Sep). The effect of testosterone therapy on lower urinary tract symptoms/bladder and sexual functions in men with symptomatic late-onset hypogonadism. Aging Male, 11(3): 146-9.
97. Holyland, K., Vasdev, N., Abrof, A., and Boustead, G. (2014). Post-radical prostatectomy incontinence: Etiology and prevention. Rev Urol, 16(4): 181-188.
98. Kadar, N. and Nelson, J.H. (1984, Sep). Treatment of urinary incontinence after radical hysterectomy. Obstet Gynecol, 64(3): 400-5.

30. 성욕 저하

99. Om, A.S. and Chung, K.W. (1996, Apr). Dietary zinc deficiency alters 5 alpha-reduction and aromatization of testosterone and androgen and estrogen receptors in rat liver. J Nutr, 126(4):842-8.

31. 발기부전/조루

100. Giuliano, F. and Clément, P. (2006, Sep). Serotonin and premature ejaculation: From physiology to patient management. Eur Urol, 50(3): 454-66.
101. Barth, C., Villringer, A., and Sacher, J. (2015). Sex hormones affect neurotransmitters and shape the adult female brain during hormonal transition periods. Front Neurosci, 9:37.
102. Kinsey, A. (1948). Sexual Behavior in the Human Male, Philadelphia: W. B. Saunders Co.
103. Roman, V., Walstra, I., Luiten, P.G., and Meerlo, P. (2005, Dec). Too little sleep gradually desensitizes the serotonin 1 A receptor system. Sleep, 28(12): 1505-10.
104. Lebret, T., Herve, J.M., Gorny, P., Worcel, M., and Botto, H. (2002, Jun). Efficacy and safety of a novel combination of L-arginine glutamate and yohimbine hydrochloride: A new oral therapy for erectile dysfunction. Eur Urol, 41(6): 608-13.
105. Gareri, P., Castagna, A., Francomano, D., Cerminara, G., and De Fazio, P. (2014). Erectile dysfunction in the elderly: An old widespread issue with novel treatment perspectives. International Journal of Endocrinology, 2014: 878670.
106. Rizvi, K., Hampson, J.P., and Harvey, J.N. (2002, Feb). Do lipid-lowering drugs cause erectile dysfunction? A systematic review. Fam Pract, 19(1): 95-8.

32. 퇴행성 관절염/추간판 퇴행성/근막염/주름/허리 디스크

107. Rui, L. (2014, Jan). Energy metabolism in the liver. Compr Physiol, 4(1): 177-97.
108. McKay, L. and Cidlowski, J.A. (2003). Physiologic and Pharmacologic Effects of Corticosteroids, Hamilton (ON): BC Decker.
109. Lorenzen, I. (1969). Glucocorticoids in the connective tissue diseases. Acta Medica Scandinavica, 185: 29-33.
110. Steven, F., Brian, H., and Graham, R. (2002). The vasculature and its role in the damaged and healing tendon. Arthritis Res, 4(4): 252-260.
111. Bray, R.C., Leonard, C.A., and Salo, P.T. (2002, Sep). Vascular physiology and long-term healing of partial ligament tears. J Orthop Res, 20(5): 984-9.
112. Rovati, L., Federica, G., and Stefano, P. (2012, Jun). Crystalline glucosamine sulfate in the management of knee osteoarthritis: Efficacy, safety, and pharmacokinetic properties. Ther Adv. Musculoskelet Dis, 4(3): 167-180.
113. Persiani, S., Rotini, R., Trisolino, G., Rovati, L.C., Locatelli, M., Paganini, D., Antonioli, D., and Roda, A. (2007, Jul). Synovial and plasma glucosamine concentrations in osteoarthritic patients following oral crystalline glucosamine sulphate at therapeutic dose. Osteoarthritis Cartilage, 15(7): 764-72.
114. McArthur, B., Dy, C., Fabricant, P., and Gonzale Della Valle, A. (2012). Long term safety, efficacy, and patient acceptability of hyaluronic acid injection in patients with painful osteoarthritis of the knee. Patient Prefer Adherence, 6: 905-910.
115. Hauser, R., Lackner, J., Steilen-Matias, D., and Harris, D. (2016). A systematic review of dextrose

prolotherapy for chronic musculoskeletal pain. Clin Med Insights Arthritis Musculoskelet Disord, 9: 139-159.

33. 오십견

116. Krause, M., Wheeler, T., Snyder, T., and Richter, H. (2009, May). Local effects of vaginal administered estrogen therapy: A review. J Pelvic Med Surg, 15(3): 105-114.
117. Sniekers, Y.H., Weinans, H., Bierma-Zeinstra, S.M., van Leeuwen, J.P., and van Osch, G.J. (2008, May). Animal models for osteoarthritis: The effect of ovariectomy and estrogen treatment-a systematic approach. Osteoarthritis Cartilage, 16(5): 533-41.
118. Roman-Blas, J., Castaneda, S., Largo, R., and Herrero-Beaumont, G. (2009). Osteoarthritis associated with estrogen deficiency. Arthritis Res Ther, 11(5): 241.
119. Connell, D., Padmanabhan, R., and Buchbinder, R. (2002, Aug). Adhesive capsulitis: Role of MR imaging in differential diagnosis. Eur Radiol, 12(8): 2100-6.
120. Norton, J., Bollinger, R., Chang, A., and Lowry, S. (2000). Surgery: Basic Science and Clinical Evidence, New York: Springer Science+Business Media.

34. 근소증

121. Walston, J. (2012, Nov). Sarcopenia in older adults. Curr Opin Rheumatol, 24(6): 623-627.

35. 암

122. Dvorak, H.F. (1986). Tumors: Wounds that do not heal. Similarities between tumor stroma generation and wound healing. N Engl J Med, 315: 1650-1659.
123. Coussens, L. and Werb, Z. (2002, Dec 19). Inflammation and cancer. Nature, 420(6917): 860-867.
124. Zheng, J., Song, F., Lu, S.L., and Wang, X.Q. (2014, May). Dynamic hypoxia in scar tissue during human hypertrophic scar progression. Dermatol Surg, 40(5): 511-8.
125. Sen, C. (2009). Wound healing essentials: Let there be oxygen. Wound Repair Regen, 17(1): 1-18.
126. Gatenby, R.A. and Gillies, R.J. (2004, Nov). Why do cancers have high aerobic glycolysis? Nat Rev Cancer, 4(11): 891-9.
127. 同 123。
128. Classen, J.B. (2014). Review of vaccine induced immune overload and the resulting epidemics of Type 1 Diabetes and Metabolic Syndrome, emphasis on explaining the recent accelerations in the risk of prediabetes and other immune mediated diseases. J Mol Genet Med, S1: 025.
129. Kauffman, G. (1989, Feb). Aspirin-induced gastric mucosal injury: Lessons learned from animal models. Gastroenterology, 96 (2 Pt 2 Suppl): 606-14.
130. Rapaport, M.J. and Lebwohl, M. (2003, May-Jun). Corticosteroid addiction and withdrawal in the atopic: The red burning skin syndrome. Clin Dermatol, 21(3): 201-14.

131. Evans, J.M., McMahon, A.D., Steinke, D.T., McAlpine, R.R., and MacDonald, T.M. (1998, Nov). Do H2-receptor antagonists cause acute pancreatitis? Pharmacoepidemiol Drug Saf, 7(6): 383-8.
132. Atilla, K., Altun, A., Ba civan, I., Koyuncu, A., Topcu, O., Aydin, C., and Kaya, T. (2011). Effects of proton pump inhibitors and H2 receptor antagonists on the ileum motility. Gastroenterol Res Pract, 2011: 218342.
133. Slavich, G. and Irwin, M. (2014, May). From stress to inflammation and major depressive disorder: A social signal transduction theory of depression. Psychol Bull, 140(3): 774-815.

36. 자가 면역 질환

134. Straub, R. (2014). Interaction of the endocrine system with inflammation: A function of energy and volume regulation. Arthritis Res Ther, 16(1): 203.
135. Csaba, G. (2014, Sep). Hormones in the immune system and their possible role: A critical review. Acta Microbiol Immunol Hung, 61(3): 241-60.
136. Abou-Raya, S., Abou-Raya, A., Naim, A., and Abuelkheir, H. (2007, Jun). Chronic inflammatory autoimmune disorders and atherosclerosis. Ann N Y Acad Sci, 1107: 56-67.
137. 同 124。
138. Knight, H. (2015, Aug 7). How chronic inflammation can lead to cancer: Researchers discover how the immune system can create cancerous DNA mutations when fighting off infection. Retrieved from http://news.mit.edu/2015/how-chronic-inflammation-can-lead-tocancer-0807
139. Grivennikov, S., Greten, F., and Karin, M. (2010, Mar 19). Immunity, inflammation, and cancer. Cell, 140(6): 883-899.
140. 同 105。
141. Hashimoto, N. (1995, Jun). Collagen disease. Autoimmune disease. Rinsho Byori, 43(6), 564-8.
142. Akasaka, K.,Tanaka, T., Kitamura, N., Ohkouchi, S., Tazawa, R., Takada, T., Ichiwata, T., Yamaguchi, E., Hirose, M., Arai, T., Nakano, K., Nei, T., Ishii, H., Handa, T., Inoue, Y., and Nakata, K. (2015, Aug 12). Outcome of corticosteroid administration in autoimmune pulmonary alveolar proteinosis: A retrospective cohort study. BMC Pulm Med, 15:88.
143. Gropper, S. and Smith, J. (2013). Advance Nutrition and Human Metabolism, Belmont CA: Wadsworth.
144. Pelton, R. and Lavalle, J. (2000). The Nutritional Cost of Prescription Drugs: How to Maintain Good Nutrition While Using Prescription Drugs, Eaglewood: Morton.
145. Coutinho, A. and Chapman, K. (2011, Mar 15). The anti-inflammatory and immunosuppressive effects of glucocorticoids, recent developments and mechanistic insights. Mol Cell Endocrinol, 335 (1): 2-13.
146. 同 126。
147. De Nadai, T.R., De Nadai, M.N., Albuquerque, A.A.S., De Carvalho, M.T.M., Celotto, A.C., and Evora, P.R.B. (2013). Metabolic acidosis treatment as part of a strategy to curb inflammation. International Journal of Inflammation, 2013: 601424.

제3부 예방은 가장 좋은 양생법이다

3. 시력 관리

148. Sommerburg, O., Keunen, J., Bird, A., and van Kuijk, F. (1998, Aug). Fruits and vegetables that are sources for lutein and zeaxanthin: The macular pigment in human eyes. Br J Ophthalmol, 82(8): 907-910.
149. Arnold, C., Winter, L., FrÖhlich, K., Jentsch, S., Dawczynski, J., Jahreis, G., and BÖhm, V. (2013, May). Macular xanthophylls and ω -3 long-chain polyunsaturated fatty acids in agerelated macular degeneration: A randomized trial. JAMA Ophthalmol, 131(5): 564-72.

6. 심혈관 관리, 3고/3저 예방

150. Welty, F.K. (2013, Sep). How do elevated triglycerides and low HDL-cholesterol affect inflammation and atherothrombosis? Curr Cardio Rep, 15(9): 400.
151. https://www.cdc.gov/cholesterol/ldl_hdl.htm
152. Kritchevsky, S.B. and Kritchevsky, D. (1992). Serum cholesterol and cancer risk: An epidemiologic perspective. Annu Rev Nutr, 12: 391-416.

부록

153. Luevano-Contreras, C. and Chapman-Novakofski, K. (2010, Dec). Dietary advanced glycation end products and aging. Nutrients, 2(12): 1247-1265.
154. http://circ.ahajournals.org/content/early/2017/06/15/CIR.0000000000000510
155. http://www.heart.org/HEARTORG/HealthyLiving/National-Supporters-and-Sponsors_UCM_436493_Article.jsp#.We91qRNSyCS
156. https://www.iarc.fr/en/media-centre/pr/2015/pdfs/pr240_E.pdf
157. Hooda, J., Shah, A., and Zhang, L. (2014, Mar). Heme, an essential nutrient from dietary proteins, critically impacts diverse physiological and pathological processes. Nutrients, 6(3): 1080-1102.
158. Domingo, J.L. and Nadal, M. (2017, Jul). Carcinogenicity of consumption of red meat and processed meat: A review of scientific news since the IARC decision. Food Chem Toxicol, 105: 256-261.
159. http://www.iarc.fr/en/media-centre/iarcnews/pdf/Monographs-Q&A_Vol114.pdf